Checkliste Intensivpflege

Lothar Ullrich, Andrea Lamers-Abdella

21 Abbildungen
10 Tabellen

1996
Georg Thieme Verlag
Stuttgart · New York

Andrea Lamers-Abdella,
Praxisanleiterin
Weiterbildungsstätte für Intensivpflege und Anästhesie
Medizinische Einrichtungen der Westfälischen Wilhelms-Universität
Schmeddingstraße 56
48129 Münster

Lothar Ullrich,
Leitende Lehrkraft
Weiterbildungsstätte für Intensivpflege und Anästhesie
Medizinische Einrichtungen der Westfälischen Wilhelms-Universität
Schmeddingstraße 56
48129 Münster

Zeichnungen: Martina Berge, Erbach/Ernsbach

Die Deutsche Bibliothek – CIP-Einheitsaufnahme

Ullrich, Lothar:
Checkliste Intensivpflege : 10 Tabellen /
Lothar Ullrich ; Andrea Lamers-Abdella . –
Stuttgart ; New York : Thieme, 1996
NE: Lamers-Abdella, Andrea :

Wichtiger Hinweis:

Wie jede Wissenschaft ist die Medizin ständigen Entwicklungen unterworfen. Forschung und klinische Erfahrung erweitern unsere Erkenntnisse, insbesondere was Behandlung und medikamentöse Therapie anbelangt. Soweit in diesem Werk eine Dosierung oder eine Applikation erwähnt wird, darf der Leser zwar darauf vertrauen, daß Autoren, Herausgeber und Verlag große Sorgfalt darauf verwandt haben, daß diese Angabe dem **Wissensstand bei Fertigstellung des Werkes** entspricht.

Für Angaben über Dosierungsanweisungen und Applikationsformen kann vom Verlag jedoch keine Gewähr übernommen werden. **Jeder Benutzer ist angehalten,** durch sorgfältige Prüfung der Beipackzettel der verwendeten Präparate und gegebenenfalls nach Konsultation eines Spezialisten festzustellen, ob die dort gegebene Empfehlung für Dosierungen oder die Beachtung von Kontraindikationen gegenüber der Angabe in diesem Buch abweicht. Eine solche Prüfung ist besonders wichtig bei selten verwendeten Präparaten oder solchen, die neu auf den Markt gebracht worden sind. **Jede Dosierung oder Applikation erfolgt auf eigene Gefahr des Benutzers.** Autoren und Verlag appellieren an jeden Benutzer, ihm etwa auffallende Ungenauigkeiten dem Verlag mitzuteilen.

Satz und Druck: Druckhaus Götz GmbH, Ludwigsburg
Gesetzt auf CCS Textline (Linotronic 630)

ISBN 3-13-101991-3 1 2 3 4 5

Eine professionelle Ausübung der Intensivpflege erfordert allgemeingültige Richtlinien und Normen für pflegerische Maßnahmen. Pflegestandards, als ein wesentlicher Bestandteil des Pflegeprozesses, sind ein wichtiges Element zur Sicherung der Pflegequalität.
Am Beispiel der Intensivpflege der Klinik und Poliklinik für Anästhesiologie und operative Intensivmedizin an den Medizinischen Einrichtungen der Universität Münster ist die vorliegende Veröffentlichung eine Erweiterung zu Pflegestandards. Sie beinhaltet eine umfassende Darstellung zielorientierter und praxisnaher Pflegehandlungen unter Einbeziehung des aktuellen theoretischen Hintergrundwissens. Die Arbeitsabläufe sind in gebündelter Form unter einer gleichbleibenden Gliederung entwickelt.
Die Einigung auf ein gemeinsames Konzept von pflegerischen Handlungen als Grundlage individueller Pflegeplanung ermöglicht den Pflegenden eine Orientierung im Berufsalltag. Die Checkliste dient zur strukturierten Anleitung neuer MitarbeiterInnen und WeiterbildungsteilnehmerInnen. Darüber hinaus kann es zu einem gemeinsamen Pflegeverständnis im Team beitragen und gewährleistet zudem eine Kontinuität pflegerischer Handlungsweisen in der Betreuung von Intensivpatienten.
Ziel der beschriebenen Maßnahmen und Techniken ist die praktische Umsetzung der Qualitätssicherung in der Intensivpflege, modellhaft übertragbar auf jede Intensivtherapiestation.
Für das Mitwirken in der Arbeitsgruppe „Pflegehandbuch Intensivstation" danken wir Frau E. Bockhorst, Frau P. Diestelhorst, Frau R. Niemann, Herrn M. Rentmeister, Frau B. Tennhoff-Paßmann und Herrn I. Warnat.
Ein weiterer Dank gilt den Bioingenieuren der Klinik (Herr K. Henning und Frau U. Marquardt) für die Unterstützung bei medizintechnischen Gesichtspunkten sowie Herrn Oberarzt Dr. Ch. Schmidt für seine Bereitschaft, in medizinischen Fragen uns zu jeder Zeit ein kompetenter Ansprechpartner gewesen zu sein.

Münster, Nov. 1995

L. Ullrich
A. Lamers-Abdella

Lothar Ullrich (*1953) absolvierte nach der Krankenpflegeausbildung die Fachweiterbildung in der Intensivpflege und Anästhesie. Nach anschließender Ausbildung und weiterbildendem Studium zum Lehrer für Pflegeberufe leitet er seit 1981 die Weiterbildungsstätte für Intensivpflege und Anästhesie an den Medizinischen Einrichtungen der Westfälischen-Wilhelms-Universität in Münster. Eine Ausbildung zum Supervisor schloß er vor zwei Jahren ab.
Neben zahlreichen Veröffentlichungen in Fachzeitschriften und Büchern ist er Mitbegründer und -herausgeber der Fachzeitschrift „intensiv". Berufspolitisch engagierte er sich als Vorsitzender der Landesarbeitsgemeinschaft der Weiterbildungsstätten bei der inhaltlichen Gestaltung und Umsetzung der Weiterbildungs- und Prüfungsverordnung im Bereich der Intensivpflege und Anästhesie des Landes Nordrhein-Westfalen.

Andrea Lamers-Abdella (*1959) absolvierte vor 16 Jahren ihr Examen und arbeitete als Krankenschwester drei Jahre auf einer interdisziplinären Intensivstation und ein Jahr im Ausland (Somalia, Libanon). Nach abgeschlossener Fachweiterbildung in der Intensivpflege und Anästhesie, war sie sechs Jahre auf einer operativen Intensivtherapiestation als Fachkrankenschwester tätig. Seit drei Jahren arbeitet sie als Praxisanleiterin an der Weiterbildungsstätte für Intensivpflege und Anästhesie der Medizinischen Einrichtungen der Westfälischen-Wilhelms-Universität in Münster und nahm im Rahmen ihres Tätigkeitsbereiches an einem berufspädagogischen Fachseminar teil. Ihr Arbeitsschwerpunkt liegt in der Anleitung und Begleitung von WeiterbildungsteilnehmerInnen in der operativen Intensivpflege und in der Mitarbeit an der Umstrukturierung der Fachweiterbildung nach dem neuen Weiterbildungsgesetz an der o. g. Weiterbildungsstätte.

Definition

- Betteneinheit zur Behandlung Schwerstkranker, bei denen eine oder mehrere vitale Organfunktionen in lebensbedrohlicher Weise gestört sind und wiederhergestellt werden müssen.
- Behandlungsdauer unterschiedlich – kann in einzelnen Fällen mehrere Wochen betragen.

Organisationsformen von Intensivbehandlungseinheiten

- Fachgebundene Einheiten:
  - unterteilt nach medizinischen Disziplinen,
    z. B.: Innere Medizin, Neurologie, Neurochirurgie, Chirurgie, Pädiatrie.
- Interdisziplinäre Einheiten: Einheiten für alle konservativen oder operativen Fächer, häufig aber auch unterteilt in:
  - operative Einheiten (z. B. Orthopädie, Herzchirurgie, HNO),
  - konservative Einheiten (Innere Medizin, Neurologie).
- Intensiveinheiten mit Sonderaufgaben:
  - für Schwerbrandverletzte,
  - für Querschnittsgelähmte,
  - Entgiftungseinheiten,
  - Dialysezentren.

Verschiedene bauliche Systeme

- Offenes System: Betten stehen offen zugänglich an den Wänden eines einzigen Raumes.
  - Vorteil:
    - gute Übersichtlichkeit,
    - kurze Wege,
  - Nachteil:
    - keine Intimsphäre für den Patienten,
    - erhöhte Gefahr von Kreuzinfektionen,
    - psychische Belastung von Patient und Personal durch permanente Umgebungsreize, z. B. EKG-Monitor, Beatmungsgerät.
- Geschlossenes System: einzelne Betten räumlich und funktionell von den anderen getrennt:
  - jedes Bett gilt als Kleinstpflegeeinheit,
  - hoher Personal- und Patientenschlüssel erforderlich.
  - Vorteil:
    - optimale Versorgung des Patienten,
    - Intimsphäre des Patienten wird gewahrt.
  - Nachteil:
    - psychische Belastung des Personals durch Isolierung.
- Kombiniertes System: zwei bis vier Betten stehen in einem Raum getrennt von den anderen Betten.
  - Betten können einzeln durch Trennwände abgeschirmt werden,
  - es gibt Isolierzimmer für besonders schwerkranke Patienten,
  - jede Bettengruppe wird als therapeutische und epidemische Einheit aufgefaßt.

Technische und apparative Ausstattung von Intensiveinheiten

Die technische und apparative Ausstattung einer Intensiveinheit ist abhängig von:
- den speziellen Aufgaben der jeweiligen Station,
- der Bettenausnutzung,
- dem Schweregrad der Erkrankungen der Patienten.

Bettplatz

- Bett mit verschiedenen Möglichkeiten zur Lagerung des Patienten:
  - Kopftieflage,
  - Kopfhochlage,
  - Cardiac-Lage,
  - getrennte Kopftieflage,
  - Beckentieflagerung,
  - Flachlagerung,
  - seitliche Rotation.
- Bettzubehör:
  - autoklavierbare Matratze,
  - Kopfkissen,
  - Lagerungshilfsmittel,
  - kochfeste Bettwäsche.
- Beistelltisch für den Patienten.
- Sitzmöglichkeiten:
  - für den Patienten:
    - hohe Rückenlehne,
    - fahrbarer Toilettenstuhl.
  - Sitzmöglichkeit für Besucher.
- Entsorgung:
  - Schmutzwäschesack (mit Fußbedienung zu öffnen und zu schließen),
  - Abfallsack (geschlossen mit Fußbedienung).
- Trennwand:
  - patientenorientierte Gestaltung (Bilder, Fotos),
  - großdimensionierte Uhr mit Sekundenzeiger.
- Unterteilung in reine und unreine Seite:
  - Reine Seite:
    - Monitor,
    - Beatmungsgerät, Ambu-Beutel,
    - Infusionsständer:
      - Überdruckmanschette,
      - Halterung für Druckmeßsystem.
  - Unreine Seite:
    - Spender mit alkoholischem Händedesinfektionsmittel,
    - sterile und unsterile Handschuhe,
    - Pflegeset,
    - Absaugvorrichtung,
    - Köcher für Absaugkatheter,
    - Abfallsammler,
    - Wäschesack,
    - Pflegekasten (enthält alle Materialien, die zur Pflege und Reinigung des Patienten notwendig sind, außerdem zusätzlich Desinfektionsmittel und einen kleinen Vorrat an Sterilgut).

Versorgungsschiene

➤ Unterteilung in reine und unreine Seite.
  - Reine Seite:
    - Beatmungsgerät,
    - Infusionszubehör:
    - Infusionspumpen,
    - Spritzenpumpen.
    - Monitor:
    - EKG-Kabel,
    - Zweikanalschreiber.
    - Vakuumanschluß,
    - Druckluftanschluß,
    - Sauerstoffanschluß.
  - Unreine Seite:
    - Absaugeinheit
    - a) Sekretflaschenhalterung,
    - b) Manometer,
    - c) Tip-Trol-Halterung,
    - d) Köcher mit langen Absaugkathetern (Charr 8 bis Charr 18),
    - e) Köcher mit kurzen Absaugkathetern (Charr 20),
    - Lampe (Punktstrahler)
    - Blutdruckmanometer und Manschette,
    - sterile Einmalhandschuhe.

Hygieneset

➤ Für jeden Patientenplatz:
  - 1 Spender mit alkoholischem Händedesinfektionsmittel,
  - 1 Kanülenabwurfbehälter,
  - unsterile Handschuhe in verschiedenen Größen.

➤ Für je 2 Patientenplätze:
  - Waschbecken mit berührungslosen Armaturen, Ellenbogen- oder Fußbedienung,
  - Spender für Waschlotion,
  - Spender für Händedesinfektionsmittel,
  - Spender mit Einmalhandtüchern,
  - Abwurfbehälter.

Notfallzubehör

1 Notfallset pro Zimmer – in jeder Schicht überprüfen.

➤ Inhalt der Notfalleinheit:
  - 1 Reanimationsbrett,
  - 1 Laryngoskop,
  - je ein Macintosh-Spatel der Größen 3, 4 und 5,
  - je 1 Magill-Zange groß und klein,
  - je 1 Endotrachealtubus der Größen 7 und 9,
  - je 2 Endotrachealtuben der Größen 7,5, 8 und 8,5,
  - je 1 Führungsstab, klein und groß,
  - 1 Gummikeil,

- 1 Beißschutz,
- je 1 Dräger-Medic-Beatmungsmaske der Größen 3, 4 und 5,
- je 1 Guedel-Tubus der Größen 3, 4 und 5,
- 2 x 20-ml-Blockerspritze,
- 2 Mullbinden,
- Trachealbändchen,
- Silikonspray,
- Xylocain-Gel,
- Xxlocain-Spray,

➤ Notfallmedikamente:
  - 1 Amp. Atropin (1 ml), 1 ml = 0,5 mg
  - 1 Amp. Alupent (2 : 20 verdünnt mit NaCl 0,9%), 1 ml = 0,05 mg
  - 1 Amp. Suprarenin (10 ml) 1 : 10 verdünnt, 1 ml = 0,1 mg
  - 1 Amp. Xylocain 2% (5 ml), 1 ml = 20 mg
  - 1 Amp. Valium (2 ml), 1 ml = 5 mg
  - 1 Amp. Calcium 10% (10 ml), 1 ml = 100 mg

Klimaanlage

➤ Aufgaben
  - Lufterneuerung,
  - Erwärmung,
  - Abkühlung,
  - Befeuchtung,
  - Entfeuchtung,
  - Filterung,
  - Schalldämpfung,

➤ Krankenhausspezifische Aufgaben:
  - Lüftungstechnische Abtrennung von Räumen oder Raumgruppen,
  - Bereitstellung „reiner Räume“ und „keimarmer Zonen“,
  - Luftdruckgefälle bei Vollklimatisierung:
  - Patientenzimmer → Vorraum → Fäkalienraum,
  - optimale Raumtemperatur 24 – 26 °C,
  - optimale Luftfeuchtigkeit 35 – 60%,
  - Luft strömt stets in Richtung des Druckgefälles,
  - Klimaanlage kann nur bei geschlossenen Fenstern und Türen funktionieren.

Zimmerschleuse

➤ Halboffener Schreibplatz mit guter Sicht zum Patienten:
  - zur Dokumentation,
  - zur Aufbewahrung sämtlicher Krankenunterlagen,
  - zur Besprechung und Festlegung von Pflege und Therapie (räumlich und akustisch vom Patientenplatz getrennt),
  - zur Lagerung von häufig benötigtem Sterilgut,
  - zur Bevorratung häufig benötigter Medikamente,
  - zur Aufbewahrung von Pflegestandards, Vorbereitungs- und Durchführungsrichtlinien für spezielle Untersuchungen und Tätigkeiten.

Einrichtung der Intensivstation – Funktionsräume

Pflegezentrale

- Arbeitsplatz zur Koordinierung von Organisation und Aufnahmen, Entlassungen, Untersuchungsterminen, Transporten.
- Aufbewahrung von Informationsmaterial und Fachliteratur.
- Notfalleinheit mit Defibrillator für Notfälle in den Zimmern und in anderen Bereichen der Klinik (Herzalarm).

Medikamentenplatz

- Separater Platz (Voraussetzung für die sterile Vorbereitung von Injektionen und Infusionen).
- Möglichkeiten zur sachgerechten Lagerung einzelner Medikamente, z. B. Kühlschrank, Gefrierschrank, Lichtschutz.

Steriles / unsteriles Lager

- Getrennte Lagerung von sterilen und unsterilen Materialien.
- Lagerung von Sterilgut:
  - ungeschützte Lagerung z. B. in Regalen,
  - geschützte Lagerung z. B. in Schränken oder Schubladen,
  - möglichst Lagerung in Lagerverpackung.

Verpackungsart	ungeschützt	geschützt
Einfachverpackung	24 Stunden	6 Wochen
Zweifachverpackung	6 Wochen	6 Monate
Lagerverpackung	5 Jahre	

Entsorgungsgut

- Müll:
  - hausmüllähnliche Abfälle z. B. Verpackungsmaterial, Einmalhandtücher,
  - krankenhausspezifische Abfälle können mit Erregern behaftet sein z. B. Pflegeutensilien, Abfälle aus Intensivstationen,
  - infizierte Abfälle aus dem Umfeld eines Patienten mit einer meldepflichtigen übertragbaren Erkrankung

  in speziell gekennzeichneten Müllsäcken sammeln.
- Sondermüll (Sammlung nach Gruppen):
  - Batterien: separater Behälter,
  - abgelaufene Medikamente:
    - Hausmüll,
    - Empfehlung: zurück zur Apotheke,
  - Quecksilber
    - z. B. in dichtverschlossenen Infusionsflaschen aufbewahren,
    - Quecksilber sollte mit Wasser bedeckt sein;
  - Zytostatika: Entsorgung in Spezialbehältern (dazu zählt auch Material, das mit Zytostatika Kontakt hatte),
  - Küchenabfälle: In geschlossenen Behältern,
  - benutzte Instrumente: In Entsorgungsbehältern mit Deckel,
  - Wäsche:
    - Wäschesäcke,
    - infektiöse Wäsche in speziell gekennzeichneten Wäschesäcken.

Küche

- Verteiler- und Stationsküchen:
  - Möglichkeiten der Zubereitung von Getränken und leichter Kost,
  - Trennung in reinen und unreinen Arbeitsbereich,
  - Einrichtungen zur Hände- und Gerätereinigung/- desinfektion,
  - Kühl- und Gefrierschränke.

Umkleideräume

- Personal
  - Ablegen von Straßenkleidung und Schmuck (Hände und Unterarme sollen frei sein),
  - Anlegen der Schutzkleidung vor dem Betreten der Station,
  - getrennte Aufbewahrung von Straßen- und Schutzkleidung,
  - Händedesinfektion vor Betreten des Patientenzimmers.
- Besucher
  - Anlegen eines Schutzkittels vor dem Betreten des Patientenzimmers,
  - Händedesinfektion.

Laufende Desinfektion

Als laufende Desinfektion bezeichnet man regelmäßig zu wiederholende Desinfektionen:

- um eine Verschleppung von Erregern zu verhindern,
- zur Verhinderung von nosokomialen Infektionen (in diesem Fall müssen auch Keime ausgeschaltet werden, die bei Gesunden als apathogen anzusehen sind),
- während des Verlaufs von Infektionskrankheiten nach dem Bundesseuchengesetz.

- Flächen:
  - Lösung: 0,5%ige aldehydhaltige Lösung (z. B. Lyso FD 10),
  - Wisch-/Scheuerdesinfektion,
  - nur ausnahmsweise Sprühdesinfektion in sehr schwer zugänglichen Ecken, z. B. Klettverschluß von Blutdruckmanschetten.
- Fußboden:
  - Lösung: 0,5%ige aldehydhaltige Lösung (z. B. Lyso FD 10)
  - 2-Eimer- oder 2-Mop-Methode
  - Reihenfolge: Patientenzimmer, Naßzellen und -räume.
- Instrumente:
  - thermische Desinfektion in Spülmaschinen,
  - Eintauchdesinfektion:
    - Lösung, z. B. Gigasept 3% + S&M-Labor 1% (täglich erneuern),
    - Einwirkzeit, Standzeit beachten,
  - Desinfektion immer vor einer manuellen Reinigung durchführen.
- Desinfektionsmittel niemals mit nicht dafür vorgesehenen Reinigungsmitteln mischen (Inaktivierung des Desinfektionsmittels).

Schlußdesinfektion

- Lösung: 3%ige aldehydhaltige Lösung (z. B. Lyso FD 10),
- nach Abschluß einer meldepflichtigen übertragbaren Infektionskrankheit,
- Durchführung von einem ausgebildeten Desinfektor.

Informationen

- Informationen über den zu erwartenden Patienten einholen:
  - voraussichtlicher Zeitpunkt der Übernahme,
  - Art der Erkrankung und / oder Operation,
  - aktuelle Kreislaufsituation / Kreislaufmonitoring,
  - Beatmung,
  - Dosierung einzelner Medikamente, z. B. Katecholamine,
  - Besonderheiten:
    - intravasale Zugänge,
    - Drainagen,
    - Isolierung.

Vorbereitung des Patientenplatzes

- Auswahl des Bettes, ggf. Spezialmatratze / Lagerungshilfsmittel wählen.
- Funktionstüchtiges und überprüftes Beatmungsgerät.
- Funktionstüchtige Absauganlage.
- Komplettes Monitoring.
- Infusions- und Spritzenpumpen.
- Saugvorrichtung für Drainagen.

Vorbereitung der Dokumentation

- Tageskurve.
- Verordnungsbogen.
- Ordner für die Krankenakte.

Patientübergabe

Definition

Die Patientenübergabe ist ein Zustandsbericht und gestaltet sich umfassend, koordiniert in seiner Abfolge und Dringlichkeit.
Inhalt:

- Zustand und Situation des Patienten:
  - am Schreibtisch (patientenfern) anhand von schriftlicher Dokumentation,
  - am Patientenbett.
- Arbeitsplatzorganisation.

Durchführung der patientenfernen Übergabe

- Vorstellung des Patienten als Person:
  - Daten des Patienten (Name, Alter, Sprache, Nationalität, Religion),
  - Aufnahmedatum,
  - pflegeanamnestische Daten (Angehörige, Probleme nach Pflegeprozeß, solzialer Hintergrund, persönliche Merkmale),
  - akuelle Situation.
- Basisdaten
  - Diagnose, Anamnese, Operationen,
  - bisheriger Krankheitsverlauf, Diagnostik, intravasale Zugänge und Ableitungen,
  - Pflegezustand bei Aufnahme, Pflegeverlauf.
- Aktuelle Situation
  - Tageskurve
    - Herzkreislaufsituation (Parameter, Katecholamindosierung),
    - Atmung (Beatmung, Weaning – Parameter, Effektivität),
    - Temperatur,
    - Ein- und Ausfuhr/Bilanzierung,
    - Bewußtseinslage,
    - durchgeführte Maßnahmen, Diagnostik,
    - Verweildauer der intravasalen Katheter, Sonden, Drainagen.
  - Verordnungsplan:
    - Infusionstherapie und -dosierung,
    - enterale Ernährung,
    - ärztliche Anweisungen;
  - Pflegeplan/-bericht:
    - Vorstellung des Pflegeplanes und des aktuellen Pflegezustandes,
    - Pflegeprobleme hervorheben,
    - Lösungsmöglichkeiten der Pflegeprobleme vorstellen und/oder besprechen sowie Pflegeziele und eingeleitete Pflegemaßnahmen;
  - ärztliche Dokumentation:
    - Respirationsprotokoll,
    - Laborparameter,
    - Bakteriologischer Verlaufsbogen.

Durchführung am Patientenbett

- Begrüßung und Vorstellung.
- Inspektion des Patienten.
- Monitoring.

Arbeitsplatzorganisation

- Informationsweitergabe:
  - Patientenplatz,
  - Geräte,
  - Materialien,
  - Verlegung, Aufnahme.

Ärztliche Visite

Definition

- Aktives Einbringen der zuständigen Pflegekraft in die Visite mit einem klar durchstrukturierten und umfassenden aktuellen Situationsbericht.

Pflegerischer Zustand

- Aktuelle Pflegeprobleme, Ressourcen, Pflegeziele / Pflegemaßnahmen z. B.:
  - Infektion wie Pilzbesiedlung, Virusinfekt,
  - allergische Hautreaktion,
  - Dekubitus, Kontraktur,
  - Lagerung, Mobilisation.
- Zustand des Endotrachealsekretes.
- Einstichstellen der Zugänge, Sonden, Drainagen, Tracheostoma.
- Aussehen, Konsistenz von abzuleitenden Körperflüssigkeiten.

Bewußtseinszustand

- Psychische Situation und Kommunikation:
  - Art der Kommunikationsaufnahme,
  - Bewußtseinsebene,
  - Schmerzen, Angst, Schlaf,
- psychosoziale Situation / Umfeld.

Atmung

- Schwierigkeiten in der Beatmung und Entwöhnung vom Respirator.
- Effektivität der Be-/Atmung.

Herz und Kreislauf

- Herz-Kreislauf-Parameter.
- Katecholamine, kreislaufwirksame Medikamente.
- Bilanzierung.
- Temperatur.

Allgemeines

- Die Erfahrung einer lebensbedrohlichen Situation stellt eine besondere Belastung für den Patienten dar. Zugleich erlebt er mit der Aufnahme auf die Intensivtherapiestation eine soziale Isolierung in bezug auf sein gewohntes Lebensmilieu und seine Kommunikationsmöglichkeiten. Die Situation des Patienten wird durch seinen aktuell möglichen Bewältigungsstil geprägt.
  Eine umfassende Intensivpflege bedeutet die Berücksichtigung der somatischen Bedürfnisse und auch die psychosoziale Betreuung als Unterstützung bei der Krankheitsbewältigung während des Intensivauftenthaltes.

Berücksichtigung der psychophysischen Bedürfnisse

- Aufrechterhaltung des Tag-Nacht-Rhythmus, z. B.:
  - Waschen des Patienten in den Morgen- bzw. frühen Abendstunden,
  - Anpassen der Lichtverhältnisse an die Tageszeit.
- Ausreichende Ruhe- und Schlafphasen:
  - Vermeidung unnötigen Lärms am Krankenbett,
  - keine schematische Durchführung von Kontrollmaßnahmen.

Orientierung

- Wiederholte Information über Ort, Datum, Tageszeit und Grund seines Aufenthaltes auf der Intensivtherapiestation.
- Verständlich gehaltene Erklärungen zur Funktion der Technik am Krankenbett (z. B. Beatmungsgerät, Infusionszuleitungen).
- Ankündigung ggf. Erklärungen von durchzuführenden Maßnahmen am Patienten:
  - handlungsbegleitende verbale Information,
    ggf. mit gezielter Hautberührung unterstützen,
  - sowohl bei eingetrübten Patienten als auch bei weck- und ansprechbaren Patienten.
- Basale Stimulation.

Wahrung der persönlichen Identität

- Ansprache des Patienten mit seinem Namen (Duzen nur nach Absprache).
- Wahrung der Intimsphäre.
- Berücksichtigung individueller Lebensgewohnheiten – Pflegeanamnese. (ggf. über die Angehörigen).
- Schaffung einer Privatsphäre z. B.:
  - durch Bilder von Angehörigen,
  - persönliche Gegenstände,
  - persönliche Pflegemittel.

Psychosoziale Betreuung

Emotionale Stützung und Begleitung

- Einfühlendes Verstehen und Eingehen auf die Ängste und Sorgen.
- Zugewandte Körperhaltung, Mimik und Gestik (Hand halten, ruhiger Klang der Stimme).
- Einbeziehung von Angehörigen, die der Patient zu sehen wünscht.

Förderung der Autonomie

- Häufige, gezielte Ansprache, auch wenn keine Reaktion erfolgt,
- Ermöglichen der Kommunikation:
  - Brille, Hörgerät, Kontaktlinsen, Zahnprothese,
  - Anbieten von Kommunikationshilfen (z. B. Abc-Reihen, Kommunikationstafel, Filzstift - Papier, u.U. Sprechkanüle),
  - Bereitstellung von Tageszeitungen, Zeitschriften, Radio und ggf. TV.
- Mobilisationsmaßnahmen, die auf die körperliche und geistige Leistungsfähigkeit des Patienten abgestimmt sind (z. B. können Beatmungspatienten selbständig essen und trinken und unter Hilfestellung das Bett verlassen).

Allgemeines

- Angehörige sind als Betroffene der Intensivbehandlung zu sehen, die in eine tiefe persönliche Krise geraten und sich einer bedrohlichen fremden Situation gegenübergestellt sehen. Sie reagieren unterschiedlich auf die Situation der Intensivtherapie, was von seiten des Pflegepersonals eine hohe Flexibilität erfordert. Die Betreuung von Angehörigen bedeutet die einfühlsame Einführung, Anleitung und Eingewöhnung in die Belange der Intensivpflege und Intensivtherapie.

Erster Besuch auf der Intensivstation

- Aufklärung über den Zustand des Patienten vor Eintritt in das Patientenzimmer durch den Arzt und das Pflegepersonal.
- Broschüre für Angehörige als Orientierungshilfe.
- Hinweis und Begründung von Wartezeiten.

Positive Atmosphäre schaffen

- Freundlichkeit an der Sprechanlage.
- Vorstellung der zuständigen Pflegekraft.
- Geduld und Verständnis zeigen.
- Gesprächsbereitschaft.
- Gezielte Informationen (verständlich formuliert) über Patientenumgebung und Pflegemaßnahmen.
- Möglichkeiten der verschiedenen Kommunikationsarten aufzeigen bei intubierten/tracheotomierten, bewußtseinseingetrübten und sedierten Patienten.
- Möglichkeiten des Körperkontaktes zeigen.
- Miteinbeziehen in den Pflegealltag.

Besuchszeiten

Besuche fördern – die Häufigkeit und Länge der Besuchszeit dem Patienten, seinem Krankheitsverlauf und der psychischen Belastbarkeit der Angehörigen individuell anpassen.

Religiöse Bedürfnisse verschiedener Glaubensbekenntnisse

Allgemeines

- Zur ganzheitlichen Gestaltung der Pflege eines Patienten müssen seine religiösen Bedürfnisse berücksichtigt werden. Die Religion ist für viele Menschen ein Fundament für die Lebensgestaltung. Sie hilft bei der Antwort auf die Frage nach dem Sinn des Lebens. Gebote und Verbote betreffen den ganzen Menschen, sie schreiben geistliche Handlungen vor und nehmen konkret Stellung zum täglichen Handeln.
- Christliche Glaubensgemeinschaften:
  - römisch-katholisch,
  - evangelisch,
  - orthodox,
  - Jehovas Zeugen.
- Judentum.
- Islam.

Römisch-katholische Kirche

- Lebensgewohnheiten / religiöse Rituale:
  - Feiertage / Fastenzeit:
    - Karfreitag und Aschermittwoch gilt das Verbot von Fleisch- und Alkoholgenuß für 20- bis 65jährige Katholiken, Kranke sind von diesem Kirchenverbot freigestellt.
    - Freitagsopfer (in Erinnerung an Karfreitag) in Form von Fasten, Almosen, Gebet, Zeitopfer z. B. Bibellesung.
    - Fastenzeit von Aschermittwaoch bis Ostersamstag (die Zeit der Umkehr und Buße).
  - Empfang der Sakramente bedeutet für den Christen Geborgenheit und Glaube.
    Sakramente, die im Krankenhaus gespendet werden können:
    - Kindertaufe / Nottaufe bei Lebensgefahr (durch jeden Christen möglich).
    - Firmung (Kraft des Heiligen Geistes), bei Lebensgefahr durch den Priester möglich.
    - Eucharistie – Heilige Kommunion (Darstellung der Gemeinschaft mit Jesus Christus) durch den Priester / Krankenseelsorger / beauftragten Christen.
    - Beichte (Schuldbekenntnis) in Form eines Beichtgespräches mit einem Priester oder im Rahmen eines Bußgottesdienstes.
    - Krankensalbung nach dem Verständnis in einer Stärkung bei Krankheit (sie kann mehrmals im Leben empfangen werden);
  - keine Vorschriften bei Diagnostik und Therapie.
- Seelsorgerische Betreuung. Übernahme vom zuständigen Gemeindepfarrer oder Krankenhausseelsorger: religiöser Zuspruch, religiöse Handlung (Sakramente), Gesprächspartner.
- Sterben und Tod:
  Tod bedeutet: die Verwandlung in einen neuen, heilen Menschen, zu neuem Leben in Vollendung, Unverweslichkeit, Kraft, Freude, Gemeinschaft.
  - auf Wunsch des Sterbenden den zuständigen Priester / Krankenhausseelsorger benachrichtigen (ggf. Spende der Heiligen Kommunion, Krankensalbung),

  - nach Eintritt des Todes auf Wunsch der Angehörigen den Priester/Seelsorger für ein Gebet rufen.

Evangelische Kirche

➤ Lebensgewohnheiten/religiöse Rituale:
  - Feiertage/Fastenzeit:
    - 1. Advent – Beginn des Kirchenjahres, Karfreitag, Buß- und Bettag und 31. Oktober als Erinnerung an die Reformation.
    - In der Woche vor Ostern und Karfreitag kein Fleisch- und Alkoholgenuß.
    - keine Vorschriften bei Diagnostik und Therapie.

➤ Seelsorgerische Betreuung:
  - Übernahme vom zuständigen Gemeindepastor oder Krankenhausseelsorger: religiöser Zuspruch, religiöse Handlung (Sakramente), Gesprächspartner,
  - Beichte findet im seelsorgerischen Gespräch oder während der Abendmahlfeier in der Gemeinde (gesprochenes Sündenbekenntnis) statt.

➤ Sterben und Tod:
Tod bedeutet: Verwandlung zu neuem ewigem Leben, persönliche Einstellung
  - auf Wunsch den zuständigen Pastor/Krankenhausseelsorger benachrichtigen,
  - seelsorgerische Begleitung liegt in der Form eines Gebetes oder der Abendmahlfeier.

Orthodoxe Kirche

Angehörige der orthodoxen (d.h. rechtgläubig) Kirche sind in ihrer Tradition durch den jeweiligen Kulturraum (ost- und südosteuropäischer Raum) geprägt.

➤ Lebensgewohnheiten/religiöse Rituale:
  - Feiertage/Fastenzeit:
    - Oster- oder Sonnenfestkreis: Vorfastenzeit, Fastenzeit, die Heilige und hohe Woche (Karwoche), Ostern, Himmelfahrt, Pfingsten,
    - Heiligen- oder Mondfestkreis (gewidmet den Heiligen, der Gottesmutter, Jesus Christus und dem heiligen Kreuz),
    - Fasten wird streng gehandhabt (Hilfe, den Glauben zu Gott und zum Heilsgeschehen zu vertiefen),
      jeder Mittwoch und Freitag gilt als Fastentag zum Gedächtnis an das heilige Kreuz,
      Karfreitag und am ersten Tag des »Großen Fastens« wird nichts gegessen und getrunken, an anderen Fastentagen Fleischverzicht,
    - die Art der Teilnahme an Fastenzeiten bei Krankheit wird mit dem Priester abgesprochen;
  - Körperpflege: bei strenggläubigen orthodoxen Christen übernimmt die Familie gern die Grundpflege des Kranken im Krankenhaus,
  - keine Vorschriften bei Diagnostik und Therapie.

➤ Seelsorgerische Betreuung:
  - Übernahme durch einen Priester oder einen Diakon,
  - Spende der Krankensalbung (dient der Gesundung an Leib und Seele).

➤ Sterben und Tod: Tod bedeutet Verwandlung zu neuem und ewigem Leben:
  - geistlicher Beistand im Gebet, bei Nichtanwesenheit des Priesters übernehmen die Angehörigen im gemeinsamen Beten diese Aufgabe.

Religiöse Bedürfnisse verschiedener Glaubensbekenntnisse

Jehovas Zeugen

Ein fundamentaler Grundsatz im Glauben besagt, daß sich im Blut die Seele des Lebewesens befindet. Es kennzeichnet das Verhältnis des Gläubigen zu seinem Schöpfer und Gott.

➤ Lebensgewohnheiten / religiöse Rituale:
  - Feiertage / Fastenzeit: lehnen Weihnachten, Ostern, Namenstage als heidnische Feste ab, feiern keinen Geburtstag,
  - Taufe findet im jugendlichen Alter als Aufnahme in die Glaubensgemeinschaft statt, Kindertaufe wird abgelehnt und nicht anerkannt,
  - Ernährung: keine plasma- oder bluthaltigen Speisen,
  - Diagnostik und Therapie: keine Blut und Blutbestandteile, d.h. keine Bluttransfusionen und Plasmainfusionen.

➤ Seelsorgerische Betreuung erfolgt durch mehrere Gemeindeangehörige.

➤ Sterben und Tod:
Tod bedeutet: der ganze Mensch kehrt zum Staube zurück, die Aufbewahrung findet nur in Gottes Gedächtnis statt.
  - Glaube an die Auferstehung (Rückkehr aus dem Tod zur Zeit des Tausendjährigen Reiches unter Gottes Herrschaft) ist die tragende Kraft im Sterben,
  - nach Eintreten des Todes kein Ritual, es dürfen keine Organe entnommen werden.

Judentum

Die religiöse Tradition wird von den Gläubigen unterschiedlich gelebt: orthodox, konservativ und liberal religiös.

➤ Lebensgewohnheiten / religiöse Rituale:
  - Feiertage / Fastenzeit:
    - Sabbath – Samstag (Beginn am Abend des Vortages, Tag des Ruhens – Arbeitsverbot),
    - Beschneidung des männlichen Gläubigen am 8. Tag nach der Geburt,
    - je ein Fastentag im Herbst, Winter, Frühjahr – keine Nahrungsaufnahme, Ausnahmeregelung bei Schwerkranken;
  - Gebetszeiten,
    täglich 3 Gebete (Morgen-, Nachmittags-, Abendgebet),
  - Körperpflege:
    - Händewaschung sofort nach dem Aufstehen und vor den Mahlzeiten,
    - vor Beginn des Sabbaths muß die Körperpflege beendet sein,
    - bei Bartträgern wird zur Pflege nur Rasiercreme oder ein elektrischer Rasierapparat benutzt,
    - Hilfe des Kranken bei der Grundpflege durch die Angehörigen;
  - Kopfbedeckung bei stranggläubigen Juden als Ausdruck der Ehrfurcht vor Gott:
    - beim Mann die Kappe (Jarmulke) oder Hut,
    - bei der Frau eine Perücke oder ein Tuch über dem kurzgeschorenen Haar;
  - Ernährung:
    - alle pflanzlichen Nahrungsmittel,
    - nur ausgeblutetes Fleisch, Verbot von Schweinefleisch, nur bestimmte Arten von Geflügel und Fisch,
    - Fleisch und Milchspeisen dürfen nicht zusammen gegessen werden;
  - keine Vorschriften bei Diagnostik und Therapie.

- ➤ Seelsorgerische Betreuung übernimmt der zuständige Rabbiner.
- ➤ Sterben und Tod:
  Tod bedeutet: Übergang in ein anderes Dasein.
  - Sterbenden nicht allein lassen, Sterbebegleitung durch den Rabbiner und Angehörigen – Gebete und Sündenbekenntnis,
  - nach Eintreten des Todes: Totenwache, rituelle Waschung und Bekleiden des Toten mit einem weißen Leinengewand durch Glaubensangehörige.

Islam

Angehörige des Islam sind in ihrer Tradition durch den jeweiligen Kulturraum geprägt.

- ➤ Lebensgewohnheiten / religiöse Rituale:
  - Feiertage / Fastenzeit
    - Fastenzeit (Ramadan): von Sonnenaufgang bis -untergang wird nicht gegessen und getrunken,
    - ausgenommen sind Kranke, Kinder, Schwangere, Frauen zur Zeit der Menstruation und nach der Geburt, Reisende,
    - Beschneidung der männlichen Gläubigen am 7. Lebenstag;
  - Gebetszeiten 5 mal täglich ausgerichtet nach Sonnenaufgang und -untergang (morgens, mittags, nachmittags, abends, nachts),
  - Körperpflege
    - äußere Sauberkeit ist Symbol für innere Sauberkeit,
    - Reinigung des Körpers kann nur unter fließendem Wasser stattfinden,
    - alles, was den Körper verläßt, gilt als ‚unrein« und bedingt eine anschließende Reinigung,
    - zur körperlichen Sauberkeit zählt die Entfernung sämtlicher Körperhaare,
    - vor dem Gebet, Fasten und Lesen im Koran müssen Gesicht, Hände und Füße gewaschen werden;
  - Geburtshilfe / Menstruation: die Frau gilt als ‚unrein« bis 40 Tage nach der Entbindung und während der Menstruation,
  - Bekleidung: Verhüllung des Körpers und Kopfbedeckung bei den Frauen (Ehrfurcht vor Gott, Schutz vor Belästigungen, nackt und ausgeliefert sein),
  - Ernährung: nur ausgeblutetes Fleisch, Verbot von Schweinefleisch und Alkohol,
  - Diagnostik und Therapie: keine Vorschriften, Bluttransfusion möglichst vom Blut aus der eigenen Familie.
- ➤ Seelsorgerische Betreuung: Übernahme durch den religiösen Beauftragten.
- ➤ Sterben und Tod:
  Tod bedeutet Verwandlung, es trennt sich die Seele vom Körper, die Seele erlebt eine Entwicklung gemäß der Lebensweise auf Erden.
  - Beistand durch den religiösen Beauftragten und den Angehörigen,
  - Sterbegebet, wobei der Sterbende den Finger zum Himmel hebt,
  - etwas zu Trinken anbieten, da ein Muslim nicht durstig sterben darf,
  - nach Eintreten des Todes Waschung mit fließendem Wasser durch einen islamischen Gläubigen; beim Mann werden die Hände über den Bauch gelegt, bei der Frau über die Brust, Einhüllen in Leinentücher.

Basale Stimulation

Definition

- Pflegerische Möglichkeiten zur Förderung von wahrnehmungsbeeinträchtigen Menschen.
- Für den sedierten, desorientierten, bewußtseinseingetrübten bis bewußtlosen Intensivpatienten führt der Verlust eigenaktiver Bewegungsfreiheit zu:
  - Entzug sensorischer Anregung,
  - Reduktion der Beziehung zur Umwelt, in ihrer Erfahrbarkeit und ihrem Zusammenhang,
  - Reduktion des Erlebens und der Erfahrung eigener Körpergrenzen, des Körperbewußtseins, der Kommunikation,
  - Einschränkung der Körper- und Umgebungswahrnehmung auf die unmittelbare Körpernähe,
  - Unfähigkeit, aus diesem Zustand heraus zu agieren,
  - Kompensation durch nicht sinnvolle Eigenstimulation, z. B. Nestelbewegungen, Reiben, Kratzen, Ziehen von Zugängen etc.

Ziel

- Setzen von eindeutigen Reizen (Stimulation) mit der Möglichkeit der eindeutigen Zuordnung an gespeicherte Erfahrungen des Patienten.
- Fördern von Körper- und Umgebungswahrnehmung.
- Geben von gezielten Orientierungshilfen.

Stimulationsformen

- Nahsinn
  - somatisch (Haut und Muskulatur),
  - vibratorisch (knöchernes Systen),
  - vestibulär (Gleichgewicht),
  - Geruch,
  - Geschmack.
- Fernsinn: auditiv-visuell, d. h. der unmittelbare Körperbereich wird verlassen, es muß eine Fähigkeit zu Verarbeitung und Verknüpfung bestehen.

Voraussetzung für die Pflegepraxis

- Durchführung der Pflege möglichst durch eine Pflegeperson:
  - Beziehung zum Patienten,
  - Wiedererkennungseffekt von Stimme und Art der Berührung.
- Zeitfaktor und Regelmäßigkeit:
  - konsequentes Beibehalten gleicher Stimulationsformen über längere Zeit → Wiedererkennungseffekt,
  - Beobachtung der Reaktion und Entwicklung.
- gezielte Integration und Anleitung der Angehörigen.
- Erhobene Pflegeanamnese.

Integration in die tägliche Pflege

- Körper- und Hautberührungen:
  - eindeutige Berührungen, mit flach aufgelegter Hand, die deutlich beginnen und enden; mit konstantem Druck arbeiten,
  - die Wahrnehmung am Körperstamm ist ausgeprägter als die in der Peripherie,
  - einbeziehen in die Ganzkörperwaschung, Einreibung, Massage,
  - intensive Anregung bei Anwendung zusätzlicher Materialien wie Frotteetücher, Fellhandschuhe.
- Schwingungen
  - zur Bewußtmachung von Körperfunktionen,
  - Vibrationen, die entlang dem knöchernen System wirken, z. B. ansetzend an Großzeh, Finger, Thorax,
  - Vorbereitung zum Stehen über Vibration an den Fersen/Zehen,
  - Mittel sind z. B. Rasierapparat, elektrische Zahnbürste, Vibrax.
- Gleichgewichtsstimulation:
  - Verhältnis zum Raum und zur Bewegung schaffen über Lagerung,
  - Lagerung:
    - abwechselnd lagern (Kissenzuordnung, Körperteile in Verbindung bringen, Fußsohle bewußt machen),
    - Absenkung, Erhöhung des Bettendes,
    - schaukelnde Bewegung (z. B. Patientenheber);
  - Nahrungsaufnahme in Oberkörperhochlage, bekanntes Gefühl, da Völlegefühl im Magen und Druck nach unten.
- Orale Stimulation und Geruchsstimulation:
  - positive Orientierung über bekannte und beliebte Geschmacksrichtung (süß, sauer) als Erinnerungsauslöser, bedingt möglich bei liegenden oral-nasalen Sonden,
  - positive Orientierung über bekannten und beliebten Geruch als Erinnerungsauslöser z. B. Rasierwasser, ätherische Öle, Gewürze.
- Sprache:
  - Ansprache des Patienten aus der Distanz vermeiden,
  - Erinnerungen an bekannte Stimmen fördern, z. B. Familie,
  - wiederkehrende, rhythmische Schwingungen und die Stille als Kontrast (keine dauernde Geräusch- und Musikberieselung), z. B. Musiktherapie, ein bestimmtes Musikstück.
- Visuelle Stimulation:
  - Blickfeldänderung und -erweiterung durch Oberkörperhochlage,
  - Hell und Dunkel entsprechend dem Tag- und Nachtrhythmus,
  - Entwicklung des Sehvermögens vorzugsweise mit Schwarzweißbildern und mit großen, klar erkennbaren Motiven.
  - Stellen von medizinischen Geräten, Infusionsflaschen außerhalb des Blickfeldes.

Dokumentation

- Pflegeplan und -bericht:
  - Pflegeplanung nach Pflegeprozeß,
  - Beurteilung der Wirkung hinsichtlich anzustrebender Pflegeziele.

Kopf- und Haarpflege

Indikation

- Reinigung.
- Inspektion.
- Infektionsprophylaxe.
- Förderung der Durchblutung.
- Steigerung des Wohlbefindens.

Material

- Kamm oder Bürste.
- Wäscheband (bei langen Haaren).
- Ggf. Wasserstoffperoxid 3% (Entfernung von Blutresten).
- Bei Haarwäsche:
  - Kopfbadewanne, Meßbecher, Waschschüssel mit lauwarmen Wasser,
  - Auffangbehälter für abfließendes Waschwasser,
  - große Einmalunterlage,
  - Handtücher,
  - Haarwaschmittel, ggf. Haarbalsam.

Vorbereitung des Patienten

- Information.
- Rückenlage, leichte Anhebung der Schultern mittels Kopfkissen.

Durchführung

1 mal pro Schicht:

- Ausbürsten der Haare.
- Lange Haare seitlich zusammenbinden.
- Ggf. Blutkrusten mit Wasserstoffperoxid 3% lösen.
- Inspektion der Kopfhaut.
- Haarwäsche:
  - mit Meßbecher, Haarwaschmittel, lauwarmem Wasser,
  - bei verfilztem Haar Auswaschen mit Haarbalsam,
  - sorgfältiges Trocknen der Haare.

Komplikationen

- Dekubitus (Vorsicht bei Einsatz von Haarspangen).
- Infektion.
- Verfilzung.

Dokumentation

- Pflegeplan und -bericht:
  - Pflegeplanung nach Pflegeprozeß,
  - Zustand der Kopfhaut,
  - Beurteilung der Wirkung der Pflege hinsichtlich anzustrebender Pflegeziele,
  - ggf. Anlegen eines Dekubitusplanes.

Indikation

- Reinigung.
- Infektionsprophylaxe.
- Vermeidung von Austrocknung der Skleren (Verstopfung des Tränenganges).
- Prophylaxe von Hornhautulzerationen.

Material

- Einmalhandschuhe.
- Sterile Tupfer.
- NaCl 0,9% steril.
- Augensalbe (z.B. Bepanthen) oder künstliche Tränenflüssigkeit.
- Bei fehlendem Lidschluß und/oder ausgeprägter Chemosis; ggf. feuchte Augenkompressen mit NaCl 0,9%.

Wirkung und Inhaltsstoffe der Pflegemittel

- **Bepanthensalbe:**
  - Dexpanthenol: Regeneration des Epithels, feuchtigkeitsbindende Eigenschaft. Wirkzeit: 6 Std.
- **Coliquifilm:**
  - Chlorobutanol: Konservierungsmittel,
  - flüssiges Paraffin: Schutz vor Austrocknung,
  - Vaseline: Gleitmittel, Wirkzeit: 4 Std.
- **Liquifilm Augentropfen:**
  - Chlorobutanol: Konservierungsmittel,
  - Polyvinylalkohol: Tränenersatzflüssigkeit, Wirkzeit: 1 Std.

Vorbereitung des Patienten

- Information

Durchführung

- Händedesinfektion, Tragen von Einmalhandschuhen.
- Ggf. Spülung der Augen mit NaCl 0,9%.
- Reinigung mittels Tupfer von außen nach innen.
- Einbringen von Augensalbe oder künstlicher Tränenflüssigkeit ohne Berührung der Skleren.
- Bei wachen Patienten keine routinemäßige Anwendung von Augensalbe.
- Uhrglasverbände (nur auf ärztliche Anordnung):
  - nach vorheriger Reinigung dichtes Anbringen der Uhrglasverbände mittels hautfreundlichem Pflaster,
  - Gefahr der Infektion (feuchte Kammer).

Augenpflege

Komplikationen

- Rötung, Verklebung.
- Konjunktivitis.
- Chemosis.
- Austrocknung und Verletzung der Hornhaut.
- Hornhautulkus.
- Trübung, Erblindung.

Dokumentation

- Pflegeplan und -bericht:
  - Pflegeplanung nach Pflegeprozeß,
  - Zustand der Skleren und Lider,
  - Beurteilung der Wirkung der Pflege hinsichtlich anzustrebender Pflegeziele.

Indikation

- Reinigung der Ohrmuschel.
- Vermeidung von Druckulzera.
- Infektionsprophylaxe.

Material

- Einmalhandschuhe.
- Einmalwatteträger.
- NaCl 0,9% steril.
- Fetthaltige Salbe, Hautöl.
- Bei Dekubitus:
  - Material zur Behandlung nach Dekubituspflege-Standard,
  - Freilagerung

Vorbereitung des Patienten

- Information

Durchführung

1 mal täglich:

- Händedesinfektion, Tragen von Einmalhandschuhen.
- Reinigung der Ohrmuschel (und hinter der Ohrmuschel).
- Ggf. Einreiben der Ohrmuscheln mit einer fetthaltigen Salbe oder Hautöl.

Komplikationen

- Beschädigung des Trommelfells bei fälschlicherweise erfolgtem Eingehen in den Gehörgang.
- Dekubitus.
- Lokale Infektion.

Dokumentation

- Pflegeplan und -bericht:
  - Pflegeplanung nach Pflegeprozeß,
  - Zustand der Ohrmuscheln, ggf. Sekretaustritt aus dem äußeren Gehörgang,
  - Beurteilung der Wirkung der Pflege hinsichtlich anzustrebender Pflegeziele.

Nasenpflege

Indikation

- Reinigung.
- Inspektion.
- Infektionsprophylaxe.
- Vermeidung von Druckulzera.

Material

- Einmalhandschuhe.
- Einmalwatteträger.
- Dünne Absaugkatheter (Größe 10, 12).
- NaCl 0,9%.
- Ggf. Panthenollösung.
- Ggf. Salben (z. B. Bepanthen).
- Ggf. Coldastop Nasenöl.

Wirkung und Inhaltsstoffe der Pflegemittel

- **Coldastop Nasenöl:**
  - Vitamin A + E: schleimhautaufbauend,
  - Zitronenöl: leicht desinfizierend,
  - Terpinöl: löst Borken und Krusten.

Vorbereitung des Patienten

- Information.
- Erklärung der einzelnen Maßnahmen.

Durchführung

Mindestens 1 mal pro Schicht:

- Händedesinfektion, Tragen von Einmalhandschuhen.
- Absaugen des unteren Nasenganges, Katheter verwerfen bei Liquorrhoe, Mittelgesichtsfrakturen und Operationen in diesem Bereich, kein Absaugen des Nasenganges.
- Reinigung des Naseneinganges:
  - mit NaCl 0,9% mittels Watteträger,
  - ggf. Auftragen von Panthenollösung (Watteträger) auf die Nasenschleimhaut,
  - ggf. Coldastop Nasenöl zum Anfeuchten der Nasenschleimhaut.
- Erneuerung des Fixierpflasters der Magensonde und des Nasotrachealtubus
  - 1 mal täglich oder bei Bedarf,
  - Lösung des Fixierpflasters nach vorherigem Anfeuchten,
  - Entfernen von Pflasterresten und Entfetten der Haut mittels Benzin,
  - Magensonde und Nasotrachealtubus mit Pflaster frei im Lumen des Naseneinganges fixieren (Druckentlastung anstreben),
  - bei der Wahl des Fixierpflasters geht Sicherheit vor Hautfreundlichkeit,
  - ggf. Änderung der Befestigungsstelle.

Komplikationen

- Infektion (Sinusitis).
- Dekubitus.
- Blutungen.

Dokumentation

- Pflegeplan und -bericht:
  - Pflegeplanung nach Pflegeprozeß,
  - Zustand von Nasenschleimhaut, Nasenrücken, Nasenrachenraumsekret,
  - Beurteilung der Wirkung der Pflege hinsichtlich anzustrebender Pflegeziele.

Mundpflege

Indikation

- Reinigung.
- Sekretentfernung.
- Feuchthalten der Schleimhaut.
- Infektionsprophylaxe.
- Aspirationsverhütung.
- Inspektion der Mundhöhle.

Material

- Einmalhandschuhe.
- Einmalplastikbecher.
- Zahnbürste.
- Einmalspritze (20 ml) oder Munddusche.
- Zungenspatel aus Holz.
- Péan-Klemme und Tupfer oder Einmalwatteträger.
- Ggf. Gummikeil als Beißschutz.
- Kurzer, dicklumiger Absaugkatheter.
- Aqua sterilisata oder Tee zum Ausspülen.
- Gurgellösung als Zusatz.
- Kamillosan bei großflächigen Schleimhautdefekten.
- Panthenollösung bei Schleimhautläsionen.
- PTA-Orabase auf ärztliche Anordnung (Pneumonieprophylaxe).
- Bei oraler Intubation Mullbinde und Fixierband.
- Stethoskop.
- Zur Entblockung des Cuffs:
  - Einmalspritze (20 ml),
  - Cuffdruckmesser,
  - Material zum endotrachealen Absaugen (s. Kap. Endotracheales Absaugen).

Wirkung und Inhaltsstoffe der Pflegemittel

- **Gurgellösung:**
  - p-Kresol: desinfizierend,
  - Campher: hyperämisierend,
  - Eukalyptusöl: schleimlösend,
  - Menthol: kühlend – schwache Schleimhautanästhesie,
  - Perubalsam: antibakteriell, antiseptisch, granulationsfördernd.
- **Kamillosan:**
  - Chamazulen: entzündungshemmend, antiphlogistisch.
- **Vaseline:**
  - Fettsalbe: schützt vor Wärme- und Feuchtigkeitsverlust nach außen, wirkt porenabdichtend.
- **Bepanthenlösung:**
  - Dexpanthenol: Regeneration des Epithels, feuchtigkeitsbindende Eigenschaft.

- **Glycerin:**
  - unverdünnt oder in starker Lösung: absorbiert die Feuchtigkeit und führt zu einer Dehydration,
  - Verdünnungskonzentration unter 40%: anfeuchtende Wirkung.
- **Solcoseryl Dental Adhäsivpaste:**
  - eiweißfreies Dialysekonzentrat aus dem Blut des Kalbes: bei Entzündungen der Mundschleimhaut, bei Druckstellen.
- **PTA:**
  - P = Polymyxin: Antibiotikum gegen gramnegative Keime,
  - T = Tobramycin: Antibiotikum gegen gramnegative Keime,
  - A = Amphotericin: Antimykotikum.

Vorbereitung des Patienten

- Information des Patienten:
  - Erklären der einzelnen Maßnahmen,
  - falls möglich Mitarbeit fördern.

Durchführung

Mindestens 1 mal pro Schicht:

- Händedesinfektion, Anziehen von Einmalhandschuhen.
- Mund- und Zahnpflege:
  - Sekret aus der Mundhöhle absaugen, Katheter verwerfen,
  - Zähne putzen, ggf. Prothesenpflege,
  - Wangenschleimhaut, Zähne, Zunge, Gaumen mit in Gurgellösung getränkten Tupfern und Péan-Klemme oder Watteträger auswischen,
  - Mund spülen
  - Munddusche bei Patienten verwenden, die den Kiefer nicht öffnen können,
  - erneutes Absaugen der Mund- und Rachenhöhle,
  - ggf. Auswischen mit in Bepanthen getränkten Watteträgern,
  - Einreiben von PTA-Orabase nach Anordnung,
  - ggf. Zahnprothese einsetzen.
- Lippenpflege mit fetthaltiger Salbe.
- Gezieltes Absaugen des angesammelten Sekrets oberhalb des Cuffs (Mikroaspirationsprophylaxe) im Rahmen des anschließenden endotrachealen Absaugens:
  - Durchführung des endotrachealen Absaugens
  - Entblocken des Cuffs mit Einmalspritze vor dem unmittelbaren Absaugvorgang,
  - anschließende Blockung mit Cuffdruckmesser.
- Auskultation der Lungen (seitengleiche Belüftung).
- Bei oraler Intubation:
  - Wechsel der Tubuslage re/li Mundwinkel zur Dekubitusprophylaxe,
  - auf Tubuslage/Zahnreihe achten,
  - bei massiven Veränderungen Arzt informieren, Medikamente nach Absprache (z. B. bei Virusinfekt).

Mundpflege

Komplikationen

- Soor, Stomatitis.
- Aphthen, Herpes simplex.
- Parotitis, Otitis media (selten).
- Mundwinkelrhagaden.
- Absteigende Infektion (Magen-Darm-Trakt, Lunge).

Dokumentation

- Pflegeplan und -bericht:
  - Pflegeplanung nach Pflegeprozeß,
  - Zustand der Mundhöhle,
  - Beurteilung der Wirkung der Pflege hinsichtlich anzustrebender Pflegeziele.

Hauttypen

- Normale Haut:
  - glatt und geschmeidig,
  - feine Poren sind erkennbar,
  - glänzt, ohne fettig zu wirken.
- Fette Haut (Seborrhoea oleosa):
  - bei starker Schweißproduktion wie ein Ölteppich.
- Trocken-fettige Haut (Seborrhoea sicca):
  - bei verringerter Schweißproduktion wie mit fettigen Schuppen übersät.
- Trockene Haut (Sebostase):
  - glanzlos, matt,
  - Poren nicht sichtbar,
  - Oberfläche wirkt dünn, oft gespannt,
  - häufig Schuppenbildung (trocken-schuppig, trocken-pergamentartig).

Wirkung und Inhaltsstoffe der Pflegemittel

- **Öl-in-Wasser-(Ö/W) Emulsion:** Durch Aufquellen der oberen Hornschicht kommt es zu einer starken Verdunstung der körpereigenen Flüssigkeit, Vorsicht bei trockener Haut.
  - Wasseranteil 60%:
  - Fettanteil ca. 30%
    - Silonda, ph 5 Eucerin.
- **Wasser-in-Öl-(W/Ö) Emulsion:** Überzieht die Haut mit einem Fettfilm, der durch die Wasseranteile luftdurchlässig ist und somit den Wärmeaustausch ermöglicht. Anwendung bei trockener Haut.
  - Wasseranteil 60%
  - Fettanteil ca. 30%
    - z. B. Linola-Fett, Nivea-Milch für trockene Haut.
- **Salicylvaseline:**
  - Salicylsäure: hornhautauflösend,
  - Vaseline (Fettsalbe): porenabdichtend.

Vorbereitung des Patienten

- Information.
- Wahrung der Intimsphäre durch Sichtschutz.
- Sicherung der intravasalen Zugänge und Ableitungen.
- Entfernen von Lagerungshilfsmitteln.

Durchführung

- Händedesinfektion, ggf. Anziehen von Einmalhandschuhen (keine Latexhandschuhe, da in Verbindung mit dem Hautpflegemittel erhöhte Allergiegefahr für Patient und Pflegepersonal).
- Deutliches Beginnen und Beenden der Einreibung.
- Form der Einreibung nach aktueller Patientensituation:
  - beruhigende Einreibung mit Haarwuchsrichtung und konstantem Druck,
  - belebende Einreibung gegen Haarwuchsrichtung und konstantem Druck,
  - Einreibung nach Bobath, von der gesunden zur wahrnehmungsgestörten Körperseite.

Hautpflege

Komplikationen

- Allergien gegen Hautreinigungs- bzw. Pflegemittel.
- Entzündungen (Ekzem, Exantheme etc.).
- Dekubitus.
- Sekundäre Infektion.

Dokumentation

- Pflegeplan und -bericht:
  - Pflegeplanung nach Pflegeprozeß,
  - aktueller Hautzustand,
  - Beurteilung der Wirkung der Pflege hinsichtlich anzustrebender Pflegeziele.
- Bei Patienten mit besonderen Hautproblemen Anwendung eines gezielten Protokolls.

Tabelle 1 Protokoll zur Pflege der Haut

Patient:		Datum:
Hauttyp		Hautareal – Beobachtungen
normale Haut		______
fettige Haut		______
trocken-schuppige Haut		______
trocken-pergamentartige Haut		______
Hautstatus		Hautareal – Beobachtungen
Geschmeidigkeit:	glatt	______
	rauh	______
Hautfarbe:		______
Temperatur:		______
Sensibilität:	Schmerz	______
	Temperatur	______
Hautveränderungen:	Allergie	______
	Ekzem	______
	Akne	______
Hautpflege		Anwendungstag:
Pflegemittel	Hautareal	Häufigkeit
1.		
2.		
3.		

Indikation

- Reinigung.
- Intakthalten der Hautfunktion.
- Infektionsprophylaxe.
- Anregung der Blutzirkulation.
- Wohlbefinden des Patienten.
- Inspektion.
- Dekubitusprophylaxe.

Material

- Einmalhandschuhe.
- Einmalplastikschürze.
- Waschschüssel aus Edelstahl.
- Wasser, bei immungeschwächten Patienten Aqua sterilisata.
- Je nach Hautstatus und Verschmutzung Wahl der Hautlotion (z. B. Esemtan, Kamillenbad, Balneum Hermal).
- 2 Waschlappen.
- 2 Handtücher.
- Bettwäsche.
- Bartrasur:
  - Einmalrasierer,
  - Rasierschaum,
  - Nierenschale mit Aqua sterilisata.

Wirkung und Inhaltsstoffe der Pflegemittel

- **Esemtan:**
  - Syndets: flüssige, waschaktive Lotion, beigesetzt sind:
    - Tenside, die die Oberflächenspannung der Haut herabsetzen und somit entfettend wirken,
    - geringer Anteil von rückfettenden Substanzen,
    - Vorsicht bei trockener Haut.
- **Kamillenbad:**
  - hoher Ölanteil: rückfettend,
  - Kamilleextrakt: entzündungshemmend,
  - Vitamin E: schleimhautaufbauend,
  - Anwendung 2 mal wöchentlich.
- **Balneum Hermal:**
  - Sojabohnenöl: geeignet für trockene Haut,
  - Anwendung 1 mal wöchentlich.

Vorbereitung des Patienten

- Information.
- Erklärung der einzelnen Maßnahmen.
- Wahrung der Intimsphäre durch Sichtschutz.
- Sicherung des Endotrachealtubus bzw. der Trachealkanüle, intravasaler Zugänge und Ableitungen.
- Entfernen der Lagerungshilfsmittel.
- Rückenlage.

Ganzkörperwaschung

Durchführung

Mindestens 1 mal täglich:

- Händedesinfektion, Anziehen von Einmalhandschuhen, Anlegen einer Einmalschürze.
- Durchführung der Waschung mit Hilfe der „Zwei-Schüssel"-Methode.
- Form der Ganzkörperwaschung nach aktueller Pflegesituation.
- Abtrocknen der Haut:
  - insbesondere Hautfalten,
  - auf Hautveränderungen achten (z. B. Pilzinfektion, Dekubitus),
- Haut nicht auf Haut lagern.
- Intimsphäre wahren.
- Wechsel der Bettwäsche.
- Wechsel der Pflasterfixierungen und der Verbände.
- Entsorgung der benutzten Materialien.
- Bartrasur (naß):
  - Anfeuchten der Gesichtspartien,
  - schonende Rasur mittels Rasierschaum und Einmalrasierer,
  - Vorsicht bei Verletzungen im Gesichtsbereich und Herpesbefall.

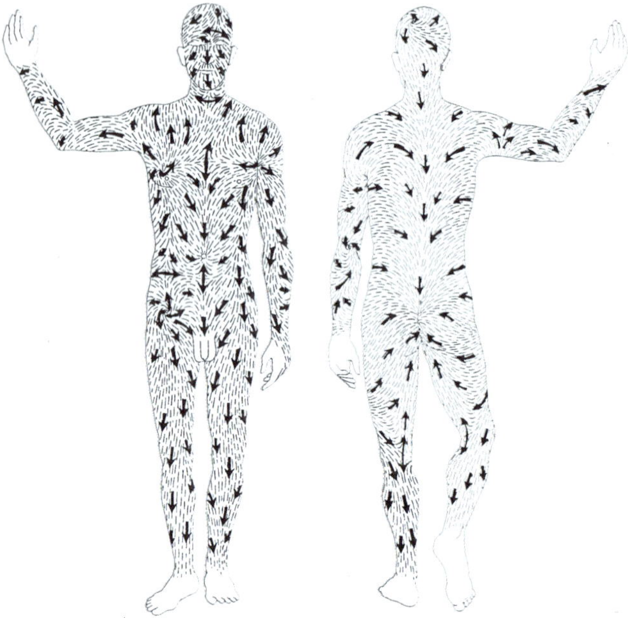

Abb. 1 a) Die Wuchs-/Strichrichtung von etwa 5 Millionen Haaren am menschlichen Körper läßt erkennen, wo sich die Schweißfurchen befinden (Fa. Beiersdorf, Hamburg).

Formen der Ganzkörperwaschung (GKW) (Abb. 1 a, b)

➤ **GKW nach Zimmermann/Inhester:**
- Ziel: beruhigend, entspannend,
- Zielgruppe: Patient mit Hyperaktivität, Unruhezuständen, Einschlafstörungen, Schmerzzuständen,
- Durchführung:
  - unterschiedlich große, von der Körperregion abhängige, kreisende Bewegungen (ggf. erst mit dem Waschhandschuh, dann mit der bloßen Hand),
  - ruhige, gleichmäßige Bewegungen,
  - ggf. Hand- und Fußbad anbieten.

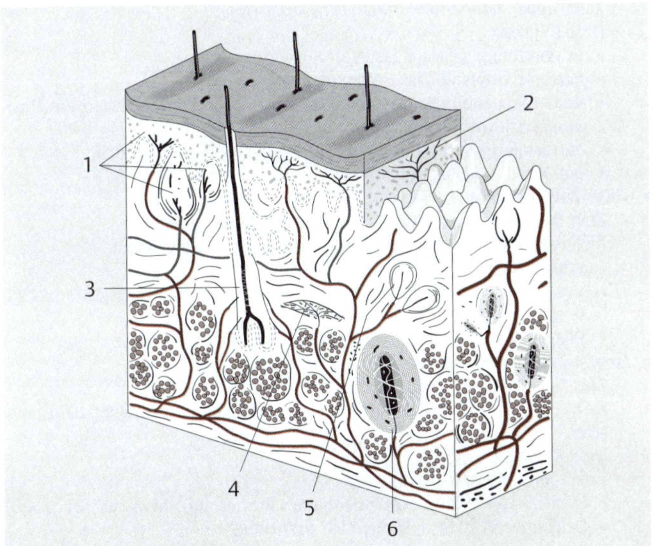

Abb. 1 b) Das Haar liegt mit seinem Schaft schräg in der Haut. Jedes einzelne Haar ist an der Wurzel von einem Nervengeflecht umgeben, das jede Berührung registriert und diese Information weiterleitet. Eine Berührung gegen die Haarwuchsrichtung wird intensiver wahrgenommen als eine mit dem Haarwuchsverlauf.
1 Tastkörperchen
2 schmerzempfindliche freie Nervenendigungen
3 druck- und berührungsempfindliches Haarbalggeflecht
4 wärmeempfindliche Körperchen
5 kälteempfindliche Körperchen
6 druckempfindliche Lamellenkörperchen
(aus Juchli, L.: Pflege, 7. Aufl. Thieme, Stuttgart 1994).

Ganzkörperwaschung

- **Beruhigende GKW (basale Stimulation):**
  - Ziel: beruhigend, entspannend,
  - Zielgruppe: Patient mit Hyperaktivität, Unruhezuständen, Einschlafstörungen, Schmerzzuständen,
  - Durchführung:
    - Wassertemperatur höher als Körpertemperatur,
    - weicher, ausgewrungener Waschlappen,
    - vom Thorax ausgehend mit Haarwuchsrichtung in eine Richtung waschen,
    - abtrocknen in Haarwuchsrichtung mit einem weichen Handtuch,
    - ggf. warmes Fußbad anbieten.
- **Belebende GKW (basale Stimulation):**
  - Ziel: anregend,
  - Zielgruppe: Patient mit Somnolenz, Depression,
  - Durchführung:
    - Wassertemperatur niedriger als Körpertemperatur,
    - härterer, tropfend nasser Waschlappen,
    - vom Körperstamm ausgehend, dann Arme und Beine, gegen die Haarwuchsrichtung waschen,
    - abtrocknen gegen Haarwuchsrichtung mit rauhem Handtuch,
    - ggf. Hand- und Fußbad anbieten.
- **GKW nach Bobath:**
  - Ziel: Gefühl für die wahrnehmungsgestörte Seite fördern.
  - Zielgruppe: Patient mit Hemiplegie, neurologischen Ausfällen.
  - Durchführung:
    - von der gesunden Seite querwaschen zu der wahrnehmungsgestörten Seite mit Betonung der Mittellinie,
    - Pflegende stehen an der wahrnehmungsgestörten Seite.
- **Hautstabilisierende GKW:**
  - Ziel: Normalisierung der Hautflora,
  - Zielgruppe: Patient mit gestörter Hautflora in alkalischem Milieu, z. B. Diabetiker.
  - Durchführung:
    - kühleres Wasser,
    - Waschwasserzusatz: Saft einer halben Zitrone auf 5 l Wasser (pH ca. 4,5),
    - belebende Wäsche, Intimbereich aussparen,
    - nur abtupfen, nicht abtrocknen (anschließend pH-neutrale W/Ö-Emulsion).
- **Schweißreduzierende GKW:**
  - Ziel: Reduzierung der Schweißsekretion,
  - Zielgruppe: Starke Schweißsekretion,
  - Durchführung:
    - Wasser unter Körpertemperatur,
    - Waschwasserzusatz: 1 l Salbeitee auf 4 l Wasser,
    - beruhigende Wäsche, Intimbereich aussparen,
    - nur abtupfen, nicht abtrocknen (nicht nachfetten).

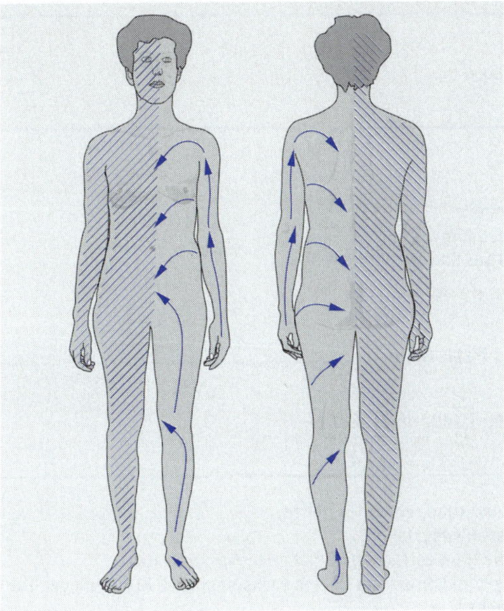

Abb. 2: Waschung nach der Bobath-Methode: von der gesunden zur kranken Seite (aus Juchli, L.: Pflege, 7. Aufl., Thieme, Stuttgart 1994).

Dokumentation

- Pflegeplan und -bericht,
  - Pflegeplanung nach Pflegeprozeß,
  - Form der Ganzkörperwäsche,
  - Beurteilung der Wirkung der Pflege hinsichtlich anzustrebender Pflegeziele.

Nagelpflege

Indikation

- Reinigung.
- Infektionsprophylaxe.

Material

- Einmalhandschuhe.
- Einmalunterlage.
- Nagelschere, Nagelfeile.
- Ggf. zum vorherigen Einweichen:
  - Waschschüssel aus Edelstahl mit Wasser,
  - Waschlotion,
  - Handtuch.

Vorbereitung des Patienten

- Information.
- Ggf. Einweichen der Hände und Füße.

Durchführung

- Fingernägel kurz und rund schneiden, feilen.
- Fußnägel gerade schneiden, feilen.
- Einschneiden in die Haut vermeiden, Gefahr der Wundinfektion.
- Bei stark deformierten, erkrankten Nägeln Fachpersonal (z. B. Fußpfleger, Dermatologe) hinzuziehen.

Dokumentation

- Pflegeplan und -bericht:
  - Pflegeplanung nach Pflegeprozeß,
  - aktueller Pflegezustand,
  - Beurteilung der Wirkung der Pflege hinsichtlich anzustrebender Pflegeziele.

Ziel

- Aufbau der hypotonen Gesichts- und Kaumuskulatur.
- Fördern der Koordination und Innervation.
- Erreichen eines vollständigen Lippenschlusses.

Zielgruppe

- Patienten mit neurologischen Schluckstörungen.
- Patienten im Koma.
- Patienten nach Langzeitsedierung und -beatmung.

Vorbereitende Maßnahmen zum Schlucktraining

- Unter Anleitung und in Zusammenarbeit mit der Logopädin.
- Stimulationsübungen mindestens 3 mal täglich für 5 – 10 Minuten.
- Mundspülen mit Malventee (Malvenblüten) zur Anregung des Speichelflusses.
- Stimulationsmaßnahmen:
  - Stimulation des äußeren Mundraumes (nach M.S. Rood)
    - Material: in Kompressen gewickelte glatte Eiswürfel.
    - Stimulationstechnik:
      1. Kaumuskel (M. masseter; Abb. 3/1):
      a) Eiswürfel mit leichtem Druck in den gekennzeichneten Bereichen und Bewegungsrichtungen führen;
      b) an jeder Gesichtshälfte 3 mal wiederholen.
      2. Kinnmuskel (M. mentalis; Abb. 3/2):
      a) Eiswürfel mit leichtem Druck in den gekennzeichneten Bereichen und Bewegungsrichtungen führen;
      b) 3 mal wiederholen.
      3. Ringmuskel des Mundes (M. orbicularis oris; Abb. 3/3): Eiswürfel mehrmals mit und gegen den Uhrzeigersinn um den Mund herumführen; jeweils 3 mal wiederholen.

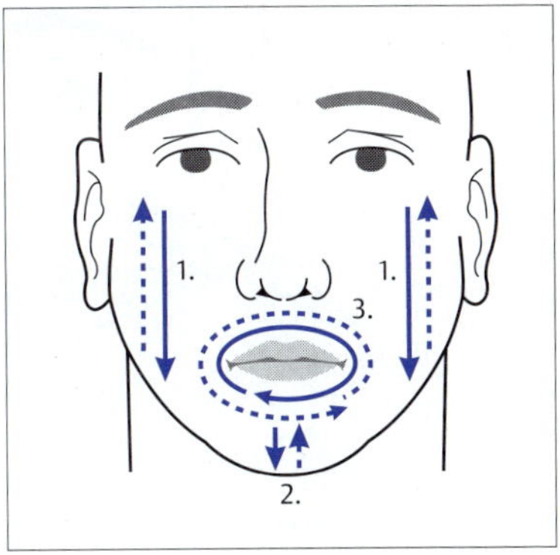

Abb. 3: Stimulation des äußeren Mundraumes.

4. Kieferkontrollgriff (Abb. 4):
- Unterlippe mit Unterkiefer nach oben drücken mit einem aufliegenden Daumen am Kieferansatz;

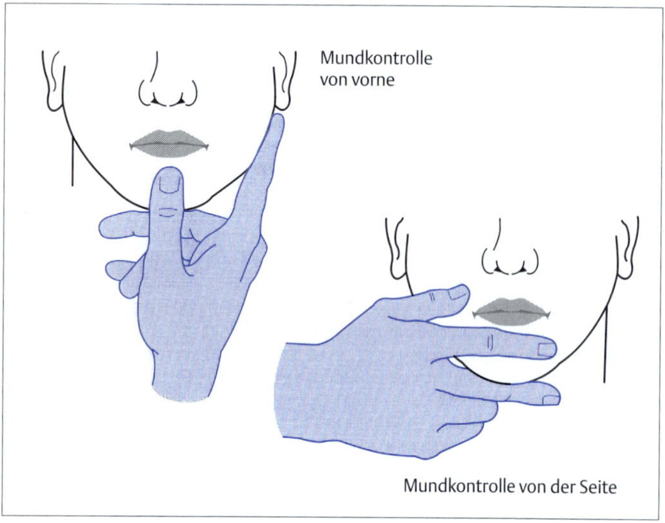

Abb. 4: Kieferkontrollgriff

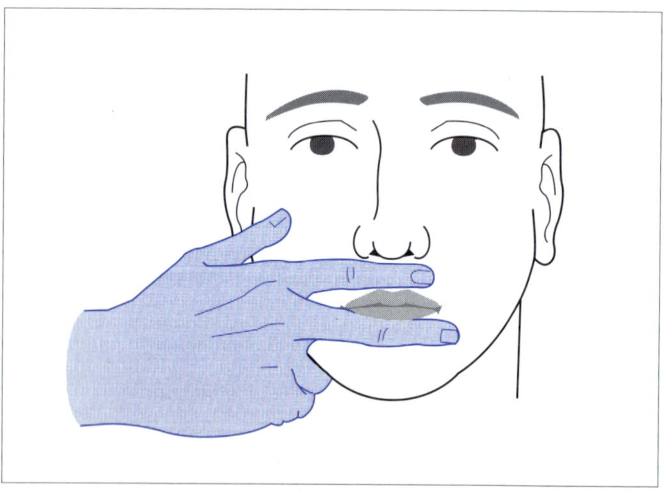

Abb. 5: Unterstützung des Lippenschlusses

- ggf. Lippenschluß (Abb. 5) unterstützen mit zwei Fingern ober- und unterhalb der Lippen.

– *Stimulation des inneren Mundraumes*
  - Material:
    a) eisgekühlter Malventee, ggf. eisgekühlte Stieltupfer,
    b) Zahnbürste.
  - Stimulationstechnik:
    1. Mit dem in eisgekühlten Malventee getauchten Zeigefinger (s. Abb. 6):
    a) in der Mitte der unteren Zahnreihe auf dem Zahnfleisch ansetzen und in Richtung Kiefergelenk hin- und herstreichen, auf jeder Seite 3 mal wiederholen;
    b) ebenso an der oberen Zahnreihe auf dem Zahnfleisch den Streichvorgang 3 mal pro Seite wiederholen;
    c) nach jeder einzelnen Stimulation den Schluckreflex provozieren: Kieferkontrollgriff durchführen und gleichzeitig mit dem Mittelfinger vom Kinn bis vor den Kehlkopf mit mäßigem Druck streichen.
    2. Mit der Zahnbürste:
    a) 1 mal kräftig auf den oberen Gaumen und auf die Zunge drücken;
    b) Schluckreflex provozieren.

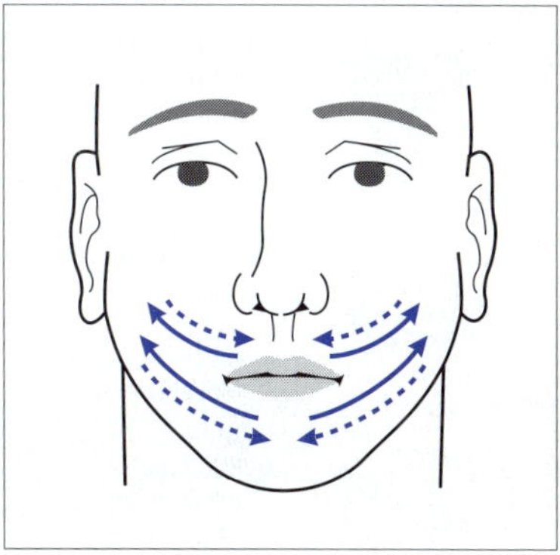

Abb. 6: Stimulation des inneren Mundraumes.

Schlucktraining

Übungen zur Zungen-Mund-Motorik

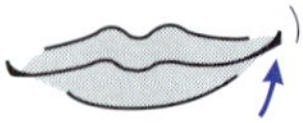	**a)** Mundwinkel abwechselnd hochziehen	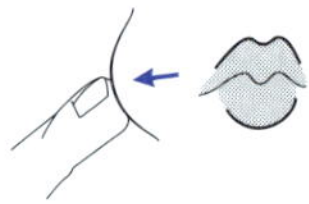	**h)** Mit Zunge an verschiedenen Stellen einen Buckel in die Backe drücken und mit Finger versuchen den Buckel zu ertasten
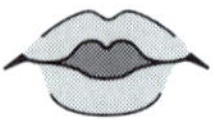	**b)** Lippen spitzen zum "sch"		
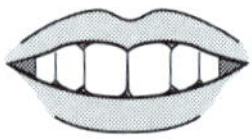	**c)** Lippen breitziehen zum "s"	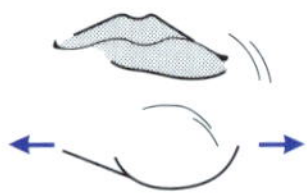	**i)** Kinn hin- und her, vor- und rückwärts bewegen
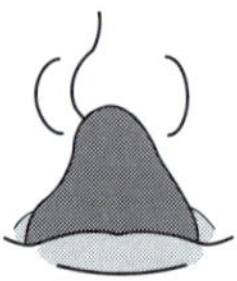	**d)** Zunge zur Nase hinauf strecken	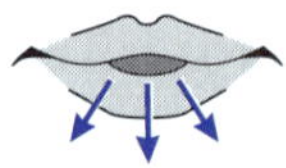	**j)** nach links. rechts und geradeaus blasen
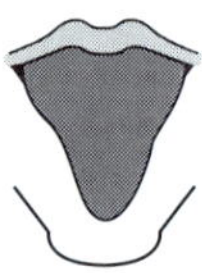	**e)** Zunge zum Kinn hinunter strecken	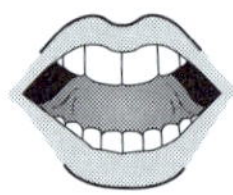	**k)** Zunge hinter die unteren Vorderzähne legen
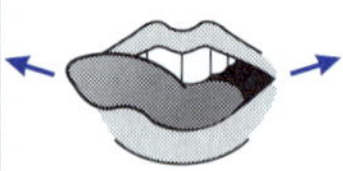	**f)** Zunge abwechselnd in den rechten und linken Mundwinkel strecken	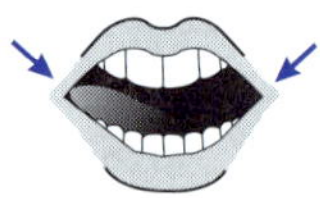	**l)** Zunge zwischen den rechten und linken Mundwinkel schwebend pendeln lassen
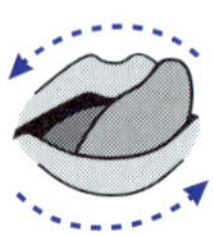	**g)** Mit Zunge die Oberlippe und Unterlippe ablecken	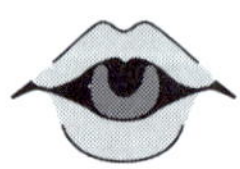	**m)** Mit der Zunge ein Zungenröllchen formen

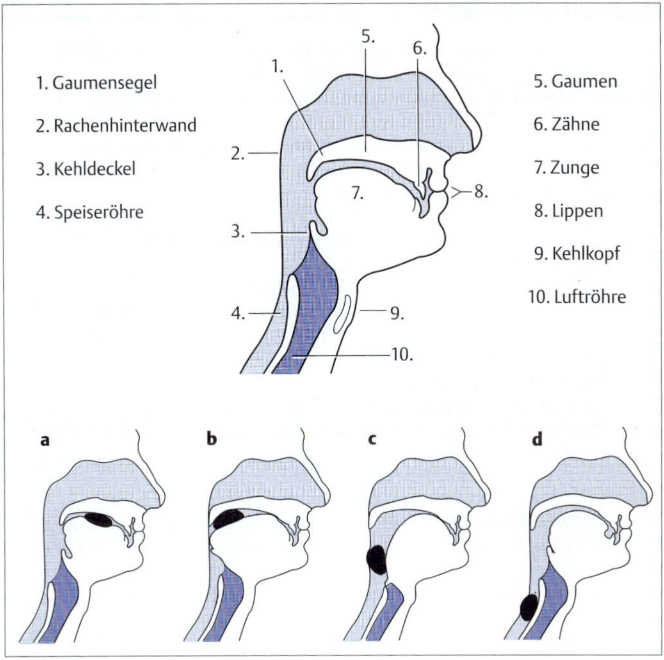

Phasen des Schluckvorganges

- Anatomische Strukturen, die für die Nahrungsaufnahme wichtig sind:
- Phase 1 (a):
  - die Nahrung wird auf die Zungenmitte gebracht,
  - die Luft wird angehalten,
  - die Lippen werden verschlossen,
  - der weiche Gaumen und die Zunge schließen die Mundhöhle ab.
- Phase 2 (b):
  - die Nahrung wird durch Zungenbewegung zur Hinterzunge transportiert,
  - der Nasenraum wird durch den weichen Gaumen und Zäpfchen abgeschlossen,
  - die Epiglottis senkt sich, um den Kehlkopf abzuschließen.
- Phase 3 (c):
  - die Nahrung rutscht den Zungenrücken hinunger, während die Zungenmitte sich hebt,
  - der Kehlkopf hebt sich, dadurch ist der Luftweg verschlossen.
- Phase 4 (d):
  - die Nahrung rutscht an der Epiglottis vorbei, während die Hinterzunge sich hebt,
  - Nahrung wird durch automatische Ösophagusbewegung weitertransportiert,
  - Kehlkopf senkt sich, Ausatmung.

Unterstützen des Patienten

- Unter Anleitung/Absprache und in Zusammenarbeit mit der Logopädin.
- Konsistenz der Nahrung mit Logopädin/Arzt absprechen.
- Aufgerichtete Lagerung, ggf. symmetrisch den Körper unterstützen:
  - Beine anwinkeln,
  - Gesäß ganz auf die Sitzfläche und in Kontakt mit der Rückenlehne,
    ggf. Arme mit Kissen unterstützen, damit im Ellbogen und Handgelenk ein rechter Winkel entsteht und die Schultern auf gleicher Höhe sind,
    Kopf durch Kissen in Beugung stabilisieren (Kinn in Richtung Brustbein).
- Konzentration des Patienten auf jeden Schluckvorgang: Beim Verschlucken abhusten lassen und Ausatmung fördern.
- Anleitung des Patienten zur Nahrungsaufnahme:
  - langsame Nahrungsaufnahme in zunächst sehr kleinen Mengen,
  - Nahrung in die Mitte des Mundes oder auf die Hinterzunge bringen, Kiefer und Lippen geschlossen halten,
  - rotierende Kaubewegung,
  - Nahrung auf das hintere Drittel der Zunge bringen,
    ggf. Unterstützung durch Streichbewegung von außen am Mundboden entlang zum Kehlkopf hin,
  - kurzes Einatmen und den Atem anhalten,
  - Schlucken, indem die Zunge gegen den Gaumen gedrückt wird,
    ggf. Unterstützen durch Streichbewegung am Mundboden nach hinten,
  - Räuspern und Hustenlassen zur Reinigung des Rachenraumes, dann Trockenschlucken,
  - Patient sprechen lassen und auf feuchte, gurgelnde oder verschleimte Stimme achten,
    ggf. nochmals Räuspern und Hustenlassen, dann Trockenschlucken,
  - Mundhöhle auf Nahrungsreste überprüfen.

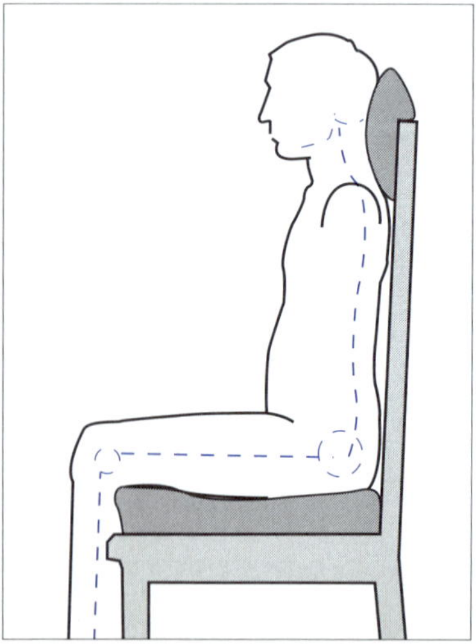

Abb. 7: Aufgerichtete Lage bei Nahrungsaufnahme.

Ziel

- Vermeiden von:
  - ungenügender Belüftung der Lungen,
  - Ansammlung von Sekret in den Atemwegen,
  - Aspiration,
  - absteigenden Infektionen aus dem Nasen- und Rachenraum,
  - Infektion durch Kontamination.

Pflegemaßnahmen: Sekretmobilisation

- Bronchialtoilette
  (siehe Kapitel Bronchialtoilette):
  - intubierte/tracheotomierte Patienten ausreichend endotracheal absaugen. Kriterien:
    - Husten, Atemgeräusche,
    - Ansteigen des Beatmungsdruckes,
    - ggf. Abfall des S_aO_2-Wertes;
    - ausreichende Anfeuchtung und Erwärmung der Atemluft (32–37 °C).
- Aspirationsprophylaxe:
  - ausreichender Cuffdruck,
  - gezieltes Absaugen des Sekrets oberhalb des Cuff bei der Mundpflege,
  - wenn möglich Oberkörperhochlage bei hohem Magenreflux.
- Abhustentraining: spontanatmende Patienten zum regelmäßigen, effektiven Abhusten anhalten (ggf. endotracheales Absaugen):
  - unterstützende Lage des Patienten:
    - Kopf leicht beugen, Schultern nach innen drehen, Unterarme auf ein Kissen,
    - Operationswunden durch Händedruck stabilisieren;
  - Vorgang:
    - 1 mal tief durch die Nase einatmen und 3 mal kurz schnaufend durch den Mund ausatmen,
    - anschließend tiefes Einatmen und mit offenem Mund husten.
- Thoraxperkussion (Vibration, Abklopfen).
  Patienten sollen einatmen, Luft kurz anhalten und mit gespitzten Lippen ausatmen.
  - Vibrationen des Thorax,
    - Ziel: Lockerung und Abtransport des Sekretes durch Erhöhung des auszuatmenden Luftstromes.

    Methode:
    - zum Hilus hin ausstreichen; Wirbelsäule und Nierenlager aussparen, Vorsicht auf den Schulterblättern,
    - feinschlägige Einstellung des Vibrax für oberflächlich liegende Lungenareale,
    - grobschlägige Einstellung des Gerätes für tieferliegende Lungenareale;
  - Abklopfen des Thorax.
    - Ziel: die Luft in der Lunge in Schwingungen versetzen.

    Methode:
    - Kleinfingerkante,
    - hohle Hand;

Pneumonieprophylaxe

- Kontraindikation der Thoraxperkussion:
  - massives Hirnödem (auf Hirndruck achten),
  - instabile Rippenserienfraktur,
  - Wirbelsäulenverletzung,
  - akute Herz-Kreislauf-Störungen.

➤ Lagerungsdrainage:
gezielte Sekretmobilisation aus den peripheren Lungenabschnitten in die Trachea durch Ausnutzung der Schwerkraft (ärztliche Anordnung):
- Häufigkeit 3–4 mal täglich jeweils 20–30 Min.,
- Überwachung der Vitalwerte, S_aO_2,
- vor der Maßnahme keine SK-Gabe,
- bei Lagerung bevorzugt die 90–135° Seitenlagerung,
- bei Rechtsseitenlagerung und Oberkörperhochlage zur Thoraxerweiterung die Arme seitlich hochlagern. Der Oberteilknick befindet sich in Hüfthöhe.

Drainage der Unterlappen

Segmente	Lage	
vorn-basal re/li	RL	flache Kopftieflage Knie anwinkeln
seitlich-basal re/li	SL	Kopftieflage Kissen unter Hüfte
medial-basal	SL re	Kopftieflage um 35° Kissen unter Hüfte
Spitze re/li	BL	Flachlage
hinten-basal re/li	BL	Kopftieflage um 35°–45°

Drainage des Mittellappens re

Segmente	Lage	
medial/lateral	SL li	SL von 45° Kopftieflage um 30°

Drainage der Lingula li

Segmente	Lage	
superior/inferior	SL re	SL von 45° Kopftieflage um 30°

Drainage der Oberlappen

Segmente	Lage	
Spitze re/li	RL	OK-Hochlage
vorn re/li	RL	Flachlage
hinten re	SL 135°	Flachlage bis leichte OK-Hochlage
hinten li	SL 135°	OK-Hochlage

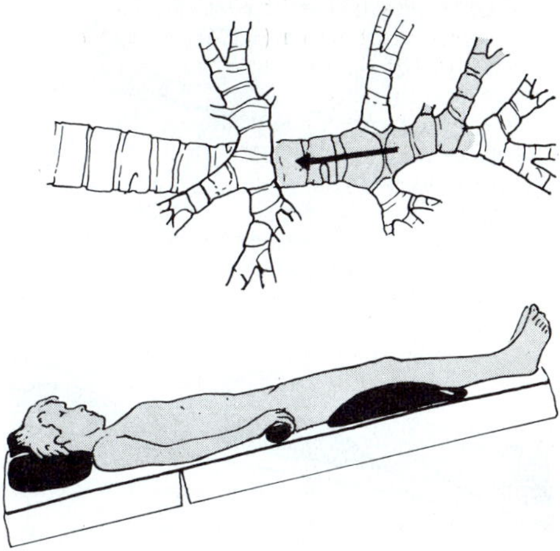

Abb. 8 a): Drainage der Unterlappen, vordere basale Segmente.

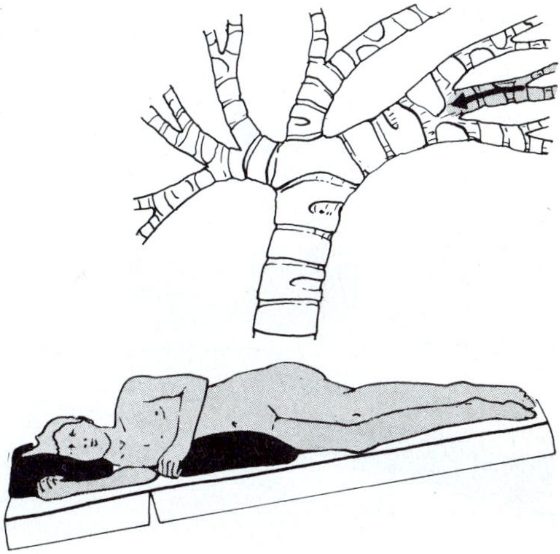

Abb. 8 b): Drainage der Unterlappen, seitlich basaler Bronchus.

Lagerung

Ziel:

- Reduktion der Immobilität.
- Relativ gleichmäßige Belüftung und Perfusion.
- Zur Atelektasenprophylaxe und -therapie.
- Sekretmobilisation.

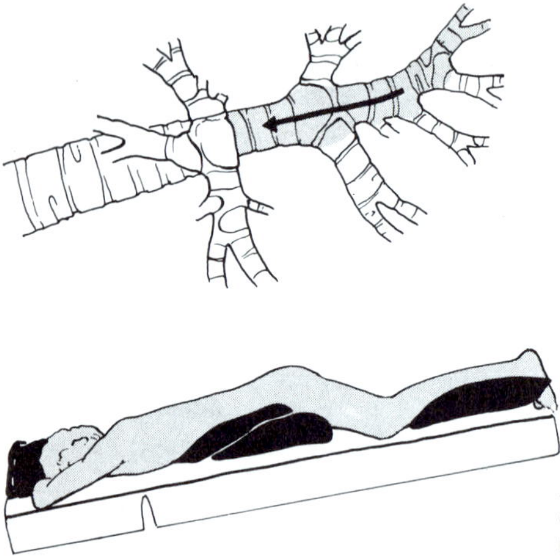

Abb. 8 c): Drainage der Unterlappen, hintere basale Segmente.

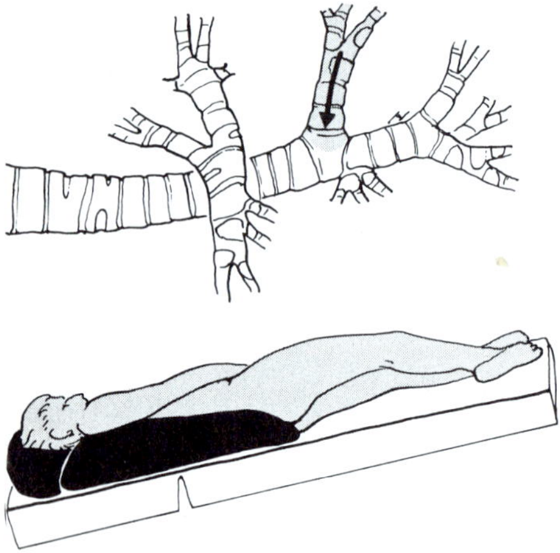

Abb. 8 d): Drainage des rechten Mittellappens.

- Erhöhte Oberkörperhochlage, um die Atmung zu erleichtern. Kontraindikation z. B.:
  - Wirbelsäulenverletzungen,
  - akute Herz-Kreislauf-Störungen
- 2 stündliches Umlagern (s. Kap. Lagerung).

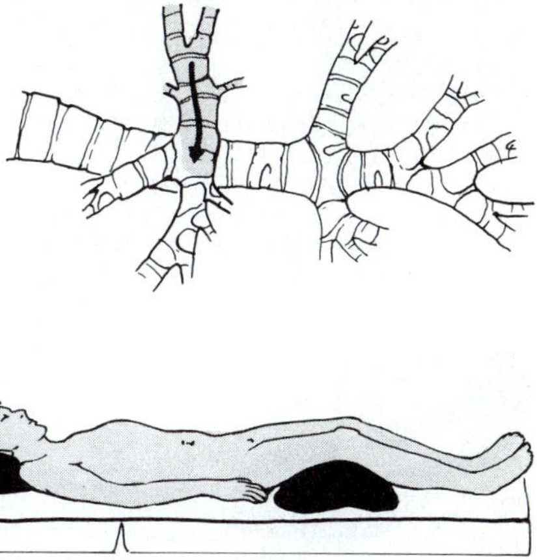

Abb. 8 e): Drainage der Oberlappen, vordere Segmente.

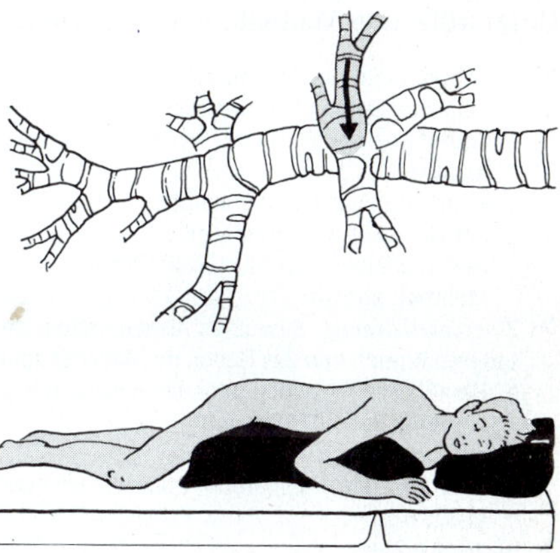

Abb. 8 f): Drainage der Oberlappen, hinteres Segment rechts.

- Bauchlage
  (s. Kap. Lagerung).
- Kinetische Therapie
  kontinuierliche Drehung um die Längsachse
  Bettensysteme:
  - Rotorest,
  - Pulmonair
    (s. Kap. Lagerungshilfen).

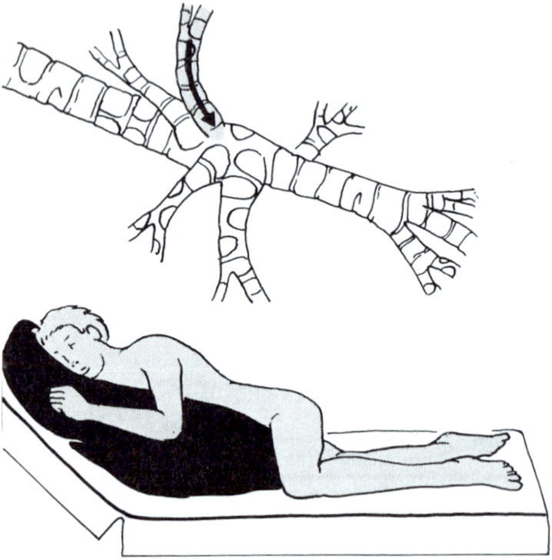

Abb. 8 g): Drainage der Oberlappen, hinteres Segment links. (Abb. a–g nach Larsen).

Unterstützende Maßnahmen zur Förderung der Atmung

➤ Beim spontanatmenden Patienten zum tiefen Durchatmen anhalten:
  - Einatmungsprovokation mittels kühlender Lösung,
  - Einreibung der Brust mit hyperämisierenden, ätherischen Ölen, z.B. Pinimenthol.
    • *Inhaltsstoffe des Pinimenthols:*
    Eukalyptusöl: schleimlösend,
    Kiefernadelöl: durchblutungsfördernd,
    Menthol: kühlend.

➤ Zwerchfellatmung: Bewußtes Atmen, indem der Patient die Ausdehnung der unteren Rippen und das Heben des Bauches spürt.
  - Hände der Pflegenden oder des Patienten liegen mit leichtem Druck auf der vorderen Basis der Rippen,
  - einatmen durch die Nase,
  - ausatmen durch den Mund, wobei ein leichter Druck auf die Rippenbasis ausgeübt wird.

➤ Thoraxatmung:
  - Hände seitlich am Thorax auflegen,
  - einatmen durch die Nase,
  - ausatmen durch den Mund und dabei einen leichten Druck ausüben.

➤ Flankenatmung:
  - Hände an der Basis der Lungenflügel (Rücken) auflegen,
  - einatmen durch die Nase,
  - ausatmen durch den Mund (ggf. Lippenbremse) und eine tiefe Exspiration mit leichtem Druck fördern.

➤ Inspirationsverstärker, z.B. Voldyne 5000 (volumetrischer Atemtrainer):
  - mit dem Patienten eine Volumenhöhe vereinbaren (z.B. als Tagesziel),

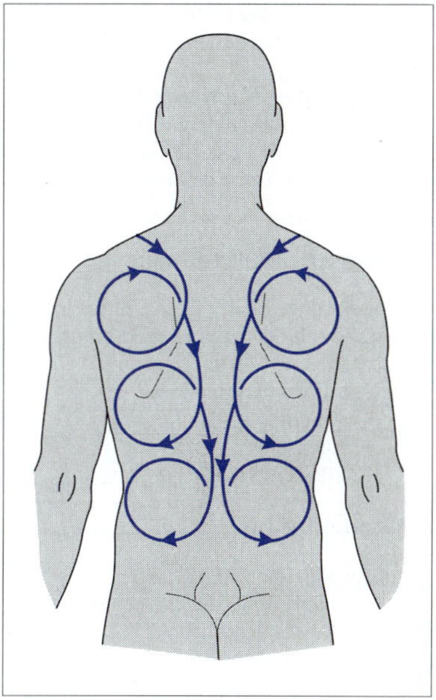

Abb. 9: Bei der „Atemstimulierenden Einreibung" wird die Handfläche als geschlossenes Ganzes mit unterschiedlichem Druck in der Exspirations- und Inspirationsphase in mehreren kreisenden Bewegungen neben der Wirbelsäule in Richtung Gesäß geführt.

- durch das Mundstück einatmen, die Oberkante des Kolbens zeigt das Inspirationsvolumen an,
- Mundstück freigeben, Luft ca. 2 Sek. anhalten und langsam ausatmen,
- nach 3–5 normalen Atemzügen die Übung wiederholen,
- Häufigkeit: bis zu 10 Übungen pro Stunde.

➤ Atemstimulierende Einreibung (ASE)
Ziel: Atemfrequenz an eine Normfrequenz adaptieren.
Methode: die Einreibung erfolgt zunächst im Rhythmus der Atemfrequenz des Patienten und wird langsam an eine Normfrequenz angeglichen:
- Durchführung im Bereich des Rückens oder vorderen Brustkorbs,
- im Sitzen, bei bettlägerigen Patienten in 135°-Seitenlage oder in 45°-Seitenlage (eine Lungenhälfte),
- als Einreibungsmittel eine W/Ö-Emulsion auftragen,
- die Handfläche (als geschlossenes Ganzes) wird in mehreren kreisenden Bewegungen rechts und links neben der Wirbelsäule Richtung Steiß geführt:
  - Exspiration: begonnen wird neben der Wirbelsäule, wobei die Handfläche (besonders der Daumen und Zeigefinger) mit Druck in einer leichten Außendrehung zum seitlichen Thorax geführt wird,
  - zu Beginn der Inspiration erfolgt das Schließen des Kreises ohne Druck Richtung Wirbelsäule;
- dieser Vorgang wird 5- bis 8 mal wiederholt und endet mit deutlichem Abstreichen vom Nacken bis zum Steiß.

Pneumonieprophylaxe

- Ausstreichen der Interkostalräume (ICR).
  Ziel: Lockerung des Thoraxgewebes, Atemvertiefung.
  Methode:
  - in Rücken-, Bauch- oder Seitenlage,
  - kräftiges Ausstreichen des ICR mit zwei Fingern von der Thoraxseite zum Sternum oder zur Wirbelsäule hin, wobei der Behandelnde auf der entgegengesetzten Steite steht, bei frischer Operationsnaht zur Narbe hin ausstreichen.

Hygienische Maßnahmen

- Regelmäßige Mundpflege und Soorprophylaxe (Cave: Pilzpneumonie).
- Hygienische Verhaltensregeln einhalten, um Kontaminationen zu vermeiden:
  - Kreuzinfektionen,
  - Kontaktkontamination:
    - Patient,
    - Arzt,
    - Pflegepersonal.

Dokumentation

- Pflegeplan und -bericht:
  - Pflegeplanung nach Pflegeprozeß,
  - aktueller Pflegezustand,
  - Beurteilung der Wirkung der Pflege hinsichtlich anzustrebender Pflegeziele.

Durch die Intubation oder Tracheotomie ist die Funktion des oberen Respirationstraktes ausgeschaltet.
Beeinträchtigt sind:
- Expektoration von Tracheobronchialsekret (der Tubus hat keine mukoziliaren Funktionen),
- Reinigung, Anfeuchtung, Erwärmung der Atemwege.

Ziel der Pflege des intubierten Patienten

- Ersatz fehlender Schutzreflexe (z.B. Abhusten von Sekret).
- Vermeidung weiterer Schäden (z.B. Druckulzera der Trachealschleimhaut).
- Vermeidung weiterer Einschleppung von Bakterien.
- Ersatz der ausgeschalteten Funktionen des Nasen-Rachen-Raumes durch Erwärmung und Anfeuchtung.

Endotracheales Absaugen

Sekret sollte nur so häufig wie nötig und so selten wie möglich abgesaugt werden.

Vorbereitung des Patienten

- Information des Patienten.
- Beobachtung des Patienten.
- Notfallmedikamente sollen unmittelbar zugänglich sein.
- Magensaftableitung gewährleisten, Aspiration vermeiden, wenn möglich Oberkörperhochlagerung.
- Händedesinfektion.
- Präoxygenierung mit 100% Sauerstoff über ca. 3 Min.
- PEEP über 5 mbar in 2,5-mbar-Schritten reduzieren (bei offenem System).
- Ggf. gleichzeitig Tiggerschwelle reduzieren.

Material

- Offenes System:
  - unsterile Handschuhe,
  - steriler Handschuh,
  - steriler Einmalabsaugkatheter,
    z.B. Aeroflo-Katheter (Abb. 10, S. 54): seitliche Öffnung und aufgewulsteter Rand (Gefahr der Schleimhautläsion durch Festsaugen ist reduziert).
- Geschlossenes System:
  - z.B. TRACH-CARE-Absaugsystem:
    - Absaugkatheter in einer sterilen Katheterschutzhülle, der permanent über ein T-Stück mit dem Tubus konnektiert ist,
    - im T-Stück befindet sich eine Verschlußvorrichtung, die den Katheter nach Absaugen reinigt und trocknet,
    - Möglichkeit für Spülungen über den Spülansatz am T-Stück (muß sich auf der Oberseite des T-Stückes befinden) zur Reinigung der Katheterspitze bzw. des Innenlumens und bei Bronchiallavage,

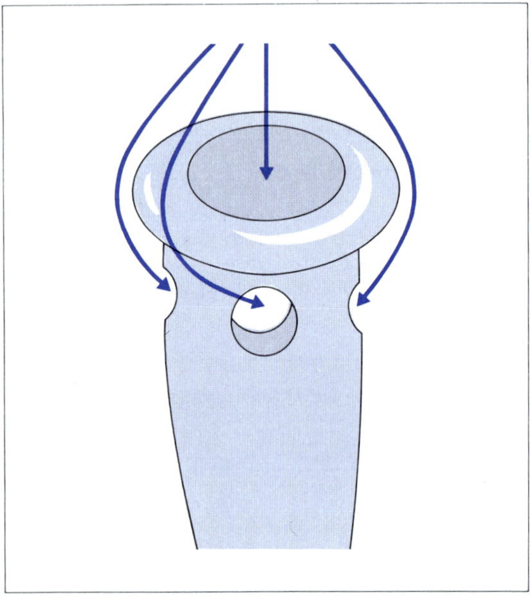

Abb. 10: Schematische Darstellung des Luftstromes an der Katheterspitze des Aeroflo-Katheters. Ein Luftpolster verhindert das Ansaugen der Trachealschleimhaut (Fa. Argyle, St. Louis, USA; Vertrieb in Deutschland: Sherwood medical, Sulzbach).

- Saugdruckkontrolle über ein Kontrollventil am Katheterende (durch Heben und Drehen des Ventils wird die „Ein"- und „Aus"-Position erreicht),
- Wechsel alle 24 Stunden;

– Stethoskop.

Durchführung

Mindestens 1 mal pro Schicht.

➤ Überprüfung der Absauganlage (Beschränkung des max. Sog bei Erwachsenen auf 1,0 der Skala des Sogmanometers).

➤ Offenes System:
- Dauer des Absaugvorganges nicht über 15 Sek.,
- Absaugvorgang (wenn möglich mit 2 Personen zur leichteren sterilen Durchführung),
- 1 Paar unsterile Handschuhe zum Selbstschutz,
  steriler Handschuh über der katheterführenden Hand,
- Katheter je nach Konstruktion mit (Aeroflo) oder ohne Sog einführen,
- Katheter unter Drehbewegungen zurückziehen

- Katheter nur einmal verwenden; in den benutzten sterilen Handschuh einziehen und abwerfen,
- Beatmungsparameter in die Ausgangsposition zurückstellen und Auskultation der Lunge,
- Lavage:
  - nur wenn der Tubus durch inkrustiertes Sekret verlegt wird bzw. nicht mehr durchgängig ist (keine routinemäßige Lavage),
  - Spülung mit sterilem NaCl 0,9% aus steriler Einmalspritze und Adapter unmittelbar vor Einführen des Katheters.

➤ Geschlossenes System (Abb. 11, S. 56):
- Dauer des Absaugvorganges nicht über 15 Sek.,
- Kontrollventil in „Ein"-Position,
- T-Stück während des Absaugvorganges mit einer Hand halten,
- mit der anderen Hand den Absaugkatheter durch die Schutzhülle vorschieben,
- während der Exspirationsphase absaugen,
- unter Sog (Drücken des Ventils) bis zur schwarzen Markierung an der Katheterspitze zurückziehen,
- Spülflüssigkeit z. B. NaCl 0,9% in Spülansatz instillieren und saugen,
- Lavage:
  - bei eingeführtem Katheter im Endotrachealtubus über den Spülansatz,
  - Spülung mit sterilem NaCl 0,9% aus steriler Einmalspritze.

Dokumentation

➤ Tageskurve.

➤ Pflegeplan und -bericht.
- Häufigkeit des endotrachealen Absaugens,
- Schwierigkeiten beim Absaugvorgang,
- Beschaffenheit des Trachealsekrets.

Bronchialtoilette

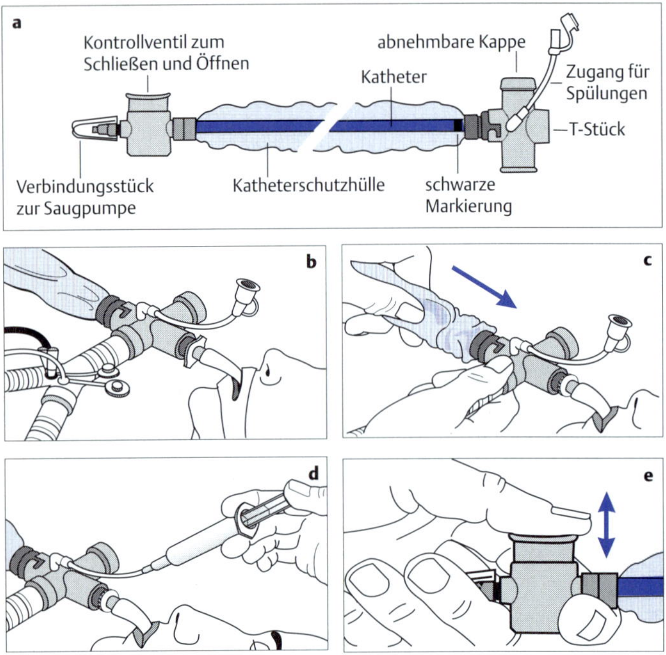

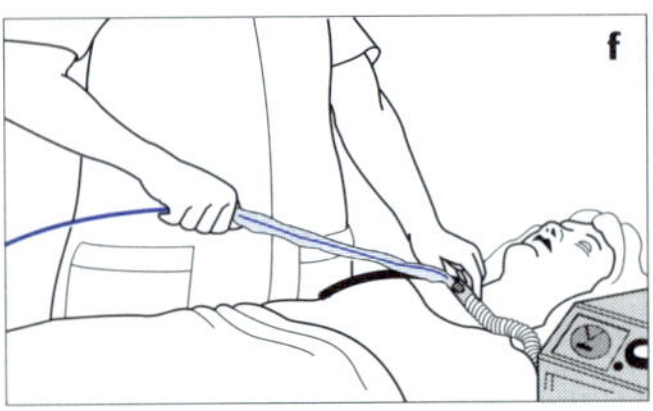

Abb. 11 a) Die Hauptbestandteile des TRACH CARE.

b) Beigefügtes Schlauchstück auf T-Stück stecken und mit dem Stück des Beatmungsschlauchs konnektieren. Spülansatz muß geschlossen sein und sich auf der Oberseite des T-Stückes befinden. T-Stück mit Endotrachealtubus verbinden.

c) T-Stück mit einer Hand halten. Mit Daumen und Zeigefinger der anderen Hand den Absaugkatheter 10 12,5 cm in den Endotrachealtubus einführen.

d) Falls Bronchiallavage erforderlich ist, wird die Spülflüssigkeit durch den Spülansatz instilliert. Während des Spülvorganges darf nicht abgesaugt werden.

e) Absaugkatheter bis zur gewünschten Tiefe vorschieben. Absaugen erfolgt durch Drücken des Kontrollventils.

f) T-Stück weiterhin festhalten. Absaugkatheter vorsichtig zurückziehen, bis schwarze Markierung auf dem Katheter sich außerhalb des T-Stückes befindet. Nach dem Absaugvorgang ist eine Spülung des Katheters erforderlich. Dazu wird das Kontrollventil gedrückt und Spülflüssigkeit langsam in den Spülansatz instilliert. Kontrollventil muß während des Spülens gedrückt bleiben. (Abb. 11 a-f nach Produktinformation Fa. Kendall.)

Ziel

- Verhinderung einer Thrombusbildung.
- Förderung des venösen Blutrückflusses.
- Stützung des verminderten Muskel- und Gefäßtonus.

Pflegemaßnahmen

- **Anti-Thrombose-Strümpfe (ATS):**
  - Ziel:
    - von distal nach proximal kontinuierlich abfallende elastische Kompression der Beine,
    - Erhöhung der Blutströmungsgeschwindigkeit zum Herzen bis 100% durch Verkleinerung des Lumen der Beinvenen.
  - Arten:
    - Liegestrümpfe (Druckwerte um 18 mmHg),
    - Mobilisationsstrümpfe (Druckwerte um 22 – 24 mmHg).
  - Durchführung:
    - exaktes Abmessen der Beine mit einem Maßband (s. Hersteller), z. B. bei Comprinet S-ATS richtet sich das individuelle Maß nach der Weite des größtgemessenen Wadenumfanges und der Beinlänge (von der Ferse bis zur Gesäßfalte),
    - Anlegen der ATS im Liegen, nur bei entstauten Beinen (gleichmäßige Druckentfaltung auf die Venen),
    - kontinuierliches Tragen der ATS, da die Venenkompression (Druckwerte um 18 mmHg) auf den liegenden Patienten abgestimmt ist,
    - ATS wechseln alle zwei bis drei Tage
    - Weglassen der ATS frühestens ab dem 5. bis 6. Tag nach Mobilisationsbeginn.
  - Beobachtung:
    - Hautveränderungen auf thrombotisches Geschehen (Rötung, Erwärmung, Schwellung) und zu enge ATS (Schnürringe und Stauungen),
    - Austrocknung der Haut durch ATS,
    - bei arteriellen Durchblutungsstörungen Anlegen der ATS nur nach Absprache mit dem Arzt.
- **Abgestufter Kompressionsverband**:
  - Ziel:
    - Beinvenenkompression bei abnormen Beinmaßen,
    - Erhöhung der Strömungsgeschwindigkeit bis zu 100%,
  - Durchführung:
    - elastische Binden:
      Fuß, 6 – 8 cm breit,
      Unterschenkel, 8 – 10 cm breit,
      Oberschenkel, 10 – 12 cm breit;
    - Wickeln nur im Liegen bei entstauten Venen und mit abnehmendem Druck zum Oberschenkel hin,
    - Erneuerung alle 12 Stunden.
  - Beobachtung:
    - Kontrolle nach Anlegen auf Stauung oder arterielle Minderdurchblutung,
    - Hautveränderungen wie Druckstellen und Ödeme.

Thromboseprophylaxe

- **Passive und aktive Gymnastik:**
  - Ziel
    - Aktivierung der Muskelpumpe,
    - kurzzeitige maximale Entleerung der Venen von stehendem Blut (Strömungsbeschleunigung).
  - Durchführung (in Kooperation mit der Krankengymnastik):
    - alle 4–6 Std. im Liegen,
    - kurze 50–90°-Hochlagerung der Beine,
    - Pedaltreten: Anziehen und Strecken des Fußes gegen Widerstand,
    - Fahrradfahren und Fußkreisen mit angehobenen Beinen.
- Frühmobilisation:
  - Ziel:
    - Kreislaufverstärkung,
    - Aktivierung der Muskeln,
    - Erhöhung der Strömungsgeschwindigkeit.
- Durchführung: ständiges Bewegen der Beine, langes Stehen und Sitzen (führt zu Abflußstörungen) vermeiden.

Dokumentation

- Pflegeplan und -bericht:
  - Pflegeplanung nach Pflegeprozeß,
  - aktueller Pflegezustand,
  - Beurteilung der Wirkung der Pflege hinsichtlich anszustrebender Pflegeziele.

Ziel

- Förderung des gesunden Hautstoffwechsels.
- Aufrechterhaltung einer intakten Haut.
  In der Regel beträgt der mittlere Blutdruck der Arteriolen in der Haut 25–35 mmHg.

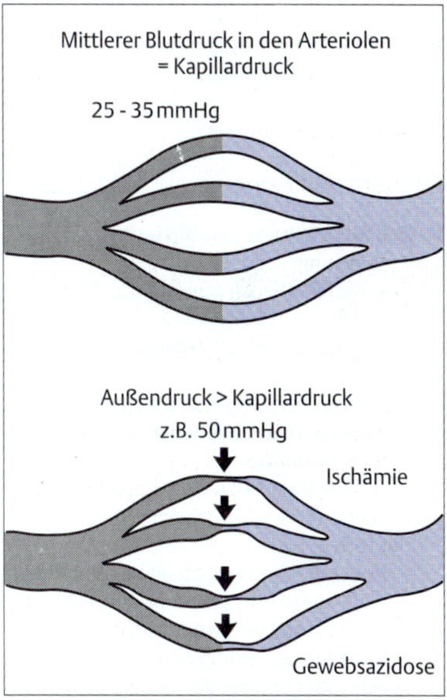

Abb. 12: Schematische Darstellung des Perfusionsdrucks in den Kapillaren und die Veränderung durch einen hohen Auflagedruck (nach Rentmeister u. Ullrich).

Bei lang andauernder Druckbelastung (> als 2 Std.) und somit entstehender Sauerstoffunterversorgung des Gewebes tritt der Zelltod ein. Je härter die Unterlage, je länger die Liegedauer und je kleiner die Auflagefläche, desto größer die Mikrozirkulationsstörungen und die Gefahr eines Dekubitus.

- Stark druckgefährdete Bezirke (wenig Unterhautfettgewebe):

Rückenlage
- Hinterkopf,
- 7. Halswirbel,
- Schulterblatt,
- Brust- und Lendenwirbel,
- Kreuz- und Steißbein,
- Ansatz der Achillessehne,
- Fersen.

Seitenlage 90°
- Ohrmuschel,
- Ellenbogen,
- Trochanter major,
- Knie,
- Fußknöchel.

Dekubitusprophylaxe

Begünstigende Faktoren für die Entstehung

- Immobilität.
- Neurologische Störungen.
- Analgesie.
- Schock und Zentralisation.
- Reduzierter Ernährungszustand.
- Stoffwechselstörungen.
- Erhöhte Temperatur.
- Trockene, rissige Haut.
- Ödeme.
- Inkontinenz.

Pflegemaßnahmen

- **Druckentlastung/Mobilisation**: s. Kap. Lagerung
  - Lagerung:
    - schematische zweistündliche Lagerungswechsel bei gefährdeten Patienten,
    - vorzugsweise Wechsel von Halbseitenlage 30°, Rückenlage und Seiten-Bauchlage 135°,
    - Weichlagern unter Einsatz von Lagerungshilfen und Liegesystemen.
- Krankengymnastik: passive und aktive Bewegungsübungen.
- Frühmobilisation:
  - selbständiges Bewegen im Bett fördern,
  - schrittweises Vorgehen beim Aufstehen.
- Hautpflege:
  - Kontrolle der Haut an den exponierten Körperstellen.
  - Angepaßte Körper- und Hautpflege (s. Kap. Körperpflege):
    - Hautfunktion unterstützen,
    - Feuchtigkeit und Inkontinenz vermeiden.
  - Hautpflegemittel der Wahl an exponierten Körperstellen, z. B. PC 30 V.

Wirkung und Inhaltsstoffe des Pflegemittels

- **PC 30 V:**
  - Roßkastanienextrakt mit Escin: exsudations- und ödemhemmend,
  - Dexpanthenol: Vitamin, Regeneration des Epithels, Geschmeidigkeit der Haut,
  - Kamillenextrakt: antiphlogistisch, antibakteriell, Anregung des Harnstoffwechsels,
  - Butandiol: 2wertiger Alkohol (trocknet nicht aus)
  - Allantoin: fördert die Zellregenation, positiven Einfluß auf die Hautfeuchtigkeit, Anwendung mindestens 8- bis 12stündlich.

Tabelle 2 Nichtgeeignete Arzneimittel zur Dekubitusprophylaxe

Arzneimittelgruppe	Präparate (Beispiele)	Wirkung
Hyperämisierende Arzneimittel	– Erkältungssalben – Campher 10% – Rheumasalben – Campheröl	– häufig allergische Reaktionen – Hyperämie zur Dekubitusprophylaxe kontraindiziert
Alkoholische Einreibungen	– Fichtennadel – Dekubituswasser – Campher – Propanol – Franzbranntwein	– Hyperämie kontraindiziert – Austrocknung der Haut – Schädigung der Hautflora
Gerbstoffhaltige Mittel und Farbstoffe	– Dekubitussalbe – Gerbstofflösungen – Brillantgrün – Pyoktaninlösungen	– Schädigung der Hautflora – Elastizitätsverlust der Oberhaut
Desinfektionsmittel	– Ethacridinlactatlösung 0,1% – Chlorhexidinlösung – 8-Hydroxychinolinlösung	– Schädigung der Hautflora – allergische Reaktionen
Quecksilberhaltige Mittel	– Merbrominlösung	– hohe Quecksilbertoxizität
Pasten	– Lebertran-Zink-Paste – weiche Zinkpaste	– Zinkoxid trocknet die Haut aus – keine Wirkung auf intakter Haut

Dokumentation

➤ Pflegeplan und -bericht:
  - Pflegeplanung nach Pflegeprozeß,
  - aktueller Pflegezustand,
  - Beurteilung der Wirkung der Pflege hinsichtlich anzustrebender Pflegeziele.

Kontrakturprophylaxe

Ziel

- Erhaltung der physiologischen Gelenkmittelstellung.
- Vermeiden von Bänder- und Muskelverkürzungen.

Pflegemaßnahmen

- Lagerung: innerhalb eines Lagerungsschemas wechselnde Position der Extremitäten:
  - Ruhe- und Funktionsstellung,
  - Dehnlagerung
    (s. unter Lagerung).
- Krankengymnastik: passive und aktive Bewegungsübungen.
- Frühmobilisation:
  - selbständiges Bewegen der Extremitäten im Bett,
  - schrittweises Vorgehen beim Aufstehen.

Kontraindikationen

- Massives Hirnödem (auf Hirndruck achten)
- Instabile Rippenserienfraktur.
- Wirbelsäulenverletzung.
- Akute Herz-Kreislauf-Störungen.

Dokumentation

- Pflegeplan und -bericht:
  - Pflegeplanung nach Pflegeprozeß,
  - aktueller Pflegezustand,
  - Beurteilung der Wirkung der Pflege hinsichtlich anzustrebender Pflegeziele.

Definition

- Interaktion durch Berührung und Bewegung in der Krankenpflege aus dem Griechischen:
  Kinesis = Bewegung,
  aisthesis = Empfindung.
- Professionelles Bewegen und Berühren in der Krankenpflege.
- Hilfe zur Selbsthilfe: die Pflegekraft führt gemeinsam mit dem Patienten Tätigkeiten aus, die dieser nicht mehr allein ausführen kann.

Ziel

- Erhaltung der natürlichen Körperfunktionen.
- Gesundheitserhaltung und -entwicklung des Patienten und der Pflegekraft.

Massen und Zwischenräume

- Masse:
  - Kopf, Brustkorb, Becken, Arme, Beine,
  - stabil, kompakt,
  - massige knöchernde Struktur, die in sich nicht beweglich ist;

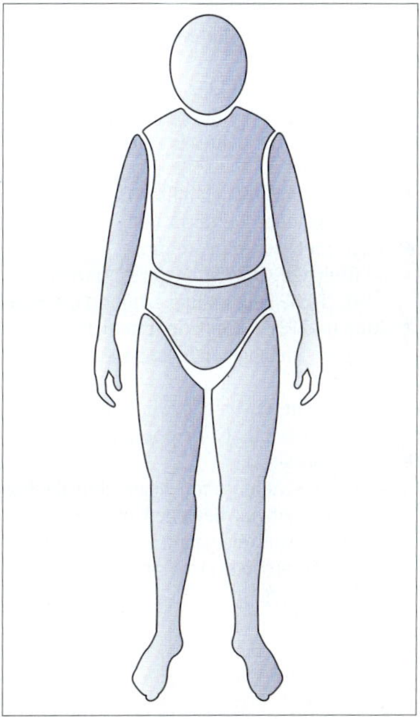

Abb. 13: Darstellung des menschlichen Körpers nach dem Prinzip der Unterteilung in kompakte Massen und bewegliche Zwischenräume.

- Zwischenraum
  - Hals, Taille, Hüftgelenke, Schultergelenke,
  - flexibel, beweglich,
  - durch den Zwischenraum werden Massen verbunden,
  - die Bahn, die das Gewicht von einer Masse zur anderen verlagert,
  - macht die Bewegung des Körpers erst möglich.

➤ Festhalten und Halten in den Zwischenräumen:
- blockiert die Bewegung,
- verbindet mehrere Massen zu einem schweren Block,
- der größte Teil des Gewichts fällt auf die Pflegekraft, der Patient ist unbeweglich, schwer und hilflos,
- gegenseitige Anpassung an die gemeinsame Bewegung ist nicht möglich.

➤ Führen und Bewegen durch Kontakt an den Massen:
- fördert Bewegung entsprechend der natürlichen Funktion des Körpers,
- Gewicht des Patienten bleibt auf seinem Skelett und kann sich verlagern (Gewichtsverlagerung, Gleichgewicht),
- verbliebene Bewegungsfähigkeit des Patienten kann von diesem genutzt und gefördert werden,
- kräfteschonendes und haltungsförderndes Arbeiten und Unterstützen durch Verlagern und Bewegen einer Masse nach der anderen.

Verhaltenshinweise für pflegerische Maßnahmen

➤ Möglichst wenig Beteiligte an der Pflegemaßnahme, damit diese klar und eindeutig bleibt.

➤ Berücksichtigung der individuellen Zeit, des Bewegungsraums und des Kraftaufwandes in der Bewegung mit dem Patienten.

➤ Heben des Gewichtes vermeiden; die einzelnen Massen rollen, drücken, schieben, ziehen.

➤ Die Beine beweglich halten mit gebeugten Knien, so daß das Gewicht zum Boden abgeleitet werden kann.

➤ Asymmetrische Fußstellung:
- Gleichgewicht ist besser zu finden,
- statische Fußstellung erhöht die Muskelanspannung.

➤ Knie und Füße des Patienten nicht blockieren:
- keine Gleichgewichtsanpassung möglich, was zur Bewegungseinschränkung führt,
- Gewicht wird nicht zum Boden geleitet, somit höhere Anspannung und großes Gewicht auf die oberen Massen.

➤ Handkontakt:
- in Zwischenräumen vermeiden, da Bewegungseinschränkung,
- gleichzeitiges Bewegen mehrerer Massen vermeiden, da hoher Kraftaufwand, Muskelanspannung und Gefahr für die Wirbelsäule,
- asymmetrische Handstellung an den Massen ermöglicht mehrdimensionale Bewegung.

Ziel

- Prophylaxen:
  - Dekubitus,
  - Kontraktur,
  - Thrombose,
  - Pneumonie (Lagerungsdrainage).
- Training und Aufbau der Muskulatur.
- Kreislauftraining.
- Hautstoffwechsel erhalten bzw. fördern.
- Wohlbefinden des Patienten steigern.

Lagerungsarten / Mobilisation

- Umlagern
  - schematischer Lagerungswechsel zweistündlich,
  - individuellen Zustand des Patienten berücksichtigen.
- Weichlagern: je größer und weicher die Auflagefläche, desto geringer ist der Auflagedruck.
- Hohllagern: der gefährdete Bezirk wird absolut druckentlastet:
  - massiver Druck auf die aufliegenden Flächen,
  - hohe Komplikationsrate bei zirkulärer Hohllagerung.
- Frühmobilisation:
  - Krankengymnastik,
  - passive und aktive Bewegungsübungen,
  - selbständiges Bewegen der Extremitäten im Bett,
  - schrittweises Vorgehen beim Aufstehen:
    - Bettkante,
    - Sessel,
    - Stehen, Gehen mit Unterstützung / selbständig.

Vorbereitung

- Auswahl der Lagerungsmöglichkeiten.
- Entscheidung über Lagerungsmaterialien.
- Bereitstellen aller Hilfsmittel.
- Organisation der zusätzlich benötigten Pflegekräfte.
- Information des Patienten:
  - Maßnahmen erklären,
  - Toleranz der Lagerung.
- Sicherung aller notwendigen intravasalen Zugänge, Sonden, Drainagen.

Lagerungsmöglichkeiten

- Rückenlage:
  - Flachlagerung,
  - Oberkörperhochlage 30° und 45° (OK).
- Halbseitenlage 30° (SL).
- Seit-Bauchlage 135°.
- Bauchlage (BL).
- Cardiaclage
- Bobath-Lagerung.

Lagerung

Lagerungshilfen

- Wabenmatratze.
- Luftmatratze.
- Low-Air-Loss-Systeme.
- Rotorest.
- Air-Fluidised-System.
- Kriterien zur Auswahl von Lagerungshilfen:
  - Wirkung/Nebenwirkung des Materials,
  - Arbeitserleichterung – Arbeitserschwernis,
  - Handhabung des Materials,
  - Einschränkung der Anwendungsmöglichkeiten,
  - Entsorgung und Aufbereitung,
  - Wohlbefinden des Patienten.
  - Preis-Leistungs - Verhältnis.

Dokumentation

- Tagesverlaufskurve.
- Pflegeplan und -bericht
  - Pflegeplanung nach Pflegeprozeß,
  - aktueller Pflegezustand, Muskeltonus und Gelenkbeweglichkeit,
  - Beurteilung der Wirkung der Pflege hinsichtlich anzustrebender Pflegeziele.

Halbseiten-/Rückenlage

Tabelle 3 Allgemeine Besonderheiten, Fehler und Gefahren bei der Rücken- und Halbseitenlagerung

Körperteil	Lagerung/ Besonderheiten	Fehler	Gefahren
Kopf	– leicht erhöht	– zu flach	– verhindert Sekretabfluß → Sekretstau
	– gleiche Ebene zur Wirbelsäule Cave: Wirbelsäulenverletzungen	– überstreckt	– Druckschäden an der Trachealwand (Perforation)
		– seitlich abgeknickt	– venöse Abflußbehinderung Cave: Hirndruckanstieg
	– Lagern von Trachealkanüle/Endotrachealtubus	– Abknicken von Trachealkanüle/Endotrachealtubus	– keine Luftzufuhr
		– unvorsichtige oder abrupte Bewegung an der Trachealkanüle/Endotrachealtubus	– Extubation

Tabelle 3 (Fortsetzung)

Körperteil	Lagerung/ Besonderheiten	Fehler	Gefahren
Arme	– venösen Rückfluß fördern (hochlagern)	– zu flach gelagert	– Handrückenödeme
	– Ellenbogen weichlagern	– zu harte Unterlage	– Druckstelle/Nervenschädigung (N. ulnaris)
	– Gelenk in Ruhe-/ oder Funktionsstellung (im Wechsel und im Rahmen der physiologischen Mittelstellung)	– überstreckt	– Kontraktur
Hände	– häufiges Schließen und Öffnen der Hände	– Behandlung durch Handrolle	– Kontraktur
	– bei Patienten mit hohem Querschnitt Handrolle	– Fingerspreizer	– Hand nicht in Funktionsstellung
Rumpf	– schematischer Lagerungswechsel	– fehlender Plan	– Dekubitus
Beine	– Hochlagern	– zu tief	– venöse Rückflußstauung
	– Gelenk in Ruhe-/ oder Funktionsstellung (im Wechsel und im Rahmen der physiologischen Mittelstellung)	– zu überstreckt	– Überdehnung von Bändern/Sehnen Nervenschädigung
	– Schienenlagerung	– schlechte Polsterung	– Nervenschädigung (N. peroneus)

Lagerung

Tabelle 3 (Fortsetzung)

Körperteil	Lagerung/ Besonderheiten	Fehler	Gefahren
Füße	– im Winkel von 90° abstützen gegen Schaumstoff/abgepolstertes Fußbrett	– Fußbrett zu hart – Fußbrett zu weich – Fußbrett zu groß oder zu klein (Überstreckung/ Abknickung)	– Dekubitus – Spitzfuß – Nervenschädigung
	– bei Patienten mit Neigung zu Krampfanfällen	– abstützen	– Krampfanfälle
Hoden	– Hochlagern auf Symphysenniveau	– fehlendes oder zu niedriges Hodenkissen	– Hodenentzündung

Bauchlage

Tabelle 4 Spezielle Besonderheiten, Fehler und Gefahren bei der Bauchlagerung

Körperteil	Lagerung/ Besonderheiten	Fehler	Gefahren
Kopf	– Freilagern/Druckentlastung von Augenlidern, Nasenrücken, Kinn	– harte Unterlage	– Dekubitus: Augenlider, Nasenrücken und Kinn
	– Stirn	– harte Unterlage	– Dekubitus: Stirn Cave: Zungenbiß
Arme	– Lagern unter Wirbelsäulenniveau	– zu hoch gelagert	– Überstreckung von Muskeln/Bänder im Schultergelenk
Rumpf	– Weichlagern der Brust	– harte Unterlage	– Dekubitus
	– Freilagern des Abdomens	– Unterlage	– Druck auf Abdomen → Zwerchfellhochstand
Hoden	– Freilagern von Hoden	– Unterlage	– Dekubitus

Tabelle 4 (Fortsetzung)

Körperteil	Lagerung/ Besonderheiten	Fehler	Gefahren
Beine	– abgewinkelt unter Wirbelsäulenniveau	– zu harte Unterlag – überstreckt	– Dekubitus – Überdehnung/ Kontraktur
Füße	– Hochlagern im Fußgelenk	– überstreckt	– Überdehnung/Nervenschädigung/ Kontraktur

Bauchlage 135°

Besonders zu beachten sind Beckenkamm (Dekubitus) und Schultergelenk (Dekubitus und Nervenschädigung) der aufliegenden Seite.

Bobath-Lagerung

Ziel

- Hemmung pathologischer Muster bei Hemiplegie
- Regulierung des Muskeltonus durch Retraktion der Beugetendenz von Arm und Hand sowie der Streckkomponente des Beins.

Tabelle 5 Spezielle Besonderheiten, Fehler und Gefahren bei der Bobath-Lagerung

Körperteil	Lagerung auf der hemiplegischen Seite	Lagerung auf der gesunden Seite	Lagerung auf dem Rücken
Kopf	– weich, bequem	– in Mittelstellung	– unterstützt
Arm	– betroffenen Arm über 90° abduzieren und gestreckt hochlagern	– betroffenen Arm über 90° abduzieren und gestreckt hochlagern	– Mittelstellung und leichte Dorsalextension der Hand
	– Handfläche nach oben	– Handfläche nach unten	– Handfläche nach unten
	– Herausziehen (Protraktion) der betroffenen Schulter	– Hinausziehen (Protraktion) der betroffenen Schulter – gesunde Schulter nicht vorziehen	– Herausziehen der Schulter
Rumpf	– Becken- und Schultergürtel liegen parallel zur Bettkante (ca. 90° SL)	– Becken- und Schultergürtel liegen parallel zur Bettkante (zw. 90°–135° SL)	– gerade Achse im Bett – unter der betroffenen Seite von der LWS bis zum Knie ein Kissen legen
betroffenes Bein	– Hüftstreckung in Verlängerung des Rumpfes – Becken leicht zurückdrehen – Knie leicht beugen	– leichte Beugung im Hüftgelenk – Kniebeugung mit 90° – Fuß in Mittelstellung – Knie und Fuß auf ein Kissen legen	– leichtes Beugen und Abduzieren des Hüftgelenkes – leichte Beugung des Knies
gesundes Bein	– Lagerung in Hüft- und Kniebeugung	– gestreckt in Rumpfverlängerung	– wie betroffene Seite

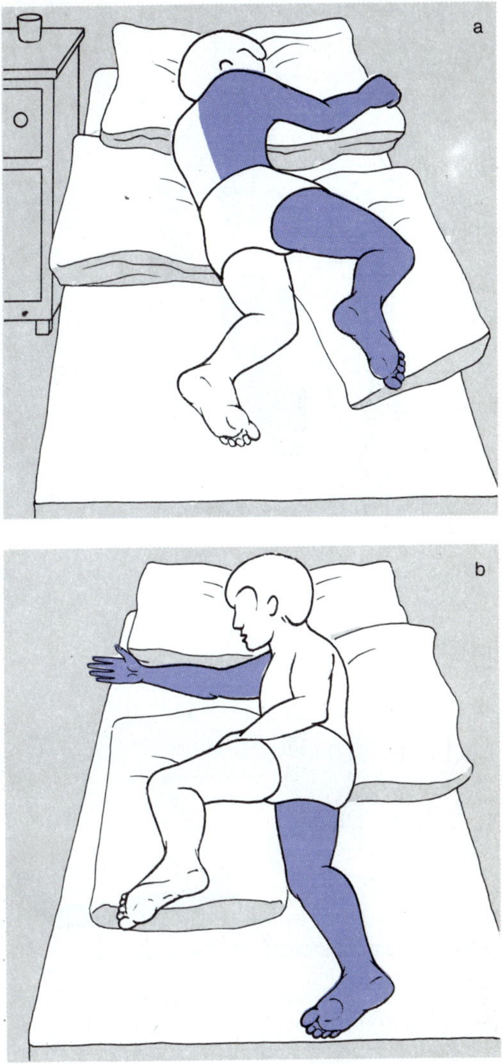

Abb. 14 a-d Lagerung des hemiplegischen Patienten (die betroffene Seite ist schraffiert) (aus Lawin, P.: Praxis der Intensivbehandlung, Thieme 94)
a) Lagerung auf der nicht betroffenen Seite.
b) Lagerung auf der betroffenen Seite.

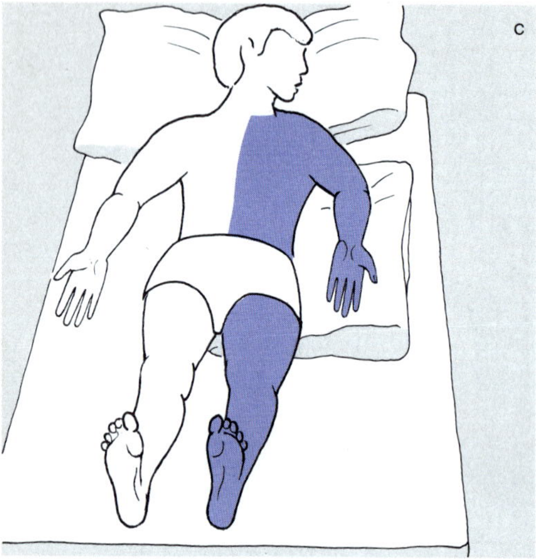

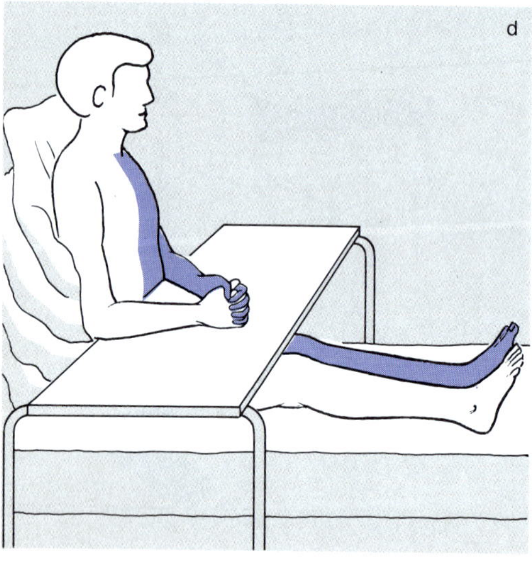

c) Rückenlage.
d) Sitzende Position

Indikation

- Hilfe bei dekubitusgefährdeten Patienten.

Material

- Schaumstoffe in Quaderform (preisgünstig).

Wirkungsmechanismus

- Wabenförmige Oberfläche reduziert Reibung und Druck, da alle aufliegenden Körperregionen Kontakt mit der Liegefläche haben.
- Druckverteilung auf eine große Fläche.
- Antiallergisch, antistatisch, große Reißfestigkeit.
- Feuchtigkeitsabsorption.

Gefahren

- Fest eingespannte Bettlaken und Unterlagen heben die Wirkung der Matratze auf:
  - Laken frei überhängen lassen,
  - weiche Unterlage benutzen

Entsorgung und Aufbereitung

- Leicht zu reinigen: Waschen, Kochen, Desinfektion.

Dokumentation

- Pflegeplan und -bericht:
  - Pflegeplanung nach Pflegeprozeß
  - Beurteilung der Wirkung des Einsatzes hinsichtlich anzustrebender Pflegeziele.

Lagerungshilfen – Luftmatratze

Indikation

- Dekubitusgefährdete Patienten.
- Hilfe bei Patientenlagerung in strenger waagrechter Rückenlage (z.B. Wirbelsäulenverletzungen).

Material

- Kunststoff – Plastik, z.B. Sof-care, Lotus-Du-Care.

Wirkungsmechanismus

- Luftgefülltes geschlossenes System, bestehend aus unteren und oberen kuppelförmigen Luftkammern (Luftfüllung mittels Spezialgebläse):
  - reduziert den Auflagedruck durch großen Oberflächenkontakt des Körper → Druckverteilung,
  - relativ gute Anpassung an verschiedene Lagerungsarten.
- Luftleer innerhalb weniger Sekunden, z.B. bei Reanimation Ventilöffnung → Luftablaßventil an der linken Fußseite plazieren.

Nachteil

- Schnelle Perforation der Matratze durch spitze Gegenstände (z.B. Kanülen) und an Schweißnähten.
- Ventildefekte.
- Hoher Preis.

Gefahren

- Keine Feuchtigkeitsabsorption.
- Relative Temperaturstauung → feuchte Kammer.

Entsorgung und Aufbereitung

- Leicht zu desinfizieren durch Wischdesinfektion.

Dokumentation

- Pflegeplan und -bericht:
  - Pflegeplanung nach Pflegeprozeß,
  - Beurteilung der Wirkung des Einsatzes hinsichtlich anzustrebender Pflegeziele.

Beispiel

- KinAir III (Alternativ: Monarch, Clinitron, Low-Flow-Therapie.

Indikation

- Dekubitusgefährdete Patienten und Patienten mit bestehendem Dekubitus.

Material

- Luftkissenbett aus Nylon mit Polyurethanbeschichtung.

Wirkungsmechanismus

- Luftkissen:
  - Luftkissen lassen sich für Kopf, Rumpf, Gesäß, Ober- und Unterschenkel variabel füllen (optimale Druckeinstellung durch Firmenpersonal).
  - Überprüfung des Abstandes Patient/Bodenplatte:
    - darf 10–15 cm nicht unter- bzw. überschreiten,
    - mit Handkante zwischen den Kissen im Gesäßbereich an der Bodenplatte entlanggehen;
  - Temperierung des Luftstroms möglich,
  - Luftkissen sind wasserdicht und wasserdampfdurchlässig,
  - integrierter Akku ermöglicht eine maximale Luftstromversorgung der Kissen für 1,5 Stunden bei Transport oder Stromausfall.
- Lagerung/Mobilisation:
  - Patientenumlagerung zur Dekubitusprophylaxe entfällt nicht.
  - Verschiedene Lagerungsarten wie Trendelenburg-Lagerung und Cardiaclage möglich,
  - Höheneinstellung von Bettebene, Kopf- und Fußteil möglich,
  - Patientenmobilisation durch Ablassen der Luft im Gesäßbereich, (Seat-Deflate-Taste) und Höhenverstellbarkeit des Bettes möglich,
  - integrierte Seitengitter.
- Integriertes Waagesystem zur Überwachung des Patientengewichts.
- Bei Reanimation (externe Herzmassage) Ablassen der Luft innerhalb von Sekunden nach Betätigung des CPR-Hebels.

Nachteil

- Mobilisation aufwendiger als in herkömmlichen Patientenbetten.
- Transport nur mit erheblichem Aufwand durchführbar.
- Trockener, temperierter Luftstrom führt zur schnellen Austrocknung der Haut.
- Geräuschkulisse durch ständigen Luftstrom.

Entsorgung und Aufbereitung

- Durch Firmenpersonal.

Liegesysteme – Air-Fluidised-System

Beispiel

- Clinitron (Alternativ: FluidAirPlus).

Indikation

- Hilfe bei immobilen, stark dekubitusgefährdeten Patienten sowie Patienten mit Dekubitus.

Material

- Schwebeliegesystem mit Mikroglaskugelmedium unter einem Filtertuch.

Wirkungsmechanismus

- Durch ein Luftwirbelsystem werden die Mikroglaskugeln in einen Flüssigkeitsmodus gebracht, der sich der Körperform des Patienten anpaßt;
  - gleichmäßige Reduzierung des Auflagedrucks durch Druckverteilung,
  - Auflagedruck ca. 15 – 17 mmHg.
- Festmodus durch Abschalten der Luftzirkulation, z. B. zum Betten/Umlagern, pflegerische und ärztliche Maßnahmen, Reanimation.
- Absorption von Körperflüssigkeit durch Mikroglaskugelmedium (dringt durch das Filtertuch), gute Heilungstendenz bei Hautdefekten.
- Temperaturregelung von 28 – 34 °C.

Nachteil

- Durch Schwebelagerung bedingter Orientierungsverlust, da Körpergrenzen nicht mehr wahrgenommen werden (abhängig von Verweildauer).
- Lagerung:
  - bestimmte Lagerungsarten nicht möglich:
    - z. B. Cardiaclage, Kopftieflage,
    - nicht geeignet bei Wirbelsäulenverletzungen;
  - Schwierigkeiten bei:
    - Lagerung, z. B. Oberkörperhochlagerung,
    - Mobilisation.
- Haut:
  - Austrocknung der Haut durch trockenen Luftstrom,
  - keine Anwendung von Ölen.
- Wundpflege: häufige Kontrollen von Wunden und Wundverbänden bei gewünschter feuchter Wundbehandlung.

Entsorgung und Aufbereitung

- Durch Firmenpersonal.

Dokumentation

- Tageskurve
- Pflegeplan und -bericht:
  - Pflegeplanung nach Pflegeprozeß
  - Beurteilung der Wirkung des Einsatzes hinsichtlich anzustrebender Pflegeziele.

Liegesysteme – Kinetische Therapie

Definition

➤ Kontinuierliche Drehung um die Längsachse.

Ziel

➤ Vermeidung bzw. Verminderung der Immobilität:
- relativ gleichmäßige Belüftung und Durchblutung der Lunge,
- Sekretmobilisation.

Therapiesysteme

Rotorest,
Pulmonair,
Clinitron-Acucare-Therapie.

➤ **Rotorest**
- Indikation
  - Polytraumatisierte Patienten zur Stabilisierung multipler instabiler Frakturen, insbesondere Wirbelsäulen- und Beckenfrakturen und schwere pulmonale Störungen.
- Material:
  - Schaumstoffsegmente mit Kunststoffüberzug und harter Brettunterseite.
- Wirkungsmechanismus:
  - Schaumstoffsegmente:
    a) obere Schaumstoffsegmente werden einschließlich Kopf- und Schulterteil mit geringem Bewegungsspielraum an die Körperform des Patienten angepaßt
    b) Schaumstoffsegmente sind einzeln herausnehmbar und versetzbar.
  - Lagerung:
    a) kontinuierliche Rechts- und Linksschwenkung bis zu 62° möglich,
    b) Feststellung in Mittel-, Rechts- und Linkslage mit Handbedienung möglich,
    c) Trendelenburg-Lage und Beintieflage möglich.
  - Unterseite des Bettes ist unterteilt in Abschnitte mit Klappenprinzip. Das ermöglicht die Beurteilung der aufliegenden Rückseite des Patienten und die Durchführung von Pflegemaßnahmen.
- Nachteil
  - Hohe Auflagedrücke bei Feststellung des Bettes über einen längeren Zeitraum,
  - Körper- und Gewichtsgrenze bei adipösen und/oder über 2 m großen Patienten
  - Bei angelegtem Orthofix an Extremitäten ist die Absprache mit dem Unfallchirurgen notwendig bzgl. der Einstellung der angrenzenden Segmente (üben Druck auf den Orthofix aus),
  - die Inbetriebnahme des Ventilators am Fußende führt zu Keimverbreitung.

- Entsorgung und Aufbereitung durch Firmenpersonal.
- Dokumentation:
  - Tageskurve
  - Pflegeplan und -bericht:
    a) genaue Angabe der Drehwinkel,
    b) Beurteilung der Wirkung des Einsatzes hinsichtlich anzustrebender Pflegeziele.

➤ **Pulmonair**

- Indikation
  - Kinetische Therapie besonders für dekubitusgefährdete Patienten mit schweren pulmonalen Störungen.
- Material: Luftkissenbett aus Nylon mit Polyurethanbeschichtung.
- Wirkungsmechanismus:
  - Luftkissen:
    a) Luftkissenbett mit festgelegter Körperform und automatischer Drehbewegung des Patienten in Längsachse bis zu 40°,
    b) Luftkissen sind wasserdicht und wasserdampfdurchlässig.
  - Lagerung:
    a) variable Pausenzeiten in der Seitenlage,
    b) Drücke, Drehwinkel und Drehgeschwindigkeiten werden über den Computer eingegeben,
    c) Kopf- und Fußteil mit Handschalter verstellbar, Trendelenburg-Lagerung ist möglich.
  - Bei Reanimation Entlüften der Kissen innerhalb von Sekunden.
- Nachteil:
  - keine Umlagerung und Mobilisation des Patienten möglich,
  - erschwertes Weaning,
  - bedingt durch die Rotation → geringe Toleranz beim wachen Patienten,
  - kaum Halterungsmöglichkeiten für Sonden und Drainagen,
  - Transport nur mit erheblichem Aufwand durchführbar.
- Entsorgung und Aufbereitung:
  - Durch Firmenpersonal.
- Dokumentation:
  - Tageskurve
  - Pflegeplan und -bericht:
    a) genaue Angabe und Änderungen der Drehwinkel und -geschwindigkeiten,
    b) Beurteilung der Wirkung des Einsatzes hinsichtlich anzustrebender Pflegeziele.

Wundpflege – Allgemeines

Arten der Wundheilung

- Primär: nicht infizierter Wundverschluß über 8 Tage.
- Sekundär: infizierte Wunde mit klaffendem Wundspalt über Wochen bis Monate.

Prinzip der Wundversorgung

- Akzidentieller Defekt: traumatische Wunde, z. B. Unfall
  - ggf. Nahtverschluß, Verband,
  - wiederholter Verbandswechsel mindestens 1 mal täglich (Schutz vor sekundärer Kontamination).
- Elektiver Defekt – geplante Wunde, z. B. Operation:
  - Hautverschluß,
  - Verband,
  - offene Wundbehandlung nach 24 – 48 Std. bei primär heilender Wunde (physiologische Barriere ist aufgebaut).

Reihenfolge der Wundpflege

1. Aseptische Wunde (z. B. Totalendoprothese),
2. bedingt aseptische Wunde (z. B. Magenresektion),
3. kontaminierte Wunde (z.b. Unfallverletzung),
4. septische Wunde (z. B. Abzeß).

Überwachung

- Inspektion der Wunde (Rötung, Schwellung, Adaption der Wundränder, Sekretion, Hämatom, Serom).
- Geruch.
- Temperatur.
- Nekrose.

Komplikationen

- Infektion der Wunde.
- Abszeß.
- Generalisation.
- Sepsis.
- Gasbrand.

Material

- Unsteril:
  - Einmalhandschuhe,
  - NaCl 0,9%,
  - ggf. Wasserstoffperoxid,
  - PVP-Jod-Schleimhautlösung,
  - Abwurfschale
- Steril:
  - Handschuhe,
  - Kompressen,
  - Pinzette, Klemme,
  - ggf. Besteck zur Fadenentfernung.

Vorbereitung des Patienten

- Information

Durchführung

Mindestens 1 mal täglich unter sterilen Kautelen:
- Händedesinfektion.
- Reinigung:
  - aseptische Wunde von innen nach außen,
  - septische Wunde von außen nach innen,
  - stark verkrustete Wundränder mit Wasserstoffperoxid reinigen, anschließend mit NaCl 0,9% nachspülen.
- Desinfizieren mit PVP-Jod-Schleimhautlösung.
- Ggf. Fäden entfernen.
- Entsorgung der Materialien.

Dokumentation

- Pflegeplan und -bericht:
  - Lokalisation,
  - Art der Wundpflege,
  - Beurteilung.

Wundpflege – Wundverband

Material

- Unsteril:
  - Einmalhandschuhe,
  - NaCl 0,9%,
  - ggf. Wasserstoffperoxid, ggf. Waschbenzin,
  - PVP-Jod-Schleimhautlösung,
  - Abwurfschale
- Steril:
  - Handschuhe,
  - Kompressen,
  - Pinzette, Klemme,
  - ggf. Besteck zur Fadenentfernung

Vorbereitung des Patienten

- Information, ggf. medikamentös abschirmen.

Durchführung

Mindestens 1 mal täglich unter sterilen Kautelen:

- Händedesinfektion
- Verband und Wundauflage entfernen.
- Reinigung:
  - aseptische Wunde von innen nach außen,
  - septische Wunde von außen nach innen,
  - stark verkrustete Wundränder mit Wasserstoffperoxid reinigen, anschließend mit NaCl 0,9% nachspülen.
- desinfizieren mit PVP-Jod-Schleimhautlösung
- Bei entzündlicher Rötung ggf. Auflegen von sterilen mit NaCl 0,9% befeuchteten Kompressen (Diffusion entzündlicher Exsudate).
- Ggf. Fäden entfernen.
- Ggf. Pflasterrückstände mit Waschbenzin beseitigen.
- Sterile Kompressen auflegen.
- Verband je nach Lokalisation der Wunde fixieren:
  - Kopf: Schlauchverband,
  - Rumpf: Fixomull oder hautfreundliche Pflaster,
  - Extremität: lockere, elastische Binde.
- Entsorgung der Materialien.

Dokumentation

- Tageskurve: Medikamente zur Wundpflege.
- Pflegeplan und -bericht:
  - Lokalisation,
  - Art der Wundpflege,
  - Beurteilung.

Definition

- Schwere Wundheilungsstörung mit partieller oder kompletter Dehiszenz (Auseinanderweichen) der Bauchwandschichten.

Material

- Unsteril:
  - Einmalhandschuhe,
  - NaCl 0,9%
  - PVP-Jod-Schleimhautlösung,
  - Abwurfschale
  - Wasser-in-Öl-Emulsion.
- Steril:
  - Handschuhe,
  - Kompressen, Bauchtücher,
  - Pinzette, Klemme,
  - ggf. Besteck zur Fadenentfernung.

Vorbereitung des Patienten

- Information
- Ggf. medikamentös abschirmen.

Durchführung

- Durchführung des Wundverbandes ist ärztliche Tätigkeit.
- Pflegerische Tätigkeit:
  - ständiges Feuchthalten der Bauchtücher mit NaCl 0,9% (Verdunstung von körpereigener Flüssigkeit),
  - 1 mal pro Schicht Desinfektion der äußeren Wundränder mit Polyvidon-Jod.
  - Pflege der umgebenden intakten Haut mit Wasser-in-Öl-Emulsion. (Vermeidung von Hautmazeration).

Dokumentation

- Tageskurve: Medikamente zur Wundpflege.
- Pflegeplan und -bericht:
  - Lokalisation,
  - Art der Wundpflege,
  - Beurteilung.

Wundpflege – Fixateur externe

Material

- Unsteril
  - Einmalhandschuhe,
  - NaCl 0,9%, ggf. Wasserstoffperoxid,
  - Polyvidon-Jod,
  - ggf. 2%ige Polyvidon-Jod-Lösung in 250 ml NaCl 0,9%,
  - Abwurfschale
- Steril
  - Kompressen,
  - Pinzette, Klemme.

Vorbereitung des Patienten

- Information.
- Ggf. medikamentös abschirmen.

Durchführung

Mindestens 1 mal pro Schicht unter sterilen Kautelen:

- Händedesinfektion.
- Kompressen entfernen.
- Reinigung der Einstichstellen und Fixateurstäbe mit NaCl 0,9%.
- Bei starker Verkrustung mit Wasserstoffperoxid reinigen, anschließend mit NaCl 0,9% nachspülen.
- Desinfektion mit Polyvidon-Jod.
- Abdecken mit trockenen sterilen Kompressen.
- Nach ärztlicher Anordnung Befeuchtung der Kompressen mit einer 2%igen Polyvidon-Jod-Lösung.
- Zug auf den Fixateur vermeiden (Gefahr der Lockerung).

Dokumentation

- Tageskurve: Medikamente zur Wundpflege.
- Pflegeplan und -bericht:
  - Lokalisation,
  - Art der Wundpflege,
  - Beurteilung der Einstichstellen.

Ziel

- Abheilung des bestehenden Hautdefektes.
- Vermeidung von Infektionen (Wundinfektion, Osteomyelitis).
- Beim Dekubitus handelt es sich um Wunden, die einen erheblichen Substanzverlust aufweisen und sekundär abheilen.
  Der Wundverschluß erfolgt in drei Phasen:
  - Reinigung:
    - Entfernung von Fremdkörpern und Geweberesten,
    - aktive Beteiligung von eiweißlösenden Enzymen,
    - Abschluß in ca. 3–5 Tagen;
  - Granulation:
    - Bildung von Granulationsgewebe (feinkörnig aussehendes, gefäßreiches Bindegewebe) als Reaktion auf die lokale Entzündung,
    - gleichzeitige Wundkontraktion;
  - Epithelisierung:
    - Wiederherstellung des Epithels über dem Bindegewebe vom äußeren Wundrand nach innen,
    - Vernarbung.

Stadieneinteilung

- Stadium I:
  - weißer Aufliegefleck,
  - Rötung (verursacht durch Dilatation der Arteriolen).
- Stadium II:
  - Ödem (verursacht durch erhöhte Kapillarpermeabilität).
  - Blasenbildung (Epidermis hebt sich von der Papillarschicht ab, sekretgefüllter Raum),
  - Hautabschürfung.
- Stadium III:
  - Hautdefekt (bakterienhaltiger Fibrinbelag),
  - Beteiligung von Muskeln und Sehnen.
- Stadium IV:
  - Nekrose, blauschwarz und trocken,
  - in tieferen Schichten kommt es häufig zu Taschenbildung (optimaler Nährboden für Keime) und zum Gewebsuntergang mit Knochenbeteiligung.

Beurteilungskriterien

- Durchmesser in Millimeter.
- Tiefe in Millimeter.
- Aussehen von Wunde und Wundrändern.
- Hygienebefund

Wundpflege – Dekubitusbehandlung

Behandlungsrichtlinien

Tabelle 6 Lagerungsschema der Druckentlastung in jedem Stadium

Lokalisation des Dekubitus	Erlaubte Lagerung
Trochanter rechts	Rückenlage Halbseitenlage links
Trochanter links	Rückenlage Halbseitenlage rechts
Steißbein	Halbseitenlage rechts Halbseitenlage links
Sitzbein	Rückenlage Halbseitenlage rechts, links
Ferse	Halbseitenlage rechts, links Freilagern Fersenschoner

Stadium I

- Druckentlastung der betroffenen Hautbezirke:
  - schematischer Lagerungswechsel,
  - weich lagern.
- Hautpflegemittel PC-30 V.

Stadium II

- Druckentlastung.
- Hautpflegemittel (nicht mehr bei Blasenbildung).
- Bei Blasenbildung:
  - steriles Abtragen der Blase,
  - 1 mal pro Schicht Desinfektion der Hautabschürfungen bis zur Austrocknung der Läsion mit PVP-Jod-Schleimhautlösung.
- Alternativ: hydrokolloidaler Wundverband.

Stadium III

- Druckentlastung.
- Reinigung der Wunde vor jeder Wundbehandlung:
  - in der Reinigungsphase mit NaCl 0,9%,
  - in der Granulationsphase mit Ringer-Lösung.
- konventionell:
  - bei schmierigen, fibrinösen Belägen der Wunde 4 mal täglich enzymatische Wundreinigung mit Fibrolan-Salbe,
  - nach vollständiger Wundreinigung 1 mal pro Schicht granulationsfördernde Wundbehandlung mit Perubalsam und Granugenol im täglichen Wechsel,
  - feuchter Wundverband mit NaCl 0,9%,
  - Varidase nur auf besondere Anordnung.

- Alternativ: hydrokolloidaler Wundverband.
- Keine Anwendung von lokalen Desinfektionsmitteln, da Schädigung der Makrophagen und der Epithelzellen.
- Keine lokale Antibiotikagabe.

Stadium IV

- Druckentlastung.
- Chirurgisches Debridement:
  - Abtragung der Drucknekrose bis zum Erreichen des gesunden Gewebes,
  - feuchter Wundverband mit NaCl 0,9%.
- Bei sauberer, nicht wesentlich blutender Wunde:
  - konventionell wie in Stadium III,
  - alternativ: hydrokolloidaler Wundverband.

Wirkung und Inhaltsstoffe der Pflegemittel

- **Fibrolan:**
  - Fibrinolysin: Spaltung von Fibrin, Koagula und nekrotischem Zellmaterial,
  - Desoxyribonuclease: verflüssigt eitriges Wundexsudat, Wirkzeit: 6 Std.
- **Perubalsam:**
  - Substanz aus Myroxylonbalsamum (Heilpflanze): antibakteriell, antiseptisch,
  - Estergemisch mit hohem Zimtsäuregehalt: granulationsfördernd, Anwendung mindestens 8 stündlich.
- **Granugenol:** Mineralölraffinat: fördert den Aufbau eines gefäßreichen Bindegewebes: Anwendung mindestens 8 stündlich.
- **Varidase:**
  - Streptokinase: Fibrinolyse,
  - Streptodornase: Verflüssigung von Koagula und eitrigem Wundexsudat, mindestens 12 stündlich.

Anwendung von hydrokolloidalen Verbänden

- Ziel:
  - in der Reinigungsphase:
    - Verflüssigen des Wundsekretes,
    - Ableiten von Wundsekret,
    - Anregen der Selbstreinigung;
  - in der Granulationsphase:
    - Fördern und Erhalten von gut ernährtem, feuchtem Granulationsgewebe,
    - Einsprießen von Gefäßen,
    - Anregen der Epithelisierung.
- Auswahl des Verbandes:
  - Verband muß 3–4 cm über die Wunde hinausragen,
  - Tropfenform bietet sich für Gesäßfalte an,
  - „extra dünn“ und „dünn“ für sezernierenden Dekubitus ungeeignet.
- Durchführung:
  - Reinigen mit Wasserstoffperoxid 3%, anschließend spülen mit NaCl 0,9%,
  - Trocknen der Haut rund um die Wunde mit sterilen Kompressen:
    - keine Rückstände von fettigen Substanzen,

    - keine Behandlung mit Äther oder Waschbenzin, da durch Feuchtigkeitsentzug der Haut die Haftkraft des Verbandes beeinträchtigt wird;
  - Abmessen des Dekubitus,
  - bei tiefer Wunde (mehr als 1 cm) Auffüllen mit Adhäsivpaste oder -puder,
  - Entfernen des Schutzpapiers ohne Berührung der sterilen Oberfläche,
  - Andrücken des Verbandes für ca. 1 Minute, insbesondere an den Rändern
  - Haftvermögen nimmt durch Erwärmung (Hände) zu.
- Wechsel: bei Blasenbildung unter dem Verband in Größe der Wundfläche.

Dokumentation

- Pflegeplan und -bericht:
  - Lokalisation und Stadieneinteilung,
  - Art der Behandlungspflege,
  - Beurteilung der Wirkung der Pflege hinsichtlich anzustrebender Pflegeziele.
- Ab Stadium II Anlegen eines Dekubituspflegeplanes.

Definition

- Eröffnung und Fixierung eines Hohlorgans an der Körperoberfläche:
  - Doppelläufig: Fixierung des Stomas mit einem Plastikstab (Reiter) unter der vorgelagerten Darmschlinge für ca. 10 Tage, damit ein Zurückgleiten in die Bauchhöhle vermieden wird.
  - Endständig: operative Fixierung an den Bauchwandschichten.

Material

- Durchsichtige Ausstreifbeutel.
- Stomahesivplatte
- Lauwarmes Wasser, milde Seife.
- Kompressen, Watteträger.
- Ggf. Hautpflegemittel.
- Ggf. Paste zur Abdichtung.

Vorbereitung des Patienten

- Information

Durchführung

- Wechsel der Stomahesivplatte bei Bedarf und bei Undichtigkeiten.
- Abziehen der aufliegenden Stomahesivplatte.
- Stomaversorgung:
  - Entfernen des Sekretes und der Stuhlreste mit Kompressen,
  - Haut mit Wasser und Seife waschen (keine Anwendung von Waschbenzin und Desinfektionsmittel, da diese die Haut reizen),
  - Rille um das Stoma mit Watteträger reinigen,
  - Haut trocknen,
  - ggf. Hautpflege bei Hautreizung durch aggressive Sekrete,
  - Ankleben einer Stomahesivplatte mit kleinem Durchmesser von unten nach oben,
  - bei Hautunebenheiten Abdichtung mit Paste.
- Anbringen des Ausstreifbeutels mit Klemmverschluß.
- Ggf. Hinzuziehen eines Stomatherapeuten.

Dokumentation

- Pflegeplan und -bericht:
  - Lokalisation,
  - Art der Stomapflege,
  - Beurteilung des Stomas (Durchblutung, Zustand der Schleimhaut),
  - Beurteilung des Darminhaltes,
  - Beurteilung der Haut.

Wundpflege – Tracheostoma

Material

- Einmalhandschuhe.
- Dünnlumiger Absaugkatheter.
- Sterile Watteträger.
- NaCl 0,9%.
- PVP-Jod-Lösung.
- Sterile Schlitzkompresse.
- Halteband.

Durchführung

1 mal pro Schicht, je nach Bedarf häufiger:

- Grundsätzlich wie chirurgische Wundbehandlung:
  - Reinigung mit NaCl 0,9%, wenn z. B. inkrustiertes Sekret vorliegt,
  - Wundsekret mit dünnlumigen Kathetern absaugen,
  - Desinfektion der Wunde und der Wundränder mit PVP-Jod-Lösung.
- Schlitzkompressen auflegen:
  - V-Tracheokompresse: bei starker Schleimproduktion oder Blutung,
  - Metallinekompressen:
    - bei trockenem Tracheostoma,
    - als Wundauflage für kleinere Defekte im Tracheostomabereich (Verkleben mit der Wunde wird vermieden).
- Bei Bedarf neues Halteband anlegen:
  - Fixierung 2 Finger zwischen Hals und Halteband,
  - bei Patienten mit Hirndruckanstieg auf venösen Rückfluß achten.

Dokumentation

- Pflegenplan und -bericht
  - Art der Behandlungspflege,
  - Zustand des Tracheostomas.

Ziel

- Erfassen aller möglichen Informationen über den Patienten:
  - direkt:
    - Beobachtung,
    - Aussage des Patienten,
    - Aussage der Angehörigen,
    - mündliche Übergabe;
  - indirekt:
    - Arztanamnese,
    - schriftliche Unterlagen,
    - Krankengeschichte,
    - Aussagen durch Drittpersonen;
  - objektiv:
    - alle meßbaren Daten,
    - Vitalzeichen,
    - Laborchemie,
    - Respiration.

Medizinische Dokumentation

Die medizinische Dokumentation dient zur Informationssammlung und ist jederzeit einsehbar. Sie wird sowohl von Ärzten als auch von Pflegenden geführt.

- Dokumentation:
  - von Ärzten geführt:
    - Verordnungsbogen,
    - Anamnesebogen (medizinisch),
    - Narkoseprotokoll,
    - Respirationsprotokoll, Laborparameter,
    - Diagnostik, Konsiliarberichte,
    - bakteriologisches Monitoring,
    - Verlegungsbericht (medizinisch);
  - von Pflegenden geführt:
    - Tageskurve,
    - Glasgow-Coma-Skala,
    - CVVH-Protokoll.

Pflegerische Dokumentation

Die pflegerische Dokumentation sollte nach einem Pflegeprozeßmodell (z. B. WHO 77; Fiechter/Meier 81) erstellt werden

- Absprache und Durchführung gezielt ausgewählter Pflegemaßnahmen:
  - Handlungsablauf der Pflegenden nach gleichen Pinzipien,
  - Kontrolle der Pflegewirkung,
  - Reflexion der Pflege,
  - gezielte Veränderung der Pflegeplanung.
- Als Nachweis über geleistete pflegerische Arbeit in bezug auf Qualität.
- Größere rechtliche Sicherheit, da Pflege beweisbar wird.
- Förderung des Berufsverständnisses und des Selbstbewußtseins.
- Schritte des Pflegeprozesses:
  1. Informationssammlung,

2. Erkennen und Ordnen von Pflegeproblemen und Ressourcen des Patienten,
3. Festlegung der Pflegeziele,
4. Planung der Pflegemaßnahmen,
5. Durchführung und Dokumentation der Pflege,
6. Auswertung der durchgeführten Pflege nach einem angemessenen Zeitraum und ggf. Veränderung der Pflegeplanung.

- Dokumentation:
  - Pflegeanamnese,
  - Pflegeplan,
  - Pflegebericht,
  - Dekubitusplan,
  - pflegerischer Verlegungsbericht.

Pflegeanamnese (s. Anhang)

- Daten
  - persönliche Daten,
  - Angehörige, Bezugspersonen,
  - Bedürfnisse, Hilfsmittel,
  - Gewohnheiten, bekannte Behinderungen (nach ATL)
  - psychosozialer Bereich:
    - Beruf, Arbeit,
    - Familie, Freunde, Gesellschaft.
    - Beschäftigung, Freizeitaktivität,
    - Verhaltensweisen, Eigenschaften,
    - religiöse Bedürfnisse.
- Maßnahmen:
  - Erhebung der Pflegeanamnese am ersten Behandlungstag (bei voraussichtlicher Verweildauer über 24 Std.), schrittweise Erweiterung im Behandlungsverlauf,
  - Erfassung im Gespräch mit Patienten/Angehörigen,
  - Erfassen der einzelnen Bereiche individuell auf den Patienten abstimmen,
  - eine unvollständige Pflegeanamnese oder ungeklärte Sachverhalte müssen Gegenstand der mündlichen Übergabe und Pflegeplanung sein.

Pflegeplan (s.Anhang)

- Daten
  - Körperpflege,
  - Pflege von Augen, Nase, Ohren und Mund,
  - Regulierung der Körpertemperatur,
  - Essen/Trinken,
  - Ausscheidung,
  - Pneumonieprophylaxe,
  - Dekubitusprophylaxe,
  - Thrombose-/Kontrakturprophylaxe,
  - Zugänge,
  - Drainagen,
  - Wundversorgung,
  - psychosoziale Situation,
  - Krankengymnastik.

- Maßnahmen:
  - Erstellung des Pflegeplans im Nachtdienst für 24 Std.
  - Kriterien:
    - nach Pflegeprozeß,
    - Einbeziehen weiterer Pflegeberichte,
    - nach Pflegezustand in den vorherigen Schichten,
    - aktuelle Inspektion des Patienten,
    - nach Pflegestandards, bei nicht erreichtem Pflegeziel alternative Pflegemaßnahmen;
  - konkrete und genaue Dokumentation:
    - unter vorgegebenen Unterpunkten:
      1. Art der Pflegemaßnahme,
      2. Häufigkeiten,
      3. Pflegemittel,
      4. Ausmaß der Förderung des Patienten zur Eigenaktivität;
    - unter freien Unterpunkten:
      1. zusätzliche Pflegemaßnahmen,
      2. patientenorientierte, individuelle Förderung;
    - Unterteilung der Numerierung von Pflegeplanpunkten für:
      1. die Zuordnung im Pflegebericht,
      2. den Hinweis auf sich wiederholende Pflegeprobleme;
  - bei nicht vorhandenem Pflegeproblem unter einem Pflegeplanpunkt kann die Spalte für spezielle Pflegemaßnahmen verwendet werden,
  - Ergänzungen im Tagesdienst rot eintragen.

Inhalt		Besonderheiten im Plan
1	Körperpflege	
1.1	Ganzkörperwäsche	- Form der GKW/TKW und der Einreibung, z. B. beruhigende, stimulierende, von zentral nach periphere KW/Einreibung
1.2	Teilkörperwäsche	
1.3	Waschzusätze	
1.4	Hautpflegemittel	- Häufigkeit - nach Hautzustand - nach Standard - persönliche Pflegemittel - Ausmaß der Förderung des Patienten zur Eigenaktivität
2	Augenpflege	- nach Haut-/Schleimhautzustand
3	Nasen-/Ohrenpflege	- nach Standard
4	Mundpflege	- persönliche Pflegemittel - Häufigkeit, ggf. mit Uhrzeitangabe - Ausmaß der Förderung des Patienten zur Eigenaktivität
6	Essen/Trinken	- Art der enteralen Ernährung/Häufigkeit - Bedürfnisse des Patienten, z. B. Geschmack - Lagerung bei Nahrungsaufnahme
7	Ausscheidung	- geplante pflegerische Maßnahmen, z. B. feuchte Wärme, Kolonmassage, Blasentraining bei SPK - anzustrebende oder geplante Darmentleerung
8	Pneumonieprophylaxe	
8.1	Abklopfen	- Häufigkeit
8.2	Vibrax	- Körperpartien, die auszusparen sind

8.4	Lagerungsdrainage	- Ort, der zu drainierenden Lungenpartien - Häufigkeit, Dauer
8.6	Cuffkontrolle	- anzustrebender minimaler Cuffdruck - Häufigkeit der Kontrolle
10	Dekubitusprophylaxe	
10.1	Lagewechsel	- Art der Lagerung, Lagerung einzelner Körperteile z.B. Extremität, Gelenke, Skrotum - Bettstellung
10.2	Mobilisation	- Häufigkeit, zeitliche Regelung, Dauer - Ausmaß der Förderung des Patienten zur Eigenaktivität
10.5	Dekubituspflegeplan	- Hinweis eines bestehenden Dekubitusplans - Dokumentation eines Dekubitus ab Stadium II im Dekubitusplan
11	Thrombose-/Kontrakturprophylaxe	
11.1	AT-Strümpfe	- Größe der ATS (L=Länge, W=Wadenumfang) - Angabe zum Wechsel (alle 48 Std.)
11.2	Elastische Wickel	- Größe/Lokalisation der entsprechenden Wickel
11.3	gepolstertes Fußbrett	- Zeitintervall des Wechsels
11.4	Turnschuhe	- Zeitintervall des Wechsels
12	Zugänge	
12.1–12.11		- Lokalisation des Zuganges - Liegedauer
12.10	Tubus	- zusätzlich Tubuslage und -markierung
13	Drainagen	- Lokalisation der Drainagen - Besonderheiten - Abklemmen von Drainagen
14	Wundversorgung	- Einstichstelle (ESS) der Drainagen, Fixateur - Lokalisation der chirurgischen Wunden - Art der Wundpflege - Besonderheiten - Hinweise zu Maßnahmen, z.B. chirurgische Konsilien, Fäden ziehen
15	Psychosoziale Situation	
15.1	Psyche	- pflegeanamnestische Daten, die in die tägliche Pflege und die Beziehung Patient-Pflegekraft mit einbezogen werden - der aktuellen Situation entsprechende und anzustrebende Förderungsmaßnahmen, z.B. gezielte individuelle Orientierungshilfen, basale Stimulationsmaßnahmen, Musiktherapie - Besonderheiten z.B. Intimsphäre, Suchtverhalten, Kulturkreis, gelebte Religiösität

15.2	Kommunikation	- Art der Kommunikation - Verstärkung der Kommunikation nach Patientensituation (verbal/nonverbal) - Vereinbarungen mit dem Patienten z.B. Schreibtafel, Körpersprache, Lippenlesen - Behinderungen, z.B. Schwerhörigkeit, Sehfähigkeit - ggf. unter den Pflegenden abgesprochene Rituale pro Schicht, z.B. nonverbale Begrüßungsform, Muttersprache des Patienten - Einbringen von Kommunikationsmitteln, die eine Verbindung zur Außenwelt herstellen, z.B. vom Patienten täglich gehörte Radiosendungen, Tageszeitungen vor-/lesen, Kassetten mit aufgenommenen Stimmen aus dem Familienbereich, alltägliche Geräusche
15.3	Schmerzen	- pflegeanamnestisch bekannte Schmerzzustände und evtl. bestehende Bewältigungsstrategien - Bewältigungsmöglichkeiten auftretender Schmerzen, z.B. Atemtechnik, Lagerung, physikalische Maßnahmen, medikamentöse Therapie, Zuwendung - Lokalisation immer wiederkehrender Schmerzen bei bestimmten Pflegemaßnahmen
15.4	Schlaf	- Zeitpunkt der einzuhaltenden oder/und vereinbarten Ruhephasen - Verhaltensmaßnahmen, -möglichkeiten - Einbeziehen von Einschlafgewohnheiten und -ritualen z.B. vor-/lesen
15.5	Besuch	- Vereinbarungen mit Besuchern - Erstellung einer Pflegeanamnese - Art der Integration von Besuchern in den Pflegeprozeß und Stand der Anleitung z.B. bei Einreibungen - Besonderheiten, z.B. Familienverhältnisse, Umgang mit Besuchern

Pflegebericht (s. Anhang)

- Daten: schichtbezogene Berichte des aktuellen Pflegezustandes.
- Maßnahme:
  - Zuordnung zu bestimmten Bereichen des Pflegeplans,
  - in jeder Schicht kurze und klare Dokumentation der Beobachtung und Veränderung des Pflegezustandes und Pflegeproblems,
  - Abweichungen vom aufgestellten Pflegeplan beschreiben und begründen, rot unterstreichen,
  - aktuell auftretende Pflegeprobleme rot unterstreichen, insbesondere bei nachfolgender Änderung im Pflegeplan
  - Eintragung der durchgeführten Pflegemaßnahme mittels Punktesystem unter entsprechender Uhrzeit in der Zeitachse

- jeder durchgeführte Pflegeplanungspunkt ist ohne Ausnahme zu dokumentieren
- nicht durchgeführte Pflegeplanungspunkte müssen unter der entsprechenden Rubrik begründet werden.

Dekubituspflegeplan (s. Anhang)

➤ Daten:
- persönliche Daten,
- Status:
  - Stadieneinteilung,
  - Lokalisation,
  - Aussehen;
- Behandlungsplan,
- Durchführung.

➤ Maßnahme:
- bei Auftreten eines Dekubitus (ab Stadium II) kommt der Dekubituspflegeplan zur Anwendung,
- Ausmessung mit Spatel, anschließend Lineal,
- Zeichnung und Numerierung,
- Beschreibung von Stadien, Durchmesser, Tiefe, Aussehen,
- Erstellen des Behandlungsplanes nach Standard (Nachtschicht),
- bei gleichbleibendem Status und unveränderter Behandlung gilt der Plan für 48 Stunden,
- Unterschrift Pflegekraft/Arzt

Pflegerischer Verlegungsbericht (s. Anhang)

➤ Daten:
- persönliche Daten,
- Diagnose/Therapie,
- Bewußtsein/Verhalten,
- pflegerischer Zustand,
- Lagerung/Mobilisation,
- Drainagen, Sonden, Zugänge,
- Ernährung, Ausscheidung,
- Probleme, Hilfsmittel,
- Privateigentum,
- Besonderheiten,
- Vitalzeichen.

➤ Maßnahme:
- aktuelle Zustandsbeschreibung, kurze Berichterstattung,
- Kopie des letzten 24-Stunden-Pflegeberichtes, Dekubituspflegeplan, Pflegeanamnese.

Verordnungsbogen (s. Anhang)

➤ Daten:
- persönliche Daten,
- Diagnose,
- Infusionen,
- Medikamente,

- Applikationsart,
- Ziele (z. B. Tagesziel),
- Analgesie, Lagerung, Respirator,
- Unterschriften Arzt, Oberarzt, Pflegepersonal pro Schicht.

➤ Maßnahme:
- Verordnungen müssen vom Arzt fixiert und unterzeichnet sein,
- durchgeführte Verordnungen abzeichnen, zu bilanzierende Mengen schriftlich festhalten,
- bei Unklarheiten von ärztlichen Verordnungen Rücksprache mit dem Arzt,
- wichtige Mitteilungen aus dem unteren Teil des Verordnungsbogens für das Pflegepersonal:
  - Bilanzziel, beinhaltet die rote und blaue Bilanz,
  - CPR,
  - Auskultation,
  - GKS,
  - Ventilator, HF-CPAP,
  - Sedierung,
  - Lagerung,
  - Katheterwechsel,
  - Hygiene,
  - Heute zu erledigen;
- Unterschrift der Pflegeperson.

Tageskurve (s. Anhang)

➤ Daten:
- persönliche Daten,
- Diagnose,
- Zugänge, Verweildauer,
- durchgeführte Maßnahmen/Besonderheiten (z. B. Analgetika, Zugang gelegt, Notfallmedikamente, Konsiliarii),
- durchgeführte, medikamentöse Verordnungen nach Verordnungsbogen,
- Vitalzeichen: HF, AF, RR,
- endotracheales Absaugen,
- PEEP, CPAP – Atmung, Beatmung,
- Druckmessungen: ZVD, PAP, POP, ICP
- Lagerung, Temperatur, Blutzucker,
- neurologischer Status,
- Sonden/Drainagen (aktuelle Ausfuhr),
- Bilanz (6-Std.-Bilanz, Tagesbilanz),
- Ausfuhr von Urin, Magen und Stuhl.

➤ Maßnahme:
- leserliche, übersichtliche Dokumentation.
- Abkürzungen:

HF	Herzfrequenz,
AF	Atemfrequenz
RR	Blutdruck
PS	systolischer Druck,
PD	diastolischer Druck,
PM	mittlerer Druck,
ZVD	zentralvenöser Druck

PAP pulmonaler arterieller Druck,
POP pulmonaler Verschlußdruck,
ICP intrakranieller Druck,
PEEP positiver endexspiratorischer Druck,
CPAP kontinuierlicher positiver Atemwegsdruck;

- zeitgerechte Dokumentation/genaue Angabe:
  - geänderte/erweiterte Maßnahmen,
  - durchgeführte Maßnahmen
  - Dosierung gegebener Medikamente, Infusionen,
  - Vitalzeichen und Veränderungen:
    a) arterielle Messung des Blutdrucks
    Kennzeichnung: PS, PD → Doppelhaken
    PM → Kreuz
    b) manuelle Messung des Blutdrucks
    Kennzeichnung: PS, PD → einen Haken
    PM → Kreuz
    c) EKG/Besonderheiten (kontinuierliche Dokumentation von z. B. ES, VES),
    d) ZVD, Lagerung,
    e) neurologischer Status;
- unterschiedliche farbliche Dokumentation:
  - rot
    a) Unterstreichen von Betäubungsmitteln
    b) Name und Dosierung der Katecholamie,
    c) Transfusion, Humanalbumine, Plasmaersatzstoffe,
    d) Parameter wie HF, PAP, ICP, Blutzucker,
    e) Besonderheiten im HF-Rhythmus,
    f) blutig/blutig-seröse Ausfuhr und Bilanzierung,
    g) CVVH (kontinuierliche veno-venöse Hämofiltration),
    h) Defibrillation,
    i) BK (Blutkultur);
  - blau/schwarz: alle weiteren Eintragungen;
- zu jeder Schichtübernahme:
  - umfassende Vitalzeichenkontrolle, Magen-pH,
  - Überprüfung, Einstellung der Grenzwerte, Abgleichen der Behandlungsgeräte;
- Bilanzierung:
  - alle 6 Stunden,
  - 24-Stunden-Bilanz,
  - Unterteilung in eiweißhaltige und kristalloide Flüssigkeiten,
  - Einbeziehung von Bilanzen aus dem CVVH-, Dialyseprotokoll und dem Narkoseprotokoll bei z. B. Transporten, Reoperation.

Glasgos-Coma-Skala – GCS (s. Anhang)

➤ Daten
- persönliche Daten,
- Unterteilung in drei verschiedene Bereiche,
- Zuordnung zum Punkteschema.

➤ Maßnahme: Erhebung der GCS bei allen Krankheitsbildern, die mit einer neurologischen Beeinträchtigung einhergehen (Häufigkeit der Kontrolle nach Rücksprache/(Anordnung des Arztes, mindestens 1 mal pro Schicht).

Kontinuierliche venovenöse Hämofiltration - CVVH-Protokoll (s. Anhang)

- Daten:
  - persönliche Daten,
  - Hämofiltrationsgerät/Filter,
  - Zugang/Verweildauer,
  - Heparindosierung,
  - Hämofiltrationslösung,
  - Bilanzziel,
  - Bilanzierung stdl./gesamt,
  - Blutfluß ml/min.
- Maßnahme:
  - exakte, zeitgerechte Bilanzierung,
  - Einbeziehung der CVVH-Bilanz in die Gesamtbilanz,
  - Einbeziehung des Butverlustes in die rote Bilanz bei nicht möglicher Retransfusion,
  - Dokumentation des aktuellen Bilanzziels/h und Unterschrift durch den Arzt.

Hautfarbe

- Blässe:
  - konstitutionell bedingt,
  - Anämie (chronische oder akute Blutverluste),
  - Kreislaufinsuffizienz.
- Zyanose:
  - tritt auf, sobald 5% des Hämoglobingehaltes im Blut nicht mehr oxygeniert sind,
  - Unterscheidung in zentrale und periphere Zyanose (Stasen in der Mikrozirkulation können lokal und generalisiert eine zyanotische Hautfarbe erzeugen,
  - mögliche Ursachen sind venöse Stauung, Störung des Lungengasaustausches,
  - zentrale Zyanose mit Sauerstoffsättigungsabfall durch intrakardialen oder intrapulmonalen Shunt,
  - erstes Zeichen: Akrenverfärbung.
- Rötung:
  - bei Fieber und Bluthochdruck,
  - partielle Rötung bei Ekzemen, Erythemen und Druckstellen,
  - endokrinologische Erkrankungen, z.B. Hyperthyreose.
- Ikterus:
  - Störungen des Bilirubinstoffwechsels bei Gallenwegs- und Lebererkrankungen,
  - durch Ablagerung von Bilirubin und Bilirubinabbauprodukten.

Hautspannung

- Spannungsverlust: Exsikkose, Kachexie.
- Spannungserhöhung: Tumore, Hämatome, Schwellungen.
- Ödeme:
  - Wasseransammlung im interstitiellen Gewebe,
  - schmerzlose Schwellung bei glatter gespannter Haut,
  - Druck mit dem Finger hinterläßt eine Delle, die sich nur langsam wieder ausgleicht,
  - Formen:
    - örtlich oder generalisiert,
    - renal, hepatogen, kardial.

Hautdefekte

Schürfungen, oberflächliche Wunden, Dekubitus, Ulcus cruris, Gangrän.

Definition

- Anstoß der Blutwelle in den Arterien.
- Technik der Pulskontrolle: oberflächlich verlaufende Arterie, die gegen eine harte Unterlage gedrückt wird (Knochen, Muskulatur).
- Geeignete Arterien:
  - A. radialis,
  - A. carotis,
  - A. temporalis,
  - A. femoralis,
  - A. poplitea,
  - A. dorsalis pedis,
  - A. tibialis posterior.

Pulsfrequenz

- Normalwert (altersabhängig):
  Erwachsene: 65 – 85 Schläge / min.
  Neugeborene: bis ca. 140 Schläge / min.
- Abweichungen:
  - Tachykardie:
    - physiologisch: Erregung, Anstrengung,
    - pathologisch: hohes Fieber, Hyperthyreose, Herzrhythmusstörungen, myokardiale Insuffizienz, Hypoxie, Hyperkapnie u. a.
  - Bradykardie:
    - physiologisch: Schlaf, Leistungssportler, Hunger,
    - pathologisch: Vagusreizung, z. B. durch Erhöhung des Hirndrucks (Druckpuls), Hypothermie, Herzrhythmustörungen, Hypothyreose, Digitalisüberdosierung.

Pulsqualität

- Abhängig von Spannung und Füllung:
  - weich: z. B. Hypotonie, Fieber, Herzinsuffizienz,
  - hart: z. B. Hypertonie und Bradykardie (Druckpuls),
  - fadenförmiger Puls: z. B. Schock, Kreislaufversagen,
  - paradoxer Puls: Puls zeigt entgegen dem gesunden Puls inspiratorisch eine Abnahme,
  - alternierender Puls: wechselnde Pulsstärke.
- Pulsdefizit: Differenz zwischen peripher palpierter und über dem Herzen auskultierter Pulsfrequenz
  z. B. Schock, Rhythmusstörungen
- Puls- und Temperaturverhalten:
  Temperaturerhöhung um 1 °C = Pulsbeschleunigung um 8 – 12 Schläge / min.

Pulsrhythmus

Regelmäßig, unregelmäßig, vorzeitig einfallende Kontraktionen.

Klinische Überwachung – Atmung

Atemfrequenz

- In Ruhe:
  35–40 Atemzüge/min (Neugeborene und Säuglinge),
  25–30 Atemzüge/min (Kinder),
  10–20 Atemzüge/min (Erwachsene).
- Abweichungen:
  - Tachypnoe:
    - Kompensationsmechanismus,
    - Fieber (erhöhter Stoffwechsel),
    - Lungenerkrankungen,
    - Anämie;
  - Bradypnoe:
    - meist zentral nervös bedingt,
    - hirnorganische Erkrankungen,
    - Vergiftungen,
    - komatöse Zustände,
    - Schmerzmittel, z. B. Opiate,
    - Schlafmittelwirkungen;
  - Dyspnoe:
    muß nicht einhergehen mit einer veränderten Atemfrequenz. Sie bezeichnet die subjektive Empfindung eines Patienten, Atemnot zu haben,
    - Herzinsuffizienz,
    - Asthma bronchiale,
    - Lungenemphysem;
  - Apnoe: Herz-Kreislauf-Stillstand.

Pathologische Atemtypen

- Cheyne-Stokes-Atmung:
  - Anschwellen bis zu maximaler Atemtiefe, anschließendes Aussetzen der Atmung, nach der Pause setzt die Atmung mit zunächst kleinen, dann größer werdenden Zügen wieder ein,
  - schwere Schädigung des Atemzentrums liegt zugrunde,
  - schlechtes prognostisches Zeichen bei Herz- und Gehirnerkrankungen.
- Biot-Atmung:
  - wiederkehrende, kurzdauernde Atemstillstände, dazwischen kräftige Atemzüge von gleicher Tiefe,
  - Störungen des Atemzentrums durch Hirnverletzungen,
  - erhöhter intrakranieller Druck (z. B. Hirnödem, Hirnblutungen, Hirntumor).
- Kußmaul-Atmung:
  - regelmäßige und tiefe Atmung,
  - Azidoseatmung z. B. bei diabetischen oder urämischen Koma.
- Maschinenatmung: tiefe und schnelle Atemzüge mit Hyperventilation, z. B. beim Schädel-Hirn-Trauma.

Normale Temperatur und Abweichungen

- Normothermie: 36–37 °C Körperkerntemperatur.
  - Wärmebildung durch:
    - Muskelarbeit (Kältezittern),
    - Kontraktion der Gefäße,
    - Grundumsatzerhöhung.
  - Wärmeabgabe durch:
    - gesteigerte Hautdurchblutung,
    - vermehrte Schweißsekretion,
    - Muskelruhigstellung,
    - Tachypnoe.
- Abweichungen:
  - Hypothermie:
    - konstant unter 36 °C,
    - Rekonvaleszenz, Schock, Hypothyreose,
    - Hibernation (therapeutische Hypothermie) bei großen chirurgischen Eingriffen zur Herabsetzung des Stoffwechsels, insbesondere des zerebralen Sauerstoffverbrauchs;
  - Hyperthermie:

    Hyperthermie stellt nicht unbedingt einen krankhaften Zustand dar (z. B. Ansteigen der Körperkerntemperatur bei Leistungssport).

    Bei einer krankhaften Hyperthermie fehlt die Sollwertverstellung des Temperaturregulationszentrums, z. B.:
    - maligne Hyperthermie,
    - Hyperthyreose;
  - Fieber:
    - subfebrile Temperaturen zwischen 37,1 und 37,8 °C,
    - mäßiges Fieber zwischen 37,9 und 38,4 °C,
    - hohes Fieber zwischen 38,5 und 40 °C,
    - sehr hohes Fieber ab 40,1 °C.

Fieberverlauf

- Kontinuierlich.
- Remittierend: auf und absteigend, ohne auf die Norm zurückzufallen.
- Intermittierend: aussetzend, zeitweise auf die Norm zurückfallend, z. B. bei Sepsis, oft verbunden mit Schüttelfrost.

Skala zur Feststellung des Bewußtseinsgrades/Sedierungsgrades von Intensivpatienten

1. Ängstlich, agitiert, ruhelos;
2. kooperativ, orientiert, ruhig, die Beatmung tolerierend;
3. schlafend; sofortige Reaktion auf leichte Berührung oder laute Geräusche;
4. schlafend; verzögerte Reaktion auf leichte Berührung oder laute Geräusche;
5. keine Reaktion auf leichte Berührung oder laute Geräusche, aber auf Schmerzreize;
6. keine Reaktion auf Schmerzreize.

Pupillenreaktion

- Überprüfung der Pupillengröße und Pupillenreaktion auf Licht,
- Aussagen über Mittelhirnfunktion und Hirnnervenfunktion (N. oculomotorius).

➤ Pupillenweite:
- maximal weit,
- mittelweit,
- eng,
- maximal eng,
- wichtig: Seitenvergleich (Isokorie, Anisokorie).

➤ Pupillenform:
- normal,
- entrundet.

➤ Pupillentreaktion auf Licht:
- sofort,
- träge,
- keine Lichtreaktion,
- wichtig: Seitenvergleich.

➤ einseitige Pupillenerweiterung:
- Kompression des N. oculomotorius (Ausdruck erhöhten Hirndrucks),
- nach Mydriatikumgabe.

➤ Beidseitige Pupillenerweiterung:
- beidseitige Kompression,
- lokale Mittelhirnschädigung,
- Mydriatikumgabe,
- zerebrale Hypoxie,
- hochdosierte Zufuhr von Betasympathomimetika.

➤ Beiderseits enge Pupillen:
- sekundäre Kompression des Hirnstamms bei intrakraniellem Druckanstieg,
- Opiatwirkung.

➤ Weite, reaktionslose und entrundete Pupillen: irreversibler Ausfall der Hirnstammfunktion.

Motorik

- Untersuchung der motorischen Reaktion auf Schmerzreize (beim Bewußtlosen Hinweis auf Schweregrad der zerebralen Schädigung):
  - Bewegung nach Aufforderung,
  - gezielte Abwehrreaktion,
  - Beugemechanismen (Schädigung der Großhirnhermisphären, stoffwechselbedingte Dämpfung der Hirnfunktion),
  - Streckmechanismen (Schädigung im Mittelhirn und der Pons, auch auftretend beim Coma hepaticum),
  - keine motorische Reaktion (schlaffer Muskeltonus und fehlende Reflexe bei schwerer Hirnstammschädigung und Hirntod).

Sensibilität

- Tiefen- und Oberflächensensibilität: Reaktion auf Druck, Berührung, Schmerz, Temperatur.

Klinische Überwachung – Urin/Magensaft/Stuhl

Urin

- Beurteilungskriterien:
  - normale Ausscheidungsmenge: 1000 – 2000 ml in 24 Std. in ca. 4 – 6 Miktionen,
  - spezifisches Gewicht: 1015 – 1030
  - ph: 6
  - normale Beimengungen:
    - Stoffwechselendprodukte,
    - Salze,
    - Schleim
    - Zylinder,
    - Epithelien,
    - Farbstoffe,
    - nicht verbrauchte Hormone und Vitamine bzw. deren Abbauprodukte;
  - Farbe: klar, hell- bis dunkelgelb (je nach Konzentration),
  - Geruch: normalerweise unauffällig.
- Abweichungen:
  - Farbe:
    - milchiges Aussehen – Beimengungen von Fett und Eiter,
    - dunkelgelb bis dunkelbraun - Ikterusformen,
    - braun bis dunkelbraun - intravasaler Zerfall von Erythrozyten (Hämolyse),
    - rot, blaßrot bis schmutzig-rotbraun - Makrohämaturie / Mikrohämaturie;
  - Geruch:
    - Acetongeruch - Ketonurie infolge Stoffwechselentgleisung z.B. Diabetes mellitus, Hunger, starkes Erbrechen bei Kindern,
    - übelriechend, stinkend - Harnwegsinfektion, Vergiftungen,
    - sauer - bei starkem Eiweißzerfall, Fieber, Durchfall, diabetischer Azidose,
    - schaumig - bei Proteinurie.

Magensaft

- Menge und Zusammensetzung des abgesonderten Magensaftes hängen von der zu verdauenden Nahrung ab.
  - Menge: nüchtern 8 – 15 ml / h,
  - Farbe: gelblich,
  - Geruch: geruchlos,
  - pH: stark sauer, 0,9 – 1,5,
  - Zusammensetzung: Magensaft besteht aus Wasser, Schleim, Salzen, Salzsäure und Enzymen.
- Abweichungen:
  - Magensaftretention: Magen-Darmatonie, Oberbauchatonie
  - kaffeesatzfarbiger Magensaft: gastrointestinale Blutung
  - grün gefärbter Magensaft: enthält Gallenflüssigkeit
  - unverdaute Nahrungsreste: ungenügende Verdauungstätigkeit.
- Regelmäßige Kontrolle des pH-Wertes und Durchführung der Streßulkusprophylaxe (Ulcogant, Tagamet, Gastrozepin).

Stuhl

- Beurteilungskriterien:
  - Fabe: hell- bis dunkelbraun,
  - Geruch: durch Fäulnis,
  - Menge 125 – 300 g/Tag,
  - pH-Wert: 7 – 8.
- Abweichungen:
  - Konsistenz:
    - Obstipation infolge von Wasserentzug, Störungen der Darmmotilität, Lageanomalien, endokrine und metabolische Ursachen (z. B. Hypokaliämie, Hypothyreose, Diabetes mellitus),
    - Diarrhoe durch virale Infektionen, bakterielle Infektionen, Antibiotika, exsudative Enteropathien, Zöliakie, Malabsorptionssyndrome,
    - trockener, harter Stuhl z. B. bei Obstipation,
    - breiig, wäßriger Stuhl z. B. bei Diarrhoen, gehäufte und/oder wäßrige Stuhlentleerung (mindestens 3 mal pro Tag), die 200 g Stuhlgewicht überschreiten;
  - Farbe:
    - lehmfarben: fehlender Gallenfarbstoff,
    - grünlich: schwere Diarrhoe,
    - schwarz: Teerstuhl (Meläna),
    - gelbgrünlich: Typhus
    - reiswasserähnlich: Cholera.
- Stuhlbeimengungen:
  - makroskopisch:
    - Schleim: entzündlich veränderte Darmschleimhaut,
    - Schleim-Blut: Colitis ulcerosa, Darmtumoren,
    - Schleim-Blut-Eiter: Colitis ulcerosa, Ruhr,
    - Blutauflagerungen: Hämorrhoiden,
    - Parasiten: Askariden, Tänien;
  - mikroskopisch:
    - okkultes Blut,
    - Wurmeier,
    - pathogene Keime,
    - Ausnutzungsgrad der Nahrung.

Monitoring – Elektrokardiogramm

Ziel

- Überwachung der Herzaktion (Basismonitoring).
- Aussage über Herzfrequenz (HF) und Herzrhythmus.
  - Herzrhythmusstörungen:
    - Bradykardien
      1. Sinusknotenfunktionsstörungen (Sinusbradykardien, sinuatriale Blokkierungen, Sinusknotenstillstand)
      2. Atrioventrikuläre Überleitungsstörungen (AV-Block 1.–3. Grades)
      3. Intraventrikuläre Blockierungen (z.B. Rechts- und Linksschenkelblock)
    - Tachykardien
      1. Vorhofflimmern und -flattern.
      2. Extrasystolen (ES)
      vorzeitiger Schlag bei einem regelmäßigen Grundrhythmus, dem eine längere, ausgleichende Pause folgt.
      Einteilung:
        a) nach dem Ort der Entstehung supraventrikuläre, ventrikuläre,
        b) nach der Art ihres Auftretens vereinzelt, gehäuft, Salven, Bigeminus,
        c) ventrikuläre Tachykardien,
        d) Kammerflimmern;
  - Myokardischämie/Infarkt:
    ST-Senkung/ST-Hebung (im Falle eines frischen Myokardinfarktes),
  - Elektrolytstörungen:
    - Hyperkaliämie (spitze T-Welle),
    - Hypokaliämie (abgeflachte T-Welle);
  - Herzstillstand (Asystolie).

Material und Vorbereitung

- Elektrodenwahl:
  - Hautklebeelektroden (z.B. vorgelierte Silberchloridelektrode),
    Voraussetzung: saubere, trockene, enthaarte Haut,
  - feuchtes Elektrodengel,
  - Nadelelektroden:
    - spezielle Indikation, z.B. bei schweren Verbrennungen,
    - sehr genaue Erfassung von Herzaktionen.
- Wahl der EKG-Ableitung:
  - gebräuchlicher Monitor auf der Intensivstation hat ein EKG-Kabel für Ableitungselektroden, Farben Rot, Schwarz, Gelb oder Grün,
  - über den Wahlschalter am Monitor lassen sich drei verschiedene bipolare Ableitungen zusammenschließen (modifizierte Brustwandableitung),
  - elektrische Achse kann durch Elektrodenplazierung oder Schalterstellung modifiziert werden,
  - gebräuchliche Ableitung:
    - rote Elektrode re. unterhalb Klavikula,
    - gelbe Elektrode li. über Herzspitze,
    - schwarze Elektrode li. unterhalb Klavikula.

Überwachungsprobleme

Tabelle 7 Ursachen der Überwachungsprobleme

Probleme	Ursache
Fehlendes EKG-Bild	– geringe Empfindlichkeit (Lichtintensitität) – Leckage – falsche Ableitung – defektes EKG-Kabel – defekter Verstärker
Wandernde Grundlinie	– Patient bewegt sich – Muskelzittern – ausgetrocknete Elektroden – falsche Plazierung – Kurzschluß im Patientenkabel und Stromkabel – Wechselstrom
Kleine EKG-Amplitude	– falsche Größenamplitude – falsche Elektrodenplazierung – ausgetrocknete Elektrode – Adipositas, Lungenemphysem, Pneumothorax, Perikardtamponade u. a.
Ständige Herzfrequenzalarmierung	– Alarmfrequenz falsch eingestellt – Patientkabel nicht fest im Monitor – falsche Elektrodenplazierung – defektes Kabel – instabile Grundlinie

Besonderheiten bei Schrittmacherpatienten

➤ Funktionsüberwachung der Schrittmacheraktion.
➤ Alle Monitorableitungen sind geeignet (in der Praxis ist die am günstigsten, bei der der Spike-Schrittmacherimpuls am besten dargestellt wird).
  Störungen:
  – falsche Schrittmacherimpulsinterpretation,
  – „Doppeltzählen".
  Maßnahmen:
  – ggf. andere Ableitung wählen,
  – Frequenzfilter einschalten.

Pflegemaßnahmen

➤ Vermeidung von Hautläsionen.
➤ Alle 48 Stunden Elektroden austauschen (nach dem Waschen Elektrode ggf. mit Datum versehen).
➤ Bei Verunreinigungen und bei Bedarf häufiger.

Monitoring – Elektrokardiogramm

Dokumentation

- Tageskurve:
  - Herzfrequenz,
  - Rhythmus,
  - Schrittmacheraktivität.

Ziel

- Überwachung der Atmung beim Intensivpatienten hinsichtlich der Atemmechanik:
  - Atemfrequenz,
  - Atemzugvolumen,
  - Vitalkapazität,
  - Compliance und Resistance,
  - pulmonaler Gasaustausch.

Monitoring der Spontanatmung

- Atemmodule:
  - kombiniert mit EKG-Modul,
  - einzeln.
- Darstellung einer Atemkurve und digitale Atemfrequenzanzeige auf dem Monitor:
  - Erfassung per Impedanzmessung (d.h. über transthorakale Widerstände bei der In- und Exspiration, sehr störanfällig),
  - falsche Atemfrequenzermittlung bei falscher Elektrodenpositionierung und oberflächlicher Atmung oder Muskelzittern,
  - kein gesicherter Rückschluß auf die Atemtiefe.
- Alarmeinstellung:
  - untere Alarmgrenze als Apnoealarm (z.T. feste Größe),
  - obere Alarmgrenze als Hyperventilationsalarm.

Monitoring bei Beatmungspatienten

- Respiratoren haben eingebaute eigene oder Zusatzmeßgeräte und Alarmfunktionen.
- Vorgewählte Atemparameter müssen mit Respiratorfunktion verglichen werden.
- Effektivitätskontrolle mittels arterieller oder kapillärer Blutgasanalyse (BGA).
- Beatmungsparameter:
  - PEEP
  - Atemzeitverhältnis (Inspiration : Exspiration),
  - Exspiratorisches Atemzugvolumen:
    - Messung mittels eines Spirometers (integriert oder separat)
    - Spirologsensor mindestens 1 mal pro Schicht von Staub und Flüssigkeiten durch kurzfristiges Anglühen reinigen und neu abgleichen;
  - Atemfrequenz:
    Abweichungen der eingestellten AF ergeben sich , wenn der Patient selbst Atemzüge triggert.
- Alarmeinstellung:
  - Stenosealarm:
    - abgeknickter Tubus,
    - Cuffhernie,
    - Sekretverlegung,
    - „Gegenatmen“ des Patienten,
    - Bronchospasmus;

- Diskonnexionsalarm:
  - Diskonnexion,
  - undichter Cuff,
  - Leckage durch Defekte am Schlauchsystem,
  - Extubation;
- inspiratorische O_2-Konzentration:
  - Effektivitätskontrolle durch BGA,
  - ggf. Kontrolle mittels Oxydig (vorher 21% Abgleich)
  - O_2-Abgleich (falls vorhanden).

➤ Temperatur des Inspirationsgases:
- Überprüfung mittels Thermometer im Inspirationsschenkel (tubusnah), angestrebt 32 – 37 °C,
- kalte Atemluft → schlechte Schleimhautanfeuchtung,
- heiße Atemluft → Verbrennungsgefahr.

Pulsoxymetrie

➤ Nichtinvasive Messung der Sauerstoffsättigung und der peripheren Pulsfrequenz.

➤ Prinzip: Sonde besteht aus einer Lichtquelle zweier verschiedener Wellenlängen und einem Detektor:
- infrarotes Licht wird vom Blut unterschiedlich absorbiert und in ein elektrisches Signal umgewandelt (oxygeniertes Hb absorbiert weniger Licht im roten Bereich als desoxygeniertes Hb),
- Meßwert ist proportional zur arteriellen Sauerstoffsättigung.

➤ Lokalisation der Sonde:
- Ohrläppchen, Finger, Zehen, Stirn,
- Meßort regelmäßig wechseln (Gefahr von Druckstellen).

➤ Störquellen:
- schlechte periphere Durchblutung,
- periphere Vasokonstriktion,
- Anämie,
- mangelhafte Fixierung.

Dokumentation

➤ Tageskurve:
- Beatmungsform,
- eingestellte Sauerstoffkonzentration (F_IO_2),
- PEEP,
- Atemzeitverhältnis,
- bei spontanatmenden Patienten Atemfrequenz,
- Sauerstoffsättigung.

➤ Pflegeplan und -bericht:
- Respirator und Tag,
- Wechsel der Schlauchsysteme.

Ziel

- Erkennung von frühzeitigen Temperaturschwankungen.

Material

- Manuell intermittierende Messung mittels:
  - Quecksilberthermometer,
  - elektronischem Thermometer,
  - Thermometermeßstreifen.
- Kontinuierliche Meßgeräte mittels:
  - elektronischer Temperatursonde,
  - Blasenverweilkatheter mit einem in die Katheterwand intergrierten System zur Erfassung und Übertragung der Temperatur,
  - Pulmonaliskatheter.

Lokalisation

- Ösophagus:
  - Plazierung im unteren Drittel des Ösophagus,
  - entspricht der Temperatur des Aortenblutes (Kerntemperatur),
  - Gefahr der Verletzung.
- Rektum:
  - nicht repräsentativ für Kerntemperatur,
  - abhängig von der Schleimhautdurchblutung,
  - Kot als Isolator,
  - Gefahr der Verletzung,
  - Nekrosen bei längerem Liegen.
- Nasopharynx:
  - entspricht der Kerntemperatur,
  - Gefahr des Nasenblutens vor allem bei Hypertonikern und heparinisierten Patienten.
- Leiste (inguinal): in der Regel niedriger als rektal.
- Axilla: in der Regel niedriger als rektal.
- Äußerer Gehörgang:
  - entspricht der Kerntemperatur, wenn sie richtig lokalisiert ist,
  - Gefahr der Trommelfellperforation.
- Harnblase (vesikulär): entspricht der Kerntemperatur.
- A. pulmonalis:
  - invasives Monitoring, Kerntemperatur,
  - kontinuierliche Infusion kalter Lösungen können Temperatur beeinflussen.
- Haut:
  - abhängig von Durchblutungsqualität der Haut,
  - keine Gefahr von Hautschäden oder Verbrennungen,
  - Meßgenauigkeit von Temperatursonden sollten mittels konventioneller Meßmethode überprüft werden.

Monitoring – Temperatur

Dokumentation

- Tageskurve:
  - Temperatur,
  - Art der Messung.
- Pflegeplan und -bericht:
  - Temperaturverhalten, Reaktion des Patienten,
  - Maßnahmen zur Temperaturregulierung.

Ziel

- Kontinuierliche invasive Messung des Blutdruckes zur frühzeitigen und besseren Erkennung von Druckveränderungen.

Material und Vorbereitung

(s. Kap. Arterielle Kanülen)

Nullabgleich

- Druckaufnehmer in Herzhöhe befestigen (Nullpunktbestimmung mittels Thoraxschublehre nach Burri).
- Nullabgleich und Kalibrierung durchführen (Druckaufnehmer), d. h., roten Dreiwegehahn zum Patienten schließen und zur Atmosphäre öffnen. Atmosphärendruck = Nulldruck = 0 mmHg.
- Dreiwegehahn zum Patienten öffnen, zur Atmosphäre schließen.

Überwachungsprobleme

Tabelle 8 Ursachen und Gegenmaßnahmen bei Überwachungsproblemen

Problem	Ursache	Gegenmaßnahme
Druck wird zu niedrig angezeigt	– Kurve gedämpft, da Luftblase oder Gerinnsel im System ist – Kanülenlage (Spitze wandständig) – Druckaufnehmer falsch hoch positioniert – fehlerhafter Druckabgleich	– Blut aspirieren System spülen – ggf. spülen – korrigieren – wiederholen
Druck wird zu hoch angezeigt	– Blut im Druckaufnehmer – Druckaufnehmer falsch niedrig positioniert – fehlerhafter Nullabgleich	– entfernen – korrigieren – wiederholen
Keine Druckkurve	– Wahl des falschen Monitorkanals – offenes Überwachungssystem – Katheter verstopft – Druckaufnehmer defekt	– Kanal wechseln – Leckage beseitigen – Ursache beheben – auswechseln
Invasive Druckmessung stimmt nicht mit Messung nach Riva-Rocci überein	– falsche Druckaufnehmerposition – invasive Messung genauer bei Hypotension, niedrigem HZV und peripherer Gefäßkonstriktion – Schleuderzacke	– korrigieren

Dokumentation

- Tageskurve:
  - systolischer (PS), diastolischer (PD) und mittlerer Druck (PM),
  - mindestens 1 mal stündlich, bei instabilen Kreislaufverhältnissen häufiger.

Monitoring – Zentralvenöser Druck

Ziel

- Erfassung der Rechtsherzfunktion.
- Einschätzung des intravasalen Volumens:
  - Aussagekraft:
    - Hypervolämie, Hypovolämie,
    - Rechtsherzinsuffizienz,
    - Lungenembolie,
    - Obstruktion der V. cava superior,
    - Herzbeuteltamponade;
  - Normalwerte:
    - 6 – 12 cmH_2O = ca. 4 – 8 mmHg (Mitteldruck)
    - 1,36 cmH_2O = 1 mmHg.

Material und Vorbereitung

(s. Kap. Intravasale Katheter).

Durchführung und Nullabgleich

- Flüssigkeitsmanometrie mittels Wassersäule:
  - intermittierende ZVD-Kontrolle,
  - Nullpunktbestimmung mittels Thoraxschublehre nach Burri (Ausrichtung des Nullpunktes auf den rechten Vorhof),
  - Messung in Flachlage, Ausnahmen: Zustände erhöhten Hirndrucks und erhöhter Aspirationsgefahr,
  - Messung glaubhaft, wenn Wassersäule in- und exspiratorische Schwankungen zeigt.
- Eletronische Messung mittels Druckmeßsystem:
  - kontinuierliche Messung möglich,
  - Vorbereitung des venösen Druckmeßsystems (s. Kap. Intravasale Katheter),
  - Referenzpunkt für den Transducer ist der Nullpunkt,
  - Messung in Flachlage, Ausnahmen: Zustände erhöhten Hirndrucks und erhöhter Aspirationsgefahr,
  - Messung glaubhaft bei atemverschieblicher Kurve.

Überwachungsprobleme

Wie bei der arteriellen Druckmessung.

Dokumentation

- Tageskurve:
  - ZVD-Wert,
  - Einheit (cmH_2O oder mmHg).

Indikation

- Linksherzversagen.
- Akutes Lungenversagen.
- Schock
- Sepsis
- Überwachung der medikamentösen Therapie bei schwerer Herzinsuffizienz.

Ziel

- Invasive Messung folgender Parameter mittels Rechtsherzkatheter bzw. Thermodilutionskatheter nach Swan-Ganz:
  - kontinuierlich:
    - pulmunalarterielle Drücke (PAP),
    - zentraler Venendruck (ZVD),
    - zentrale Körpertemperatur;
  - nicht kontinuierlich:
    - pulmonaler Verschlußdruck (POP bzw. PCWP),
    - Herzzeitvolumen (HZV)
    - gemischt-venöse Blutgasanalyse.

Material und Vorbereitung

(s. Kap. Pulmonaliskatheter)

Meßgrößen

- Pulmonal arterial pressure (PAP)

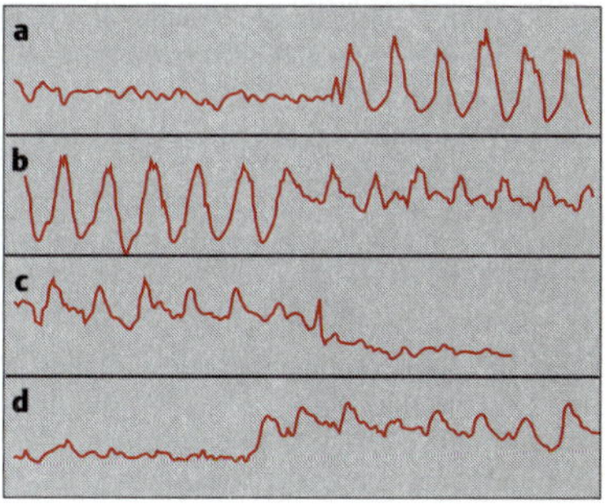

Abb. 15 Typischer Druckkurvenverlauf. a) Rechter Vorhof → re. Ventrikel, b) re. Vetrikel → Pulmonalarterie, c) Pulmonalarterie → Wedge-Position, d) Wedge-Position → Pulmonalarterie (nach Larsen).

  - Normalwerte:
    - systolisch, 15 – 28 mmHg,
    - diastolisch, 5 – 16 mmHg,
    - Mitteldruck, 10 – 22 mmHg.

- Durchführung:
  - Flachlagerung des Patienten,
  - Referenzpunkt für Druckaufnehmer ist Nullpunkt,
  - Nullabgleich und Kalibrierung (s. arterielle Druckmessung),
  - Wahl des richtigen Meßbereiches (entsprechend Niederdrucksystem 30–60 mmHg),
  - pulmonalarterielle Druckkurve muß sichtbar sein.

➤ Pulmonary occlusion pressure (POP): pulmonaler Verschlußdruck (PCWP – pulmonary capillary wedge pressure).
- Bester Parameter für das intravasale Volumen. Es ist möglich, eine Aussage über den LVEDP (linksventrikulärer enddiastolischer Druck) zu machen. Hierzu soll der PEEP kleiner als 10 cm H_2O und ein Mitralvitium ausgeschlossen sein.
- Normalwerte:
  5–16 mmHg diastolischer Druck (PD).
  Der POP wird als diastolischer Wert abgelesen. Bestimmte krankhafte Zustände zeichnen sich dadurch aus, daß POP und pulmonaldiastolischer Druck ungleich sind, z. B. im pulmonalen Hypertonus, bei Mitralinsuffizienz oder im kompensierten hypovolämischen Schock.
- Durchführung (ärztliche Tätigkeit):
  - Flachlagerung,
  - normale Wedge-Kurve besteht, wenn folgende Kriterien erfüllt sind:
    a) Wedge-Position durch Kurvenverlauf muß sichtbar sein,
    b) atemabhängige Schwankungen,
    c) PCWP korreliert günstigstenfalls mit dem LVEDP;
- nach erfolgter Messung und Entblocken des Ballons muß die charakteristische PAP-Kurve sichtbar sein.

➤ Herzzeitvolumen (HZV):
Die Menge Blut, die pro Minute vom rechten Herzen gefördert und durch die Thermodilutionsmethode bestimmt wird.
- Normalwerte:
  6–16 l/min,
  - keine konstante Göße,
  - das HZV ist von vielen Faktoren abhängig, in erster Linie von Körpergröße und -gewicht, deshalb als Cardiac index eingeben.
- Material:
  - HZV-Computer,
  - Katheterkonnektorkabel,
  - Thermistor,
  - gekühlte 5%ige Glucoselösung,
  - blauer Dreiwegehahn, angeschlossen an den proximalen Katheterschenkel vor dem Temperaturfühler mit Katheterkonnektorkabel,
  - 10-ml-Spritzen.
- Durchführung:
- Patientendaten in HZV-Computer eingeben (kg KG und cm),
- 3 mal nacheinander im Abstand von 2 Minuten je 10 ml kalte Lösung im Schuß applizieren,
- gleichzeitig Messung über Fuß- oder Handschalter starten.

- Funktionsprinzip:
  - Indikatorverdünnungsprinzip, d.h. Verdünnung des Kältebolus wird von der Thermistorsonde in der A. pulmunalis gemessen,
    Berechnung des HZV aus der integrierten Verdünnungskurve,
  - mit zunehmendem HZV nimmt die Temperatur in der A. pulmonalis weniger ab, weil die Injektatmenge stärker verdünnt wird,
  - mit abnehmenden HZV wird die Injektatmenge weniger stark verdünnt, die Temperatur an der Thermistorsonde fällt ab.

Überwachungsprobleme

Tabelle 9 Ursachen und Gegenmaßnahmen bei Überwachungsproblemen

Problem	Ursache	Gegenmaßnahme
Druck wird zu niedrig angezeigt	– Kurve gedämpft, da Luftblase oder Gerinnsel im System ist – Katheterlage (Spitze wandständig) – Druckaufnehmer falsch hoch positioniert – fehlerhafter Druckabgleich	– Blut aspirieren System spülen – ggf. spülen – korrigieren – wiederholen
Druck wird zu hoch angezeigt	– Blut im Druckaufnehmer – Druckaufnehmer falsch niedrig positioniert – fehlerhafter Nullabgleich	– entfernen – korrigieren – wiederholen
Keine Druckkurve	– Wahl des falschen Monitorkanals – offenes Überwachungssystem – Katheter verstopft – Druckaufnehmer defekt	– Kanal wechseln – Leckage beseitigen – Ursache beheben – auswechseln
Fortlaufende PCWP-Kurve	– Ballon nicht entleert – falsche Katheterposition	– Kontrolle, Aspirieren – Katheterlage korrigieren
PCWP-Kurve nicht darstellbar	– falsche Katheterposition – rupturierter Ballon	– Korrektur, Ballon aufblasen – kein Widerstand beim Aufblasen, Katheter entfernen
Wechsel im Kurvenbild	– falscher Nullabgleich – falsche Kalibrierung – Verbindungen lose – falsche Katheterlage – tiefe Inspiration des Patienten	– Nullabgleich – Verbindungen prüfen – Röntgenkontrolle
keine Temperaturanzeige	– Thermistor (Katheterspitze) defekt – Katheterkonnektorkabel defekt – Verbindungen lose	– Katheter auswechseln – austauschen – überprüfen

Monitoring – Pulmonaliskatheter

Komplikationen

- Supraventrikuläre und ventrikuläre Extrasystolen beim Einführen des Katheters (Herzstillstand möglich).
- Ballonruptur:
  - wenn Ballon zu stark geblockt wird,
  - poröser Ballon.
- Lungeninfarkt: Katheter zu lange in Wedge-Position (Kurvenkontrolle).
- Gefäßruptur: zu starkes Blocken des Ballons.
- Schädigung der Herzklappen (relativ häufig).
- Katheterknotenbildung beim Einschwemmen.
- Infektion:
  - Endokarditis,
  - Kathetersepsis.
- Thrombose des Katheterführenden Gefäßes.
- Komplikationsmöglichkeiten der Jugularis- oder Subklaviapunktion u. a.

Dokumentation

- Tageskurve:
  - PAP (systolisch-diastolisch),
  - POP (= PCWP entspricht diastolischem Druck).

Ziel

- Voraussetzung zur Errechnung des zerebralen Perfusionsdruckes (CPP).
- Frühzeitiges Erkennen von intrakraniellen Druckanstiegen und -abfällen bei:
  - Schädel-Hirn-Trauma, intrakranieller Blutung (ICB),
  - Hirnödem, Hirntumor, Hydrozephalus.

  Werte:

Normbereich,	0 – 10 mmHg
leicht erhöht,	11 – 20 mmHg
stark erhöht,	21 – 40 mmHg
sehr stark erhöht,	> 40 mmHg

  Besonderheiten:
  - Blutdruck und Atemschwankungen übertragen sich auf den intrakraniellen Druck (ICP),
  - CPP hängt vom ICP ab:
    - Zerebraler Perfusionsdruck (CPP) = MAP – ICP,
    - physiologisch sind 80 mmHg,
    - CPP soll 50 mmHg bei SHT-Patienten nicht unterschreiten, Gefahr der Minderdurchblutung des Gehirns;
  - ICP-Anstieg, z. B. bei Husten, Pressen, pflegerischen Maßnahmen, bei Lagerung mit Abflußbehinderung des Hirnvenenblutes.

Intraventrikuläre Druckmessung

Einführung eines Kunststoffkatheters in das Vorderhorn des Seitenventrikels

- Vorteil: Liquor kann zu diagnostischen und therapeutischen Zwecken entnommen werden.
- Nachteil:
  - Katheterverlegung durch Blut und Gewebe (erschwerte Kurvendarstellung),
  - hohe Infektionsgefahr,
  - Hirngewebsläsionen beim Einführen des Katheters.
- Material:
  - Liquordrainage-Set mit integrierter Druckmessung (Hanni-Set),
  - Druckaufnehmer und -verstärker.
- Nullabgleich:
  - Fixierung des Druckaufnehmers in Höhe des Seitenventrikels (Augenhöhe des Patienten, d. h. Hebel des nachgeschalteten Dreiwegehahns muß in Höhe der ventrikulären Katheterspitze liegen),
  - Entlüften des Drainagesystems mittels NaCl 0,9% oder Liquor,
  - Nullabgleich und Kalibrierung durchführen, d. h. blauen Absperrhahn verschließen, Dreiwegehahn zur Atmosphäre öffnen,
  - roten Absperrhahn verschließen, Dreiwegehahn zum Patienten und blauen Absperrhahn öffnen.

Überwachungsprobleme

Tabelle 10 Ursachen und Gegenmaßnahmen bei Überwachungsproblemen

Problem	Ursache	Gegenmaßnahme
Druck wird zu niedrig angezeigt	– Kurve gedämpft, da Luftblase oder Gerinnsel im System ist – Katheterlage (Spitze wandständig) – Druckaufnehmer falsch hoch positioniert – fehlerhafter Druckabgleich	– Blut aspirieren System spülen – ggf. spülen – korrigieren – wiederholen
Druck wird zu hoch angezeigt	– Blut im Druckaufnehmer – Druckaufnehmer falsch niedrig positioniert – fehlerhafter Nullabgleich	– entfernen – korrigieren – wiederholen
Keine Druckkurve	– Wahl des falschen Monitorkanals – offenes Überwachungssystem – Katheter verstopft – Druckaufnehmer defekt	– Kanal wechseln – Leckage beseitigen – Ursache beheben – auswechseln
Nullabgleich nicht möglich	– falsche Stellung des blauen Dreiwegehahns – System nicht gefüllt – Transducer defekt	– korrigieren – System füllen mittels NaCl 0,9% oder Liquor – auswechseln

Subarachnoidale Druckmessung

Messung der intrakraniellen Drücke über eine suabarachnoidale Schraube.
Vorteil: direkte Messung des Liquordruckes ohne Punktion des Hirnventrikels.
Nachteil:
- hohes Infektionsrisiko,
- hohe Drücke blockieren das Meßsystem.

Epidurale Druckmessung (Spiegelbergsonde)

Über ein frontales Bohrloch wird ein Mini-Transducer direkt zwischen Dura und Knochen geschoben.
Luftkammersystem, d.h. intrakranieller Druck wird über die dünne Wand der Luftkammer auf die Luft in der Kammer übertragen und vom Druckaufnehmer (befindlich im Hirndruckmeßgerät) in elektronische Signale umgesetzt. Angezeigt wird der Mitteldruck, Gerät kalibriert sich selbst.

➤ Material:
- Hirndruckmeßgerät,
- ggf. Verbindungskabel vom Hirndruckmeßgerät zum Patientenmonitor zur Darstellung einer Hirndruckkurve.

Dokumentation

- Tageskurve:
  - Mitteldruck,
  - Lagerung des Patienten.
- Pflegeplan und -bericht.
  - Art der Druckmessung,
  - Lagerung des Patienten.

Mikrobiologisches Monitoring

Organisation

- Häufigkeit der mikrobiologischen Abnahmen:
  - richtet sich nach der Patientenklientel und nach dem Krankheitsbild,
  - Routineabnahmen,
  - Neuaufnahme.
- Routineabnahmen:
  - Die Abnahmen werden in den frühen Morgenstunden durchgeführt. Die Lagerungszeit auf Station sollte möglichst kurz sein. Dabei sind die Regeln der Asepsis streng zu beachten:
    - Händedesinfektion,
    - Tragen von Einmalhandschuhen,
    - ggf. Tragen von sterilen Handschuhen (Liquor);
  - Abnahme folgender Untersuchungsmaterialien beim Patienten:
    - Bakteriologie und Mykologie:
      a) Trachealsekret,
      b) oraler Abstrich,
      c) Urin;
    - individuell – Bakteriologie und Mykologie:
      a) Wundabstriche,
      b) Liquor aus liegender externer Drainage,
      c) Sekrete aus liegenden Drainagen;
    - Mykologie:
      a) rektaler Abstrich,
      b) vaginaler Abstrich,
      c) Candida- und Aspergillentiter (5 ml Vollblut).
- Neuaufnahmen:
  alle mikrobiologischen Untersuchungen werden sofort in der ersten Nacht abgenommen.
- Kontrollmaßnahmen außerhalb der Routine:
  - Blutkulturen,
  - Katheterspitzen,
  - Liquor (Lumbalpunktion),
  - Virusdiagnostik.

Untersuchungsmaterial

Untersuchungsmaterial:	Transportmedien:
Trachealsekret	Hygieneabsaugset
Urin	sterile Monovette Uricult-Nährmedium
Stuhl	Proben- und Versandröhrchen aus Kunststoff mit Schraubverschluß
Wundsekret	Transportmedium
Blutkultur	Blutkulturflasche aerob Blutkulturflasche anaerob
Blut für Serologie	5-ml-Monovette
Liquor	sterile Monovette Bouillon
Abstriche	Transportmedium
Katheterspitzen	Bouillon

- Lagerung der Untersuchungsmaterialien:
  - Kühlschrank (4 °C)
    - Material, in dem Erreger zu erwarten sind und in dem ein unkontrolliertes Wachstum bzw. Überwucherung durch pathogene Mikroorganismen zu vermeiden ist.
    - Material zur Keimzahlbestimmung:
      a) Trachealsekret
      b) Urin
      c) Abstriche
      d) Stuhlproben,
      e) Blut (Serologie),
      f) Liquor nativ,
      g) Pleurasekrete,
  - Wärmeschrank (37 – 38 °C):
    - steriles Material
      a) Blutkulturen
      b) Katheterspitzen in Bouillon
      c) Liquor in Bouillon

Trachealsekret

- Patienten: alle intubierten und tracheotomierten Patienten.
- Zeitfaktor:
  - in regelmäßigen Zeitabständen, z. B. 2 mal wöchentlich,
  - bei bronchopneumonischer Infektion täglich,
  - in den frühen Morgenstunden,
  - vor der nächsten Gabe eines Antibiotikums,
  - ggf. Schnelldiagnose durch Gram-Präparat.
- Abnahmetechnik:
  - Auffangen während des Absaugvorganges mit zwischengeschaltetem Absaugset plus integriertem Auffangröhrchen (ggf. mit NaCl 0,9% nachspülen),
  - Trachealsekret nicht bei der Extubation gewinnen,
  - aseptisches Vorgehen wie bei endotrachealer Absaugung,
  - Verschlußkappe steril handhaben,
  - bei einer Bronchoskopie gezielte Gewinnung von Sekreten, (bronchoalveoläre Lavage, immer Gram-Färbung anfertigen lassen).

Mikrobiologisches Monitoring

Urin

- Patienten:
  - Patienten mit liegendem Blasenverweilkatheter oder suprapubischem Katheter,
  - Patienten, die „einmalkatheterisiert“ werden.
- Zeitfaktor:
  - in regelmäßigen Zeitabständen, z. B. 2 mal wöchentlich,
  - täglich bei klinischem Verdacht auf Harnwegsinfekt,
  - in den frühen Morgenstunden,
  - vor der nächsten Antibiotikagabe.
- Abnahmetechnik:
  - durch Punktion mit steriler Urinmonovette und 12er Kanüle aus der blasenkatheternahen Punktionsstelle des geschlossenen Harnableitungssystems,
  - vorher die Punktionsstelle mit Hautdesinfektionsmittel desinfizieren, Einwirkzeit von 30 Sek.

Blutkulturen

- Patienten:
  - Patienten mit unklarem Fieberanstieg,
  - Verdacht auf Sepsis,
  - Verdacht auf Meningitis,
  - Verdacht auf Pneumonie,
  - während Pausen der antibiotischen Therapie (24 Std.), vor der nächsten Antibiotikagabe 3 mal je 1 Blutkulturflasche (aerob, anaerob) abnehmen,
  - Patienten mit Endokarditisverdacht 6- bis 8 mal je 2 Blutkulturflaschen abnehmen.
- Zeitfaktor:
  - vor der nächsten Gabe eines Antibiotikums,
  - möglichst im Temperaturanstieg.
- Abnahmetechnik:
  - 2 mal 8 – 10 ml / Nährmedium (aerob / anaerob),
  - Punktion einer peripheren Vene,
  - aus arteriellem Zugang nur bei einer Liegedauer bis 24 Std.,
  - vorher mit Hautdesinfektionsmittel desinfizieren,
    Einwirkzeit von 30 Sek.,
  - Gummistopfen der Blutkulturflaschen ebenfalls mit Hautdesinfektionsmittel desinfizieren,
  - korrekte Beschriftung (Name des Patienten, Geburtsdatum, Abnahmedatum und -uhrzeit),
  - Blutkulturen nicht aus liegenden zentralvenösen Kathetern oder peripheren Kanülen entnehmen.

Blut für Candida-Antikörper-Bestimmungen

- Patienten: Alle Patienten.
- Zeitfaktor:
  - in regelmäßigen Zeitabständen. z. B. 1 mal wöchentlich,
  - kein strikter Zeitplan (morgens),
  - bei Pilzinfektionen 2 mal wöchentlich.
- Abnahmetechnik:
  - in Serum-Monovette 5 ml Blut abnehmen,
  - aus liegender arterieller oder venöser Kanüle,
  - Venenpunktion.

Blut für serologische Untersuchungen

- Patienten: Verdachtsfälle mit entsprechendem Krankheitsbild (z. B. Virusmeningitis)
- Zeitfaktor:
  - nach Anordnung,
  - kein strikter Zeitplan (morgens).
- Abnahmetechnik:
  - 5 – 10 ml Blut in eine sterile Monovette,
  - aus arteriellem oder venösem Verweilkatheter,
  - Punktion einer peripheren Vene.

Oraler Abstrich

- Patienten: Alle Patienten.
- Zeitfaktor:
  - in regelmäßigen Zeitabständen, z. B. 2 mal wöchentlich,
  - vor der Mundpflege.
- Abnahmetechnik:
  - Abnahme mit Tupferapplikator,
  - keine antiseptischen Lösungen vor der Abnahme benutzen.

Wundabstriche:

- Patienten:
  - intraoperativ (z. B. Peritonitis),
  - Tracheostomawunden,
  - Bauchdrainagen,
  - nässende Operationsnaht,
  - Dekubitalulzera.
- Zeitfaktor:
  - in regelmäßigen Zeitabständen, z. B. 2 mal wöchentlich,
  - in Kombination mit der Patientenwaschung und allgemeinen pflegerischen Maßnahmen (z. B. Wechsel der Kolostomiebeutel).
- Abnahmetechnik:
  - aus der Tiefe der Wunde,
  - erste Eiterportion wegwischen, dann Abnahme der Probe mit Applikator und sofort in das Transportmedium einführen,
  - vorher keine Spülung mit antiseptischen Lösungen (z. B. PVP-Jod),
  - bei Gasbrandverdacht außer Abstrich auch Gewebeprobe einschicken.

Mykologische Abstriche (rektaler/vaginaler Abstrich)

- Patienten: Alle Patienten.
- Zeitfaktor:
  - in regelmäßigen Zeitabständen, z. B. 2 mal wöchentlich,
  - in den frühen Morgenstunden (kein strikter Zeitplan).
- Abnahmetechnik: Abnahme mit Tupferapplikator.

Sekret

- Untersuchungsmaterial:
  - Pleurasekret,
  - Thoraxdrainagesekret.
- Patienten:
  - Patienten mit Pleuraerguß,
  - bei liegender Thoraxdrainage.
- Zeitfaktor:
  - in regelmäßigen Zeitabständen, z. B. 2 mal wöchentlich bei liegender Drainage,
  - täglich bei Verdacht auf Pleuraempyem, Zustand nach Lungenresektion oder Zwerchfellhernienverschluß,
  - in den frühen Morgenstunden.
- Abnahmetechnik:
  - Punktion des Thoraxdrainage-Schlauches (nur bei Einmalsystemen),
  - vorher Desinfektion mit alkoholischem Hautdesinfektionsmittel Einwirkzeit von 30 Sek.,
  - mit steriler Monovette und 12er-Kanüle ca. 10 ml Sekret entnehmen,
  - nativ einschicken,
  - bei Verdacht auf Pleuraempyem Gram-Präparat anfertigen lassen,
  - vor der nächsten Antibiotikagabe.

Liquor

- Patienten:
  - Patienten mit Verdacht auf Meningitis oder Enzephalitis,
  - bei liegender Liquordrainage.
- Zeitfaktor:
  - in regelmäßigen Zeitabständen, z. B. bei liegender Drainage 2 mal wöchentlich,
  - täglich bei Meningitis,
  - direkt vor dem Transport mikrobiologische Untersuchung (Labor),
  - vor der nächten Antibiotikagabe.
- Abnahmetechnik:
  - Aspiration von 2 ml Liquor in sterile Monovette,
  - sterile Handschuhe tragen und sterile Tupfer unterlegen,
  - Injektstopfen vorher mit alkoholischem Hautdesinfektionsmittel desinfizieren, Einwirkzeit von 30 Sek.,
  - sofort zur mikrobiologischen Untersuchung schicken, Gram-Präparat anfertigen lassen,

- ggf. 2 ml Liquor zusätzlich sofort ins Landesuntersuchungsamt schicken zum elektronenmikroskopischen Virusnachweis
  (ist sofortiger Transport nicht möglich, für kurze Zeit im Eisfach des Kühlschranks lagern).

Stuhl

- Patienten: Patienten mit unklarer Diarrhoe.
- Zeitfaktor: kein strikter Zeitplan.
- Abnahmetechnik:
  - erbsengroße Probe,
  - frisches Steckbecken benutzen (ohne Desinfektionsmittelreste).

Katheterspitzen

- Untersuchungsmaterial:
  - jede Spitze eines arteriellen, zentralvenösen und pulmonalarteriellen Katheters,
  - Thoraxdrainagespitzen (bei längerer Liegedauer).
- Zeitfaktor: bei Entfernung.
- Abnahmetechnik:
  - steril gewonnene Katheterspitze in Bouillon geben,
  - vorher alkoholische Hautdesinfektion,
  - Katheter langsam zurückziehen (Emboliegefahr),
  - mit steriler Schere abschneiden.

Dokumentation

- Tageskurve: Blutkulturabnahmen.
- Pflegeplan und -bericht: Hygienemonitoring.

Laborparameter

Indikation

- Beurteilung der Funktion verschiedener Organsysteme

Blutgasanalyse (BGA)

- Beurteilung des Gasaustausches von Sauerstoff und Kohlendioxid sowie des Säure-Basen-Haushaltes.
  - Möglichkeiten:
    - arterielle BGA,
    - kapilläre BGA,
    - venöse und zentralvenöse BGA,
    - pulmonalarterielle BGA.
- Arterielle BGA:

Parameter:		Referenzbereich:
pH	negativer dekadischer Logarithmus der Wasserstoffionenkonzentration	7,36 – 7,44
P_aCO_2	Kohlensäurespannung = Partialdruck des physikalisch im Blut gelösten Kohlendioxids	36 – 44 mmHg
P_aO_2	Sauerstoffspannung = Partialdruck, unter dem Sauerstoff im Blut gelöst ist	70 – 100 mmHg
BE	Base excess = Basenüberschuß, Menge an starker Base oder Säure, die pro Liter Blut zugesetzt wird, um die mit Null festgesetzten Werte zu erreichen	-2,5 – + 2,5 mmol/l
HCO_3	aktuelles Bicarbonat = berechneter Wert aus respiratorischen und metabolischen Faktoren	22 – 28 mmol/l
S_aO_2	Sauerstoffsättigung = Anteil des Oxyhämoglobins am Gesamthämoglobin	95 – 97 %

Hämatologie

Parameter:		Referenzbereich:
Hämoglobin:	Männer	14 – 18 g/dl
	Frauen	12 – 16 g/dl
Hämatokrit	Männer	42 – 52 %
	Frauen	37 – 47 %
Erythrozyten		3,9 – 5,9 x 10^6/µl
Leukozyten		4000 – 10000/µl
Thrombozyten		150000 – 350000/µl

Gerinnungsstatus

Parameter:	Referenzbereich:
Thromboplastinzeit (Quick)	70 – 100 %
Partielle Thromboplastinzeit	28 – 40 Sek.
Thrombinzeit	16 – 20 Sek.
Fibrinogen	170 – 410 mg/dl

Serumchemie

- Funktionsdiagnostik:
  - Leberchemie:
    - Immunglobuline,
    - Eiweißstoffwechsel: Gesamteiweiß, Elektrophorese
    - Gallenfarbstoff: Gesamtbilirubin, direktes Bilirubin,
    - Serumenzyme: Transaminasen, GLDH, LDH, alkalische Phosphatase, γ-GT, LAP, Cholinesterase,
    - Lipidstoffwechsel: Cholesterin
    - Gerinnungsfaktoren.
  - Nierenchemie
    - Harnstoff (Endprodukt des Eiweißstoffwechsels),
    - Harnsäure (Endprodukt des Purinstoffwechsels),
    - Kreatinin (Produkt des Muskelstoffwechsels).
  - Herzenzyme:
    CK, CK-MB, LDH, α-HBDH, GOT.

Parameter:		Referenzbereich:
Natrium		132 – 155 mmol/l
Kalium		3,5 – 5,2 mmol/l
Calcium		2,1 – 2,9 mmol/l
Chlorid		96 – 107 mmol/l
Phosphat		2,5 – 4,5 mg/dl
Glucose		70 – 110 mg/dl
Harnsäure:	Männer	7,0 mg/dl
	Frauen	6,0 mg/dl
Harnstoff		24 mg/dl
Kreatinin		1,2 mg/dl
Eiweiß		6,6 – 8,7 g/dl
Eiweißelektrophore:	Albumine	58,5 – 70,0%
	1-Globuline	1,72 – 4,2%
	2-Globuline	5,3 – 11,5%
	β-Globulin	8,2 – 13,4%
	α-Globulin	11,5 – 19,8%
Bilirubin; gesamt		1,0 mg/dl
Bilirubin; direkt		0,25 mg/dl
GOT (AST)	Männer	18 U/l
	Frauen	15 U/l
GPT (ALT):	Männer	22 U/l
	Frauen	17 U/l
γ-GT:	Männer	28 U/l
	Frauen	18 U/l
Alkalische Phosphatase		170 U/l
LDH		240 U/l
GLDH:	Männer	4 U/l
	Frauen	3 U/l
PCHE		3000 – 9000 U/l
LAP		11 – 35 U/l
Aldolase		3,5 U/l
Cholesterin		200 mg/dl
Triglyceride		150 mg/dl

Laborparameter

α-Amylase		120 U/l
Lipase		190 U/l
α-HBDH		140 U/l
CK:	Männer	10–80 U/l
	Frauen	10–70 U/l
CK-MB		10 U/l

Spezielle Serumchemie

Parameter:	Referenzbereich:
Ammoniak	80 μg/dl
Lactat	1,0–1,8 mmol/l

Urinuntersuchung

- Urinstatus mit Teststreifen:
  - Normalwerte:
    - pH > 6,
    - Eiweiß 0,
    - Glucose 0,
    - Keton 0,
    - Blut 0,
    - Nitrit 0,
    - spezifisches Gewicht 1015–1030.
- Sammelurin (24 Std.):

Parameter:		Referenzbereich:
Osmolarität		500–800 mosm/l H_2O,
Elektrolyte:	Natrium	40–140 mmol/l,
	Kalium	40–120 mmol/l,
	Chlorid	40–140 mmol/l,
Kreatinin (Kreatinin-Clearance)		0,4–3,5 g/24 Std.

Liquor

- Normalwerte:
  - pH, 7,29–7,33
  - Zellgehalt, 0/3 - 12/3
  - Eiweiß, 20–45 mg%
  - Glucose (2/3 des Blutzuckers): 45 - 70 mg%
  - Chlorid, 680–760 mg%/118 - 132 mmol/l
  - Lactat, 0,75 mmol/l

Vorbereitung

Vorbereitung wird vom pflegerischen Nachtdienst durchgeführt

- Standardabnahmegefäße:
  - Serum, 5 – 10 ml Serum-Monovette,
  - Blutbild:
    - HB, HK, Ery, 2,7 ml Citrat-Monovette,
    - Diff.-BB, 3 ml Citrat-Monovette,
  - Gerinnung, 3 ml Citrat-Monovette,
  - Blutgase, 2 ml Lithium-Heparinat-Monovette,
  - Plasma / Heparinblut, 10 ml Lithium-Heparinat-Monovette,
  - Lactat, 2,7 ml Natriumfluorid-Monovette,
  - Liquor, 10 ml Kunststoffröhrchen,
  - Sammelurin, 10 ml Kunststoffröhrchen.
- Richten der jeweiligen Monovetten, Etikettieren und Beschriften der dazugehörigen Begleitscheine für das Zentrallabor:
  - Ausfüllen des Anforderungsformulars und Probenidentifikation,
  - gebräuchlichste Anforderungsformulare:
    Basisdiagnostik, Farbe: lila,
    Eilfall / Notfall, Farbe: rot,
    Medikamente / Toxikologie, Farbe: hellgelb,
    Blutgruppen / Kreuzproben, Farbe: schwarz,
    Endokrinologische Labordiagnostik, Farbe: blau,
  - Bekleben mit dem großen Patientenetikett zur Patientenidentifikation und dem kleinen Etikett mit Telefonnummer des Einsenders und Kurzbezeichnung der Abteilung:
    - Markieren der gewünschten Untersuchung mit Bleistift in dem dafür vorgesehenen Markierungsfeld,
    - Probenidentifikation mit den kleinen Doppeletiketten:
      Doppeletikett enthält Patientennamen, Geschlecht, Geburtsdatum, Aufnahmenummer, patientenspezifische Probensequenznummer,
    - der mit „P" gekennzeichnete Teil wird auf das Abnahmegefäß in Längsrichtung geklebt; der mit „A" gekennzeichnete Teil in das blaue Feld des Analyseblocks im Anforderungsformular.

Durchführung

- Blutentnahme wird vom ärztlichen Personal durchgeführt.
- Abnahmeröhrchen mit Begleitscheinen werden vom Hol- und Bringdienst in das jeweilige Labor gesandt.

Endotracheale Intubation

Indikation

Die hier erwähnten Indikationen beziehen sich auf das Fachgebiet der Intensivmedizin.

- Respiratorische Insuffizienz (maschinelle Beatmung erforderlich).
- Jede Notfallsituation, die mit einer Insuffizienz des kardiopulmonalen Systems vergesellschaftet ist.
- Schutz vor Aspiration.
- Absaugen des Tracheobronchialsekrets.

Arten der Intubation

- Orotracheal:
  - Vorteile:
    - einfach und schnell durchführbar,
    - kein nasales Trauma
    - großes Tubuslumen möglich;
  - Nachteile:
    - unangenehm für den wachen Patienten,
    - Beißschutz erforderlich,
    - Mundpflege oft nur eingeschränkt möglich,
    - Dislokationsgefahr.
- Nasotracheal:
  - Vorteile:
    - angenehmer für den Patienten,
    - bessere Mundpflege,
    - sichere Fixierung des Tubus möglich,
    - orale Nahrungsaufnahme möglich;
  - Nachteile:
    - Verletzungen im Nasenbereich,
    - Sinusitis, Druckulzera,
    - Einschränkungen in der Auswahl der Tubusgröße,
    - kein Doppellumentubus möglich.

Endotrachealtuben

- **Magill-Tubus:**
  - Material: Weichgummi oder Kunststoff.
  - Besonderheiten:
    - leicht gekrümmt,
    - mit und ohne Blockmanschette.
  - Größe:
    - Frauen: 7,5 – 8,0 mm ID (Innendurchmesser),
    - Männer: 8,0 - 8,5 mm ID,
    - Kinder: Umrechnungsformel nach Cole (ID in mm)

$$\frac{18 + \text{Lebensalter} - 2}{4}$$

- **ONK-Tubus = Oxford-Non-Kinking-Tubus:**
  - Material: Gummi.

- Besonderheiten:
  - vorgeformter Tubus mit gummibeschichtetem Führungsstab (einseitige Intubation aufgrund der Kürze des Tubus nicht möglich),
  - Anwendung bei schwieriger Intubation,
  - nur orotracheale Intubation möglich,
  - wichtig: frühzeitige Umintubation.

➤ **RAE-Tubus:**
- Material: PVC.
- Besonderheiten: vorgeformt; entweder oral zum Kinn ableitend oder nasal zur Stirn ableitend.

➤ **Doppellumen-Tubus = Robertshaw-Tubus**

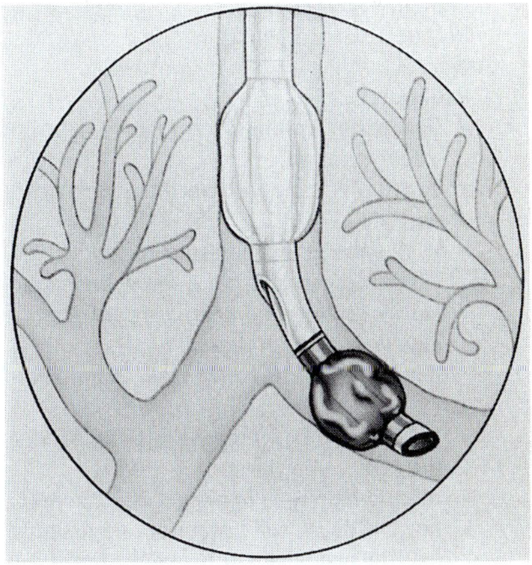

Abb. 16 a: Broncho-Cath-3-Tubus linksseitig (aus: intensiv 4 1993 143)

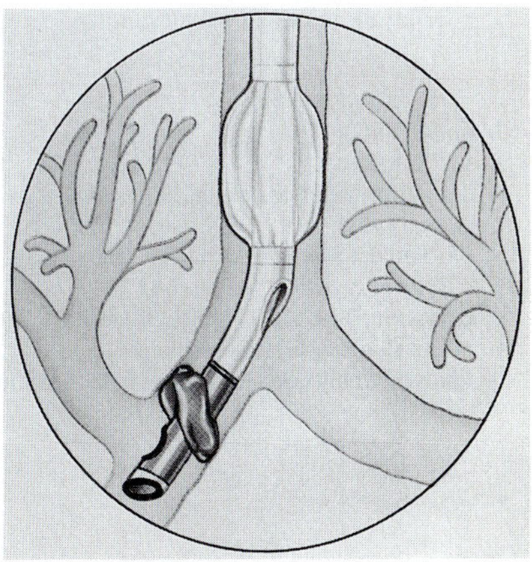

Abb. 16 b: Broncho-Cath-3-Tubus rechtsseitig (aus: intensiv 4 1993 143)

- Material: PVC
- Besonderheiten:
  - doppellumiger Tubus für eine seitengetrennte Beatmung der rechten und linken Lunge (bei dem rechtsseitigen Tubus ist am bronchialen Tubusabschnitt eine zusätzliche Perforation zur Belüftung des rechten oberen Lungenlappens),
  - proximale Blockmanschette liegt in der Trachea, eine distale Blockmanschette in einem Hauptbronchus,
  - nur orotracheale Intubation möglich,
  - Carlens-Schloß (Verschluß- bzw. Öffnungsmechanik) bereitlegen,
  - absolut sichere Fixierung, da Gefahr der schnellen Dislokation.

  Größe:
  Frauen: 35/37 French,
  Männer: 39/41 French.

➤ **Cuff:**
- Funktion:
  - luftdichter Abschluß zwischen Trachealwand und Tubus zur Vermeidung von Aspiration,
  - zur Applikation positiver Atemwegsdrücke.
- Arten:
  - High volume low pressure cuff:
    Niederdruckmanschette mit zylindrischem Cuff (am besten für die Langzeitintubation und Beatmung geeignet),
  - Low volume high pressure cuff:
    der Cuff hat eine runde bzw. ovaläre Form mit hohem Auflagedruck (z. B. ONK-Tubus),
  - Tuben ohne Druckmanschette für Kinder bis zum 6. – 8. Lebensjahr.
- Cuffdruck:
  - niedrig halten, in der Regel 20 - 25 cm H_2O,
  - der Cuffdruck soll unter dem Perfusionsdruck der Schleimhautkapillaren der Trachea liegen, sonst kommt es zur Ausbildung von Nekrosen und Ulzerationen,
  - Kontrolle mit Cuffdruckmesser.

Laryngeale Maske

➤ Material: PVC.

➤ Besonderheiten:
- Sonderform der Maskennarkose, Maske mit Manschette und tubusähnlichem Ansatz,
- Blocken der Manschette nach Plazierung im Larynx (Ösophagus wird verschlossen),
- Beatmung über tubusähnlichen Ansatz,
- kein sicherer Aspirationsschutz,
- Manschettendruckmessung bei tiefer Sedierung.

Material zur Intubation

- Handbeatmungsmöglichkeiten (Narkosegerät, Ambu-Beutel mit O_2-Quelle) und betriebsbereiten Respirator.
- Funktionstüchtige Absauganlage und Absaugkatheter.
- Laryngoskop:
  - Spatel,
  - Lichtquelle,
  - Griff und Batterie.
- Spatel:
  - gerade (Miller-Spatel, Foregger-Spatel),
  - gebogen (Macintosh).
- Endotrachealtubus vorbereiten, zusätzlich einen kleineren und einen größeren Tubus bereitlegen:
  - Tubusvolumen silikonisieren,
  - Cuff auf Dichtigkeit überprüfen.
- Blockerspritze:
  - Kinder: 5-ml- bis 10-ml-Spritze,
  - Erwachsene: 20-ml-Spritze.
- Cuffdruckmeßgerät.
- Führungsstäbe:
  - für die orale Intubation, da der Tubus entsprechend vorgeformt werden kann,
  - Spitze muß mit dem Tubusende abschließen (Verletzungsgefahr).
- Beißschutz (Platte, Spatel aus Holz).
- Für die nasale Intubation gefäßverengende Nasentropfen, z. B. Nasivinetten, Otriven.
- Magill-Zange.
- Guedel-Tuben.
- Maske (Rendell-Baker nur für Kinder oder Dräger Medic Maske).
- Lokalanästhetika: Spray oder Gel, z. B. Xylocain.
- Fixiermaterial (Band, Mullbinde).
- Medikamente zur Intubation nach Rücksprache mit dem Arzt.

Vorbereitung des Patienten

- Information des Patienten soweit möglich (Notfallsituation)
- Patienten nüchtern lassen:
  - Magensaft absaugen,
  - Sondenkost absetzen,
  - bei vollem Magen Crushintubation.
- Zahnprothese herausnehmen.
- Lagerung des Patienten in optimierter Jackson-Position (Schnüffelposition bzw. Oberkörperhochlage).
- Bereitstellung der Materialien auf einem Arbeitstisch.
- Kreislaufmonitoring, Systolenton, Pulsoxymetrie.

Endotracheale Intubation

Durchführung

- Die Intubation ist ärztliche Tätigkeit.
- Pflegerische Assistenz:
  - Bereitstellen der Materialien / Funktionskontrolle,
  - Maskenbeatmung, soweit möglich,
  - Anreichen der Materialien,
  - schnelles Blocken des Cuffs nach Intubation,
  - bei Crushintubation Krikoiddruck (erst nach gesicherter endotrachealer Intubation lösen),
  - Überwachung und Beobachtung des Patienten (Vitalzeichenkontrolle),
  - Röntgenkontrolle.
- Pflegerische Tätigkeit:
  - sichere Fixierung des Tubus,
  - Cuffdruckkontrolle, bei liegendem Tubus 1 mal pro Schicht,
  - Einführungstiefe des Tubus markieren, im Pflegebericht dokumentieren,
  - Auskultation des Thorax, besonders bei Manipulation am Tubus.

Komplikationen

- Während der Intubation:
  - Aspiration von Mageninhalt und Fremdkörpern,
  - Hypoxie,
  - ösophageale Intubation,
  - endobronchiale Intubation,
  - Beschädigung der Zähne,
  - Verletzung der Schleimhaut (z. B. Nasenbluten),
  - Reflexstimulation (Vagus, Sympathikus, Rückenmarkreflexe).
- Bei liegendem Tubus:
  - Verlegung der Atemwege (Anliegen an der Trachealwand, inkrustiertes Sekret),
  - einseitige Ventilation (endobronchiale Tubusfehllage),
  - Cuffhernie.
- Spätkomplikationen:
  - Ulzerationen,
  - Sinusitis,
  - Fistelbildungen zwischen Trachea und Ösophagus,
  - Trachealstenosen,
  - Tracheomalazie.

Dokumentation

- Tageskurve.
- Pflegeplan und -bericht:
  - Tubusart,
  - Markierung zur Lagetiefe,
  - Liegedauer,
  - Cuffdruck.

Möglichkeiten

- Intubation:
  - oral-nasal,
  - nasal-oral,
  - oral-oral,
  - nasal links / nasal rechts und umgekehrt.

Vorbereitung für die nasale Umintubation

Siehe Endotracheale Intubation, zusätzlich:
- Reinigen des Nasen-Rachen-Raumes, ggf. mit NaCl 0,9% spülen
- Absaugen des Nasen-Rachen-Raumes.
- Gefäßverengende Nasentropfen.
- Entblockung des Cuffs und gezieltes endotracheales Absaugen.

Durchführung

Siehe Endotracheale Intubation, zusätzliche pflegerische Assistenz:
- Entfernung des oralen Tubus, wenn nasotrachealer Tubus bis in den Nasen-Rachen-Raum vorgeschoben wurde
- Cuffkontrolle nach Passage des unteren Nasenganges im Oropharynx.
- Nach Tubusplazierung Cuff blocken.
- Zunächst manuelle Beatmung.
- Auskultation.

Dokumentation

- Tageskurve.
- Pflegeplan und -bericht:
  - Tubusart,
  - Lokalisation,
  - Markierung zur Lagetiefe,
  - Liegedauer,
  - Cuffdruck.

Endotracheale Intubation – Extubation

Vorbereitung

- Blutgasanalyse vor Extubation.
- Information des Patienten.
- Ggf. Patient in Oberkörperhochlage bringen.
- Materialien und Medikamente zur Reintubation bereitstellen.
- O_2-Quelle bereitstellen (O_2-Quelle, Maske, Schlauchsystem).
- Präoxygenierung mit 100% Sauerstoff.

Durchführung

- Absaugen von Magensaft, Nasen-Rachen-Raum und Mundbereich zur Aspirationsprophylaxe.
- Unter sterilen Kautelen endotracheal absaugen.
- Tubus entblocken und zurückziehen unter gleichzeitigem Absaugen.
- Patienten auffordern zum Abhusten.
- O_2-Gabe über die Sauerstoffmaske.
- Beobachtung des Patienten nach der Extubation:
  - Atemmechanik, Atemfrequenz,
  - Hautfarbe,
  - Bewußtseinslage,
  - Vitalzeichen.
- Hilfestellung nach der Extubation:
  - Tracheobronchialtoilette,
  - Aspirationsprophylaxe (Oberkörperhochlagerung, Magensaftableitung),
  - unterstützende Maßnahmen zur Förderung der Atmung.

Komplikationen

- Laryngospasmus.
- Heiserkeit, Aphonie.
- Kehlkopfödem.
- Aspiration.

Dokumentation

- Tageskurve.
- Pflegeplan und -bericht:
  - Tracheobronchialtoilette,
    Abhustentraining, ggf. blindes endotracheales Absaugen durch die Nase,
  - Beschaffenheit des Trachealsekrets,
  - Atemmechanik,
  - unterstützende Maßnahmen.

Definition

Durch die Tracheotomie wird die Luftröhre im vorderen Halsbereich operativ eröffnet und anschließend kanüliert.
Eine Alternative zum operativen Eingriff ist die Bougierungstracheotomie.

Indikation

- Nach erschöpfter prolongierter Intubation.
- Bei Kehlkopfverletzungen.
- Bei Erkrankungen im oberen Respirationstrakt, z. B. Larynxkarzinom, Trachealstenosen, Laryngektomie.
- Bei voraussichtlicher längerfristiger respiratorischer Insuffizienz mit kompliziertem Weaning vom Beatmungsgerät.

Vor- und Nachteile

- Vorteile:
  - größere Tubuslumina verwendbar,
  - kurze Tuben (Totraumverkleinerung um 50% und verringerter Atemwegswiderstand),
  - gute Fixiermöglichkeit,
  - Bronchialtoilette besser möglich,
  - bessere Mundpflege durchführbar,
  - orale Nahrungsaufnahme erleichtert,
  - sprachliche Kommunikation möglich,
  - kein Larynxschaden.
- Nachteile
  - operativer Eingriff,
  - Narbenbildung.

Technik

- Tracheotomie:
  - obere Tracheotomie: Resektion des 2. oder 3. Knorpelrings der Trachea,
  - mediane Tracheotomie: Resektion in Höhe des 3. oder 4. Trachealrings (bevorzugte Methode),
  - untere Tracheotomie: Resektion des 4. und 5. sowie 6. Knorpelrings.
- Koniotomie:
  - Noteingriff bei akuter Erstickungsgefahr,
  - Punktion des Lig. cricothyreoideum (Bandverbindung zwischen Schild- und Ringknorpel),
  - Möglichkeiten:
    - Fertigset im Gebrauch: Mini-Trach,
    - großlumige Venenkanülen 13 G, 14 G,
    - einzig passender Konnektor für die Luftzufuhr über Ambu-Beutel ist der Konus eines Tubus mit 3,5 mm ID.

Trachealkanülen

➤ **Silberkanüle:** für den spontanatmenden Patienten Innenkanüle in Gebrauch.

➤ **PVC-Tuben:**
- Besonderheiten:
  - anatomisch vorgeformt mit Tracheostomawinkel zwischen 90 und 110 Grad,
  - werden über einen Mandrin eingeführt,
  - Fixierung mittels variabel einstellbarem Befestigungsflansch, z.B. „Tracheoflex" (Fa. Rüsch) aus elastischem Walzstahl mit PVC-Überzug, dadurch variablen Tracheostomawinkel, Fixierplatte läßt sich an jeder Stelle der Kanüle fixieren.

➤ **Sprechkanülen:**
- Besonderheiten:
  - z.B. Pittsburgh-Kanüle:
  - ermöglicht das Sprechen durch Zufuhr von Luft (an einem Gasflußspender anschließen) über ein zusätzliches Lumen in der Tubuswand oberhalb des Cuffs in den subglottischen Raum,
  - Komplikationen:
    a) Hautemphysem,
    b) Luftzufuhr kann vom Patienten als unangenehm empfunden werden.

➤ **Doppellumige Trachealkanüle:**
- Material: PVC.
- Besonderheiten:
  - High-volume-low-pressure cuff,
  - doppellumige Trachealkanüle für eine seitengetrennte Beatmung der rechten und linken Lunge,
  - proximale Blockmanschette liegt in der Trachea, eine distale Blockmanschette in einem Hauptbronchus,
  - wegen der besseren Plazierbarkeit überwiegende Anwendung einer linksseitigen Kanüle,
  - Carlens-Schloß (Verschluß- bzw. Öffnungsmechanik) bereitlegen,
  - absolut sichere Fixierung, da Gefahr der schnellen Dislokation.

➤ **Resinilkanüle:**
- Besonderheiten:
  - Erhalten des Tracheostomas bei Patienten, die nicht mehr beatmet werden müssen,
  - Absaughilfe.

Material

- Operationslampe.
- Absaugeinheit, Operationssauger.
- Abfalleimer, Abwurf bereithalten.
- Für Ablagefläche sorgen.
- Ggf. Sterilgut bereithalten.
  - Mundschutz,
  - Hauben,
  - Kittel,
  - Abdecktücher.
- Narkosegerät.
- Steriler Reptilschlauch.
- Tuben zur oralen Intubation bereithalten.
- Notfallmedikamente bereitstellen.
- Medikamente zur Anästhesie.

Vorbereitung des Patienten

- Information.
- Bei enteraler Ernährung Nüchterngrenze von ca. 6 – 8 Std. vor Operation einhalten.
- Heparintherapie frühzeitig abbrechen.
- Lagerung:
  - Kopf leicht überstreckt lagern,
  - Körper des Patienten vor Lagerungsschäden schützen, Körperpartien abpolstern, Bettschutz unterlegen.
- Rasur im Halsbereich.
- EKG-Elektroden auf den Rücken kleben.
- Sichern von zentralen Zugängen und Zuleitungen, ggf. neu fixieren:
  - Operationsgebiet muß zugänglich sein,
  - Möglichkeit zur Injektion von Medikamenten muß gegeben sein.
- Kreislaufmonitoring, Systolenton, Pulsoxymetrie.
- Unmittelbar vor der Operation:
  - Magensaft absaugen,
  - endotracheal absaugen,
  - Cuff kurzfristig entblocken, um Sekret oberhalb des Cuffs zu entfernen.
- Organisation des Bettplatzes.

Durchführung

- Auf der Intensivstation nur in Ausnahmefällen, z. B. wenn der Patient nicht transportfähig ist.
- Assistenz durch Operationspersonal.

Nachbereitung

- Als Set am Patientenbett:
  - Trachealspreizer,
  - 3 Trachealkanülen (je 1 größere, 1 kleinere und eine gleich große).
- Beim Arzt abfragen, wann nach dem Eingriff gelagert werden kann.

Komplikationen

- Ulzerationen.
- Blutung durch Arrosion von Gefäßen.
- Kanülenfehllage.
- Hautemphysem.
- Infektion.
- Tracheoösophageale Fistel.

Dokumentation

- Tageskurve.
- Pflegeplan und -bericht:
  - Art der Trachealkanüle,
  - Markierung zur Lagetiefe,
  - Liegedauer,
  - Cuffdruck.

Tracheotomie – Perkutane Bougierungstracheotomie

Kontraindikation

- Alter unter 16 Jahre.
- Nichtkorrigierbare Gerinnungsstörungen.
- Struma permagna.
- Instabile Halswirbelsäulenfraktur.
- Schwer intubierbarer Patient.

Material

- Unsteril:
  - Haube, Mundschutz,
  - Kaltlichtquelle,
  - Silikonspray,
  - Absaugeinheit,
  - Zubehör für die orale/nasale Intubation,
  - Medikamente zur Anästhesie,
  - Notfallmedikamente.
- Steril:
  - Bougierset (z.B. Ciaglia Percutaneous Tracheostomy Introducer Set, Fa. Cook Critical Care),
  - Stichskalpell,
  - Tracheoflex 8,0 mm ID und Fixiermaterial,
  - Kittel, großes Lochtuch und Abdecktuch,
  - Kompressen,
  - Bronchoskop (möglichst kleinlumig).

Vorbereitung des Patienten

Siehe unter „Operative Tracheotomie“.

Durchführung

- Ärztliche Tätigkeit:
  - Zurückziehen des Endotrachealtubus unter fiberoptischer Kontrolle (soweit, daß Ventilation noch möglich ist),
  - Bougierung nach Seldinger-Technik bis zur gewünschten Kanülengröße,
  - Einbringen und Fixierung der Trachealkanüle und anschließende fiberoptische Kontrolle der Trachealage.

Nachbereitung

- Intubationsbereitschaft, da bis zum 7.-10. postoperativen Tag keine Rekanülierung möglich ist.
- Cook-Wechselhilfe 43 oder 83 cm am Patientenbett.

Tracheotomie – Kanülenwechsel

Wechselintervall

- Operative Tracheotomie:
  - 4–5 Tage nach der Operation,
  - routinemäßig alle 5 Tage.
- Perkutane Bougierungstracheotomie:
  - 7.-10. Tag nach bougierter Tracheotomie,
  - routinemäßig alle 7 Tage.
- Bei Einengung und Verlegung des Kanülenlumens durch zähes Sekret.
- Bei Dislokalisation der Kanüle.

Material

- Operative Tracheotomie:
  - Trachealspreizer,
  - 3 Trachealkanülen (je 1 größere, 1 kleinere und eine gleich große).
- Perkutane Bougietracheotomie: Cook-Wechselhilfe.
- Silikonspray, Lokalanästhetikum (Xylocaingel).
- Blockerspritze, Blockerklemme.
- Sterile Handschuhe.
- Ausreichende Beleuchtung.
- Absaugeinheit, Absaugkatheter.
- Gepolstertes saugfähiges Halteband zur Fixierung der Trachealkanüle.
- Schlitzkompresse.
- Material für die orotracheale Intubation (falls der Kanülenwechsel mißlingt).

Vorbereitung des Patienten

- Information des Patienten.
- Bei enteraler Ernährung Patienten ca. 6 Std. nüchtern lassen.
- Aspirationsprophylaxe:
  - Magensaft absaugen,
  - endotracheales Absaugen mit Entblocken des Cuffs.
- Lagerung:
  - Flachlagerung und Überstrecken des Kopfes bei bewußtlosen Patienten.
  - Oberkörperhochlagerung und Überstrecken des Kopfes bei wachen Patienten.
- Kreislaufmonitoring, Systolenton, Pulsoxymetrie.

Durchführung

- Pflegerische Tätigkeit:
  - vorherige Tracheostomapflege,
  - Vorbereitung der Trachealkanüle:
    - Kanülenlumen silikonisieren,
    - Cuff auf Dichtigkeit überprüfen;
  - nach dem Kanülenwechsel:
    - Fixierung der Kanüle mit dem Halteband, Schlitzkompresse,
    - Beobachtung insbesondere der Atmung bzw. der Beatmungsparameter,
    - Markierung und Dokumentation der Eindringtiefe der Trachealkanüle.

- Pflegerische Assistenz:
  - Kanüle wird unter gleichzeitigem endotrachealen Absaugen entfernt (nicht bei Einführen der Kanüle mittels Absaugkatheters),
  - Einführen der neuen Kanüle, Möglichkeiten:
    - Zuhilfenahme eines Trachealspreizers,
    - Benutzung des Silikonführungskatheters,
    - Benutzung eines abgeschnittenen Absaugkatheters als Schienung für die Trachealkanüle;
  - Blocken des Cuffs und Fixieren des Tubus,
  - Auskultation des Thorax zur Lagekontrolle.

Komplikationen

- Kanülengröße.
- Halsweichteile gleiten über das Stoma (insbesondere der Isthmus der Schilddrüse).
- Trachealöffnung liegt tiefer als die äußere Öffnung am Hals.
- Tracheostoma ist nach Entfernung der Kanüle geschrumpft.

Dokumentation

- Tageskurve.
- Pflegeplan und -bericht:
  - Art der Trachealkanüle,
  - Markierung zur Lagetiefe,
  - Liegedauer,
  - Cuffdruck.

Atmung – Spontanatmung

Maske

Insufflation eines Gasgemisches mit erhöhter Sauerstoffkonzentration über Maske, (Mund, Nase, Tracheostoma).

- Material:
  - Sauerstoffmaske,
  - großlumige Einmalschläuche,
  - Wasserfalle,
  - Grundmodul des Münsteraner Systems,
  - Reservoirbeutel,
  - Verdampfer, z. B. Aquapor.
- Überwachung:
  - Atemfrequenz über Monitor,
  - EKG- und Blutdruckkontrollen.
- Besonderheiten:
  - Maske ist effektiver als die Sauerstoffsonde oder -brille,
  - auf korrekten Sitz und Toleranz achten,
  - Maske und Schlauchsystem alle 48 Std. wechseln, bei Bedarf häufiger.

T-Adapter („Querflöte")

Insufflation eines Gasgemisches mit erhöhter Sauerstoffkonzentration über den Endotrachealtubus / Tracheoflex.

- Material:
  - T-Adapter aus Kunststoffe (kein Einmalmaterial),
  - großlumige Einmalschläuche,
  - Wasserfalle,
  - Grundmodul des Münsteraner Systems,
  - Reservoirbeutel,
  - Anfeuchter, z. B. Aquapor.
- Überwachung:
  - Atemfrequenz über Monitor,
  - EKG- und Blutdruckkontrollen.
- Besonderheiten:
  - auf Zug durch Sauerstoffschlauch achten, ggf. mit Watterolle unter dem Endotrachealtubus / Tracheoflex entsprechend lagern,
  - T-Adapter und Schlauchsystem alle 48 Std. wechseln, bei Bedarf häufiger.

CPAP = (continuous positive airway pressure)

Kontinuierlich erhöhter inspiratorischer und exspiratorischer Atemwegsdruck im vorgewählten positiven Bereich.
Voraussetzung:
Die Luftwege des Patienten müssen luftdicht vom Atmosphärendruck abgetrennt sein.
Möglichkeiten:

High-Flow-(HF)-CPAP

Aufbau eines Überdruckes während des gesamten Atemzyklus mit einem hohen Gasflow ab 30 l/min (das 2–3fache des AMV). Das CPAP-Niveau ist am externen Druckventil einstellbar.

- Material:
  - M-Konnektor oder Y-Stück,
  - bei extubierten Patienten zusätzlich: Silikonmaske, Hakenring, Kopfband.
  - großlumige Einmalschläuche
  - Wasserfallen,
  - Grundmodul des Münsteraner Systems,
  - Reservoirbeutel,
  - Verdampfer, z. B. Aquapor,
  - CPAP-Ventil.
- Überwachung:
  - Atemfrequenz über Monitor,
  - EKG- und Blutdruckkontrollen,
  - Druckdifferenz zwischen In- und Exspiration so gering wie möglich (Druckdifferenz ist abhängig vom Gasflow, in- und exspiratorische Schwankungen sind auf zu niedrigen Gasfluß zurückzuführen).
- Besonderheiten:
  - auf Dichtigkeit des Systems und der Maske achten,
  - auf Toleranz achten, PEEP führt bei flacher Atmung zum CO_2-Anstieg (Erhö hung der Totraumventilation),
  - Patienten motivieren; möglichst keine Anwendung in der Nacht,
  - Maske und Schlauchsystem 48 stdl. wechseln, bei Bedarf häufiger.

Demand-Flow-CPAP

Über den Respirator:
Frischgaszufuhr in den Inspirationsschenkel, wenn der Überdruck innerhalb des Systems durch eine Einatmung abfällt.
Der Einatmungsversuch des Patienten bewirkt einen Systemdruckabfall in dem Atmungssystem. Dieser triggert die Öffnung des Inspirationsventils und die folgende Frischgaszufuhr.
Je stärker die Einatmungsbemühungen des Patienten sind, desto größer der initiale Druckabfall und desto größer der Frischgasfluß. Mit beginnender Ausatmung wird der Frischgasflow abgeschaltet und der Patient atmet über das Ventil des CPAP-Gerätes aus.

- Alarme:
  - Atemminutenvolumen (obere/untere Grenze individuell angeglichen)
  - O_2-Überwachung,
  - Beatmungswechsel 3 mal/Woche.

Atmung – Spontanatmung

Dokumentation

- Tageskurve
  - Atmungsform,
  - eingestellte Sauerstoffkonzentration = F_IO_2,
  - CPAP,
  - Atemfrequenz,
  - Sauerstoffsättigung = S_aO_2.
- Pflegeplan und -bericht:
  - Wechsel des Schlauchsystems,
  - Respirator und Tag,
  - Reaktion des Patienten auf Spontanatmungsform.

SIMV (synchronized intermittend mandatory ventilation)

Mischform zwischen Beatmung und Spontanatmung, wobei ein maschinell appliziertes Mindestminutenvolumen fest vorgegeben wird. Am Ende der Spontanatemphase wird bei neuerlicher Inspiration der Triggerimpuls für den maschinellen Atemhub ausgelöst. Wird dieser jedoch nicht vom Patienten angefordert, so erfolgt er als kontrollierter Hub. Kontrollierte Beatmung und Spontanatmung erfolgen zeitversetzt hintereinander. Die Spontanatmung findet statt aus einem separaten Atemgasreservoir, das der Patient mit seiner Inspiration über ein Low-resistance-Ventil öffnet.

➤ Parameter:
- Mindestminutenvolumen (ca. 3 – 8 AF x Hubvolumen),
- Triggerschwelle ca. 0,5 – 1 mbar unterhalb des endexspiratorischen Druckniveaus,
- Flowrichtwert ca. 40 l/min,
- Druckbegrenzung (Arbeitsdruck) des oberen Inspirationsdruckes auf max. 40 mbar (cave: Barotrauma).

➤ Alarme:
- Atemminutenvolumen (obere/untere Grenze individuell angeglichen),
- Stenosealarm (obere Druckbegrenzung) ca. 10 mbar über dem Spitzdruck,
- O_2 - Überwachung.

➤ Besonderheiten:
- Patient kann zwischen den maschinellen Atemhüben hyperventilieren bzw. eine Totraumatmung entwickeln, trainiert dennoch seine Atemmuskulatur,
- Spontanatemphase kombinierbar mit CPAP oder ASB,
- Beatmungsschlauchwechsel 3 mal/Woche.

BIPAP (biphasic positive airway pressure)

Simultane Mischung einer Spontanatmung mit einer zeitgesteuerten druckbegrenzten Beatmung. Spontanatmung des Patienten überlagert ein niedriges und ein hohes Druckniveau, die alternierend geschaltet werden:
- bei fehlender Spontanatmung entspricht BIPAP einer druckkontrollierten Beatmung,
- bei Spontanatmung auf dem niedrigen Druckniveau ist BIPAP einer IMV-Beatmung vergleichbar: der Patient atmet spontan auf einem erhöhten exspiratorischen Druckniveau zwischen maschinell gesetzten Hüben,
- bei Spontanatmung auch auf dem höheren Druckniveau ist das eigentliche BIPAP-Muster erreicht: während jeder Phase des Respiratorzyklus ist eine freie Durchatembarkeit des Systems gewährleistet; Spontanatmung und Beatmung erfolgen zeitgleich nebeneinander.

➤ Parameter:
- P_{low} = Pressure low (niedriges Druckniveau),
- P_{high} = Pressure high (hohes Druckniveau),
- PT_{low} = Phase Time low (Zeitdauer des niedrigen Druckniveaus),
- Pt_{high} = Phase Time High (Zeitdauer des hohen Druckniveaus),
- F_{FIO2}

➤ Alarme:
- Atemminutenvolumen (obere/untere Grenze individuell angeglichen),
- Stenosealarm,
- O_2-Überwachung.

Atmung – Augmentierende Beatmungsformen

- BIPAP-Muster entsprechend einer druckkontrollierten Beatmung:
  - die Differenz aus P_{high} – P_{low} ergibt das Volumen des maschinellen Hubes,
  - die Summe aus PT_{low} und PT_{high} ergibt die BIPAP-Frequenz pro Min., wenn 60 durch diese Summe in Sek. dividiert wird,
  - das Verhältnis von PT_{low} zu PT_{high} ergibt das Atemzeitverhältnis, ausgedrückt als PhTR (Phase Time Ratio = $PT_{high} : PT_{low}$),
  - P_{low} entspricht dem PEEP unter volumenkontrollierter Beatmung,
  - P_{high} entspricht dem endinspiratorischem Plateaudruck.
- Besonderheiten:
  - Weaning durch Reduzierung von P_{high};
    Indiz eines gelungenen Weanings: regelmäßige Spontanatmung auf beiden Druckniveaus,
  - Absaugvorgang (bei offenem Absaugsystem):
    - keine Reduzierung des Druckniveaus bei P_{low} bis 5 mbar,
    - Diskonnexion während des unteren Druckniveaus,
    - bei P_{low} über 5 mbar Umschaltung auf k/a mit fest eingegebenen Parametern und einem PEEP entsprechend P_{low},
    - vor Diskonnexion langsame Reduzierung des PEEP in 2,5-mbar-Schritten
  - Beatmungsschlauchwechsel 3 mal/Woche.

ASB (assisted spontaneous breathing)

Druckunterstützte Spontanatmung zur Reduzierung der Atemarbeit. Jede Inspiration wird bis zum eingestellten ASB-Druck mit einem vorgegebenen Flow unterstützt.

- Parameter:
  - ASB-Druck in mbar,
  - Flowgeschwindigkeit.
- Alarme:
  - Atemminutenvolumen (obere/untere Grenze individuell angeglichen),
  - Stenosealarm,
  - O_2 – Überwachung.
- Besonderheiten:
  - möglichst flachen Flowanstieg wählen,
  - Patient zum langsamen Atmen anhalten,
  - Beatmungsschlauchwechsel 3 mal/Woche.

Dokumentation

- Tageskurve:
  - Beatmungsform,
  - bei BIPAP: P_{high} und P_{low}, PT_{high} und PT_{low},
  - eingestellte Sauerstoffkonzentration = F_IO_2,
  - PEEP,
  - Atemzeitverhältnis = I:E,
  - bei spontanatmenden Patienten Atemfrequenz,
  - Sauerstoffsättigung = S_aO_2.
- Pflegeplan und -bericht:
  - Wechsel des Schlauchsystems,
  - Respirator und Tag,
  - Reaktion des Patienten auf Beatmungsform/Spontanatmungsform.

Intermittend positive pressure ventilation (IPPV)

Continuous positive pressure ventilation (CPPV)

Überdruckbeatmung mit fest vorgegebenen Parametern, wobei der Patient den Zeitpunkt für den Beginn der Inspiration über den Trigger selbst auslösen kann. Die Expiration erfolgt passiv. Der Trigger reagiert auf Unterdruck; Bezugspunkt für diesen ist der endexspiratorische Druck.

- Parameter:
  - AF (Atemfrequenz) + V_T (Hubvolumen) = AMV (Atemminutenvolumen),
  - ggf. PEEP (positive endexspiratory pressure),
  - Triggerschwelle ca. 0,5 – 1 mbar unterhalb des endexspiratorischen Druckniveaus,
  - Flowrichtwert ca. 40 l/min,
  - Begrenzung des oberen Inspirationsdruckes auf max. 40 mbar (cave: Barotrauma).
- Alarme:
  - AMV (obere/untere Grenze individuell angeglichen),
  - Stenosealarm (obere Druckbegrenzung) ca. 10 mbar über dem Spitzendruck,
  - Diskonnexionsalarm (untere Druckbegrenzung) zwischen Plateau und endexspiratorischem Druckniveau,
  - O_2-Überwachung.
- Besonderheiten:
  - auf Beatmungstoleranz achten,
  - geplanter Absaugvorgang bei PEEP-Einstellung über 5 mbar.
    vor Diskonnexion langsame Reduzierung des PEEP in 2,5-mbar-Schritten (Gefahr: Alveolenkollaps, Rechtsherzbelastung durch überhöhtes Volumenangebot),
  - Beatmungsschlauchwechsel 3 mal/Woche.

PEEP

- Vorteil:
  - Eröffnung der Atelektasen,
  - Eröffnung verschlossener Alveolarkompartimente,
  - homogenere Verteilung der Ventilation,
  - Erhöhung der funktionellen Residualkapazität (FRC),
  - Reduktion des intrapulmonalen Rechts-links-Shunts und Erhöhung des P_aO_2.
- Nachteil:
  - intrathorakale Druckerhöhung → Stauung des venösen Rückstroms → erniedrigtes Herzzeitvolumen,
  - Überblähung der gesunden Alveolen, (cave: Asthma bronchiale, Lungenemphysem),
  - Erhöhung des physiologischen Totraums,
  - bei hoher PEEP-Einstellung Gefahr des Barotraumas.

Dokumentation

- Tageskurve:
  - Beatmungsform,
  - eingestellte Sauerstoffkonzentration $=F_IO_2$,
  - PEEP,
  - Atemzeitverhältnis = I:E,
  - Sauerstoffsättigung = S_aO_2.
- Pflegeplan und -bericht:
  - Wechsel des Schlauchsystems,
  - Respirator und Tag,
  - Reaktion des Patienten auf Beatmungsform.

Definition

- Direkte Inspektion des Tracheobronchialsystems mit Hilfe einer flexiblen Fiberglasoptik.

Indikation

- Bronchopneumonie oder Lobärpneumonie:
  bronchoalveoläre Lavage zur Sekretgewinnung.
- Atelektasen:
  Gezielte bronchoskopische Eröffnung.
- Fremdkörperaspiration:
  Entfernung des Femdkörpers.
- Diagnostische Indikation:
  Lokalisation von Blutungen, bronchopleuralen Fisteln, Stenosen, Tumoren.
- Kontrolle einer bougierten Tracheotomie.
- Bronchoskopische Wachintubation.

Material

- Unsteril:
  - Haube, Mundschutz,
  - Antibeschlagspray,
  - 1 Flasche Aqua sterilisata zum Spülen des Absaugkanals des Bronchoskops,
  - manuelle Beatmungsmöglichkeit (Narkosegerät, z. B. Sulla),
  - Kaltlichtquelle,
  - funktionstüchtige Absauganlage.
- Steril:
  - Bronchoskop,
  - steriles großes Abdecktuch/Lochtuch,
  - sterile Kompressen,
  - steriles Gleitmittel,
  - NaCl 0,9%, 10-ml-Spritzen,
  - steriler Reptilschlauch oder Swivel-Konnektor,
  - steriler Absaugschlauch,
  - sterile Handschuhe, steriler Kittel,
  - sterile Einmalscheren,
  - steriles Silikonspray,
  - mehrere Trachealsekretröhrchen.
- Medikamente zur Anästhesie nach Rücksprache:
  - unter Lokalanästhesie beim spontanatmenden wachen Patienten,
  - in Allgemeinnarkose beim beatmeten Ptienten über einen liegenden Endotrachealtubus oder über eine Trachealkanüle.
    Durchmesser sollte nicht < 7,5 mm ID liegen, ggf. vorherige Umintubation oder Verwendung des Kinderbronchoskops.

Bronchoskopie

Vorbereitung des Patienten

- Information des Patienten.
- Lagerung in Rückenlage mit leicht erhöhtem Oberkörper.
- Präoxygenierung.
- Medikamente zur Narkose verabreichen.
- Kreislaufmonitoring, Systolenton, Pulsoxymetrie.

Durchführung

- Ärztliche Tätigkeit:
  - Durchführung der Bronchoskopie,
  - Beatmung während der Bronchoskopie mit 100% Sauerstoff, ggf. I:E-Verhältnis verändern (Exspiration länger als Inspiration, da verengtes Tubusvolumen, PEEP-Effekt möglich),
  - Durchführung der manuellen Beatmung, ggf. mit Narkosegerät.
- Pflegerische Assistenz:
  - Mithilfe beim sterilen Ankleiden des bronchoskopierenden Arztes,
  - Austauschen des Tubus-Konnektors gegen sterilen Adapter und Reptilschlauch,
  - Anreichen des Bronchoskops unter sterilen Kautelen,
  - Anreichen folgender Materialien unter sterilen Kautelen:
    - Tip-Trol zur Verlängerung der Absaugeinheit,
    - sterile Tupfer, Trachealsekretröhrchen,
    - Aqua sterilisata zum Spülen des Bronchoskops;
  - Beschriftung der Trachealsekretröhrchen (Absaugort, Name, Datum),
  - nach Beendigung der Bronchoskopie Zurückstellen der Beatmungsparameter auf Ausgangsposition,
  - Entsorgung der Materialien.

Überwachung

- Röntgen-Thorax.
- S_aO_2 und Blutgasanalyse

Komplikationen

- Hypoxämie, Hyperkapnie.
- Schleimhautverletzungen/-blutungen.
- Herzrhythmusstörungen.
- Bronchospasmus.
- Barotrauma (durch ungewollten PEEP-Effekt).

Dokumentation

- Tageskurve.

Aufbereitung des Bronchoskops

- Prüfverfahren:
  - Vorkontrolle
    - Sichtkontrolle auf äußere mechanische Schäden,
    - Kontrolle des optischen Systems;
      Dioptrienkorrekturring drehen, bis Fiberraster im Okular klar erscheint;
  - Dichtigkeitsprüfung
    - Stecker des Dichtigkeitstesters mit dem Versorgungsstecker des Bronchoskops verbinden,
    - Druck von 200 mmHg aufbauen,
    - Bronchoskop vollständig in Vorreinigungslösung einlegen,
    - Abwinklungsteil bewegen und auf Blasenbildung achten (Prinzip Fahrradschlauch),
    - bei Blasenbildung das Gerät sofort aus der Flüssigkeit nehmen, mit Alkohol abwischen und zur Reparatur geben,
    - bei nicht erkennbarer Blasenbildung Vorreinigung beenden und desinfizieren.
- Vorreinigung:
  - Lösung: Sekusept Plus 1,5 % (10 l Wasser und 150 ml Sekusept Plus),
  - Absaugventil entfernen und mit Bürste reinigen,
  - Absaug- und Arbeitskanal mit Bürste reinigen,
  - Arbeitskanal mit Spritze in Lösung mehrmals durchspülen.
  - Einwirkzeit 60 Min.
- Desinfektion:
  - Lösung: Sekusept Plus 5 % (10 l Wasser und 0,5 l Sekusept Plus),
  - Einwirkzeit 15 Min,
  - anschließendes Spülen mit Aqua sterilisata,
  - Nachspülen mit 70 %igem Alkohol,
  - Trockenblasen mit Druckluft (entfällt auf Station).
- Funktionsprüfung und Bereitstellung:
  - Kontrolle des optischen Systems,
  - Dioptrienkorrekturring drehen, bis Fiberraster im Okular klar erscheint,
  - Kontrolle des Abwinklungsmechanismus auf Beweglichkeit und Arretieung des Abwinklungsteils,
  - Einschweißen bzw. Einschlagen in steriles grünes Tuch.

Zentralvenöse Katheter – ZVK (einlumig)

Definition

- Katheter, dessen Spitze in der V. cava superior vor der Einmündung in den rechten Vorhof liegt.
- Zur Anwendung kommen meist geschlossene Kathetersysteme, wie z. B. Cavafix.

Indikation

- Parenterale Ernährung mit hyperosmolaren Lösungen.
- Gabe hochwirksamer Medikamente (z. B. Katecholamine).
- Gabe von Medikamenten, die nicht periphervenös appliziert werden dürfen (Zytostatika, HCl, Mannitol u. a.)
- Messung des ZVD.
- Sicherer venöser Zugang über längeren Zeitraum.
- Verletzung der Extremitäten (Unmöglichkeit der Venenpunktion an anderer Stelle).

Punktionsorte

- V. jugularis interna / externa.
- V. subclavia.
- V. basilica.
- Mit Einschränkung:
  - V. brachiocephalica,
  - V. femoralis,
  - V. cephalica,
  - V. anonyma.

Material:

- Unsteril:
  - Einmalunterlage, Einmalrasierer,
  - Hautdesinfektionsmittel,
  - Lokalanästhetika,
  - Stauschlauch,
  - NaCl 0,9 %,
  - Pflaster zur Fixierung.
- Steril:
  - sterile Kompressen,
  - sterile Handschuhe,
  - steriles Lochtuch,
  - Spritzen und Kanülen,
  - Katheterset,
  - sterile Pflaster für die Punktionsstelle (z. B. Hansapor steril),
  - blaue Dreiwegehähne, Infusion, Infusionssysteme, venöses Druckmeßsystem.

Vorbereitung des Patienten

- Information des Patienten durch den Arzt.
- EKG-Monitoring mit Systolenton.
- EKG-gesteuertes Einführen bei Verwendung von Certodyn-Katheter, korrekte Lage der Katheterspitze durch EKG-Kontrolle möglich (spezielles EKG-Kabel notwendig).
- Kopftieflage bei Punktion der V. jugularis interna/externa,
- V. subclavia:
  - Füllung der Halsvenen,
  - Vermeidung einer Luftembolie,
  - Überstrecken und Dehnen des Halses.
- Einmalunterlage unter Punktionsort.
- Rasur.

Durchführung

- Pflegerische Assistenz:
  - Händedesinfektion,
  - Desinfektion des Punktionsortes (2 mal),
  - Anziehen der sterilen Handschuhe,
  - Abdecken des Punktionsortes mit sterilem Lochtuch,
  - Lokalanästhesie,
  - Punktion der Vene (Lagekontrolle durch Blutaspiration).
- Pflegerische Tätigkeit:
  - Fixierung mit braunem Stegpflaster; ggf. flexibler Hautschutzverband (z.B. Varihesive),
  - steriles Abdecken der Punktionsstelle,
  - bei korrekter Lage Anschluß der Infusionssysteme und des ZVD-Spülsystems,
  - Röntgenkontrolle, ggf. Lagekorrektur.

Pflegemaßnahmen

- Erneuern von Infusionssystemen und -zuleitungen alle 48 Std. (jeden ungeraden Tag).
- Freies Ableiten der Infusionssysteme.
- Wechselintervall des ZVD-Spülsystems alle 48 Std.
- Dreiwegehähne geschlossen halten.
- Möglichst keine Blutentnahmen.
- So wenig Manipulation wie möglich.
- Verbandwechsel:
  - alle 24 Std., bei Bedarf häufiger,
  - Inspektion der Punktionsstelle,
  - Blutkrusten entfernen.
- Bei Katheterwechsel: Erneuerung aller Infusionssysteme.
- Bei Entfernung: Katheterspitze zur mikrobiologischen Untersuchung.

Zentralvenöse Katheter – ZVK (einlumig)

Komplikationen

- Beim Legen des Katheters:
  - spezifische, von dem Punktionsort abhängige Akutkomplikationen:
    - Hämatom,
    - Pleuraverletzung (Pneumo-, Hämato-, Chylothorax),
    - Nervenverletzung,
    - Luftembolie,
    - Arterienpunktion;
  - unspezifische Komplikationen, d. h. vom Punktionsort unabhängig:
    - Fehllage des Katheters,
    - Rhythmusstörungen.
- Beim liegenden Katheter:
  - Infektion,
  - Thromboembolie.

Dokumentation

- Tageskurve.
- Pflegeplan und -bericht:
  - Liegedauer,
  - Katheterpflege/-wechsel,
  - Beurteilung der Einstichstelle.

Definition

- Mehrlumiger zentralvenöser Katheter.
- Zur Anwendung kommen offene Kathetersysteme:
  30 bzw. 40 cm lang, einzeln oder als Komplettset, wie z. B. Arrows.

Indikation

- Siehe unter ZVK.
- Kontinuierliche ZVD-Messung möglich.
- Trennung von hochwirksamen Medikamenten.
- Vermeidung von Inkompatibilitäten.

Punktionsorte

- V. jugularis interna / externa.
- V. subclavia.

Material

Wie unter ZVK, zusätzlich:

- Operationshaube, Mundschutz, steriler Kittel.
- Einführungsbesteck, nach Seldinger-Technik:
  - Seldinger-Kanüle,
  - Seldinger-Draht,
  - Dilatator:
    - V. jugularis rechts 9 – 11 cm,
    - V. jugularis links, 6 cm;
  - Schleuse,
  - hämostatisches Ventil,
  - Katheterschutzhülle.
- Steriles Abdecktuch.
- Stichskalpell.

Vorbereitung des Patienten

Siehe unter ZVK.

Durchführung

- Pflegerische Assistenz:
  - Mundschutz und Operationshaube anziehen,
  - Händedesinfektion,
  - Anziehen der sterilen Handschuhe und des sterilen Kittels,
  - Hautdesinfektion (2 mal),
  - Abdecken des Punktionsortes,
  - Lokalanästhesie,
  - Punktion der Vene und Einführen der Schleuse oder des Katheters in Seldinger-Technik unter EKG-Kontrolle,
  - Aspiration von Blut zur Lagekontrolle,
  - Durchspülen der Lumina mit NaCl 0,9%.

Zentralvenöse Katheter – MLK (mehrlumig)

- Pflegerische Tätigkeit:
  - Fixierung von Schleuse und Katheter mit braunem Stegpflaster; ggf. flexibler Hautschutzverband (z. B. Varihesive),
  - steriles Abdecken der Punktionsstelle,
  - bei korrekter Lage Anschluß der Infusionssysteme und ZVD-Spülsystem,
  - Röntgenkontrolle, ggf. Lagekorrektur.

Pflegemaßnahmen

- Erneuern von Infusionssystemen und -zuleitungen alle 48 Std. (jeden ungeraden Tag).
- Freies Ableiten der Infusionssysteme.
- Dreiwegehähne geschlossen halten.
- Möglichst keine Blutentnahmen.
- Verbandwechsel:
  - alle 24 Std., bei Bedarf häufiger,
  - Inspektion der Punktionsstelle,
  - Blutkrusten entfernen.
- Bei Katheterwechsel: Erneuerung aller Infusionssysteme.
- Bei Entfernung: Katheterspitze zur mikrobiologischen Untersuchung.

Komplikationen

- Beim Legen des MLK:
  - Hämatom, Nachblutung,
  - Perforation der punktierten Vene,
  - Fehllage des MLK,
  - Perforation der oberen Hohlvene oder des rechten Vorhofs durch Seldinger-Draht,
  - Herzrhythmusstörungen.
- Spätkomplikationen:
  - Infektion,
  - Thromboembolie.

Dokumentation

- Tageskurve.
- Pflegeplan und -bericht:
  - Liegedauer,
  - Katheterpflege/-wechsel,
  - Beurteilung der Einstichstelle.

Material

- Kompressible Infusionsflasche mit 500 ml NaCl 0,9%.
- 5000 IE Liquemin.
- Überdruckmanschette.
- Steriles venöses Druckaufnehmersystem.

Durchführung

- Infusionsflasche mit Liqueminzusatz in Überdruckmanschette einlegen und auf 300 mmHg aufpumpen.
- Venöses Druckaufnehmersystem anschließen und luftblasenfrei füllen.
- Monitoring-Set anschließen.

Wechselintervall

- Angeschlossen an Dreiwegehahn alle 48 Std.
- Als geschlossenes System alle 96 Std.

Dokumentation

- Pflegeplan und -bericht.

Pulmonaliskatheter

Definition

- Mehrlumiger Katheter, der über eine zentrale Vene durch das rechte Herz in einen Pulmonalarterienast eingeschwemmt wird.
  Arten:
  - 4- und 5 lumige Katheter. Parameter:
    - PAP (Pulmonalarteriendruck),
    - POP (Verschlußdruck = Wedgedruck),
    - HZV (Herzzeitvolumen),
    - ZVD (zentralvenöser Druck),
    - zentrale Körpertemperatur,
    - gemischtvenöse BGA (Blutgasanalyse);
  - 6- und 7 lumige Katheter. Parameter:
    - PAP, POP, HZV, gemischtvenöse BGA,
    - ZVD, zentrale Körpertemperatur,
    - kontinuierliche $S_{\bar{v}}O_2$ – Messung möglich,
    - Schrittmacher (AV-sequentielles Pacing möglich).

Indikation

- Schock.
- Sepsis.
- Akutes Lungenversagen.
- Dekompensierte Herzinsuffizienz.
- Zur Überwachung während Operationen bei vorbestehender gravierender kardialer und/oder pulmonaler Belastung.
- Bei Operationen, die mit großen Volumenverschiebungen einhergehen.

Punktionsorte

- V. jugularis interna.
- V. subclavia.

Material

- Unsteril:
  - Einmalunterlage, Einmalrasierer,
  - Operationshaube, Mundschutz,
  - Hautdesinfektionsmittel,
  - Lokalanästhetika,
  - NaCl 0,9%,
  - Pflaster zur Fixierung,
  - Monitor mit HZV-Modul und zusätzlichen Druckmodulen (zur pulmonalarteriellen und zentralvenösen kontinuierlichen Druckableitung),
  - Thermistor mit Anschlußkabeln.
- Steril:
  - Kompressen,
  - Handschuhe,
  - Kittel,
  - Lochtuch, Abdecktuch,

- Spritzen und Kanülen,
- Katheterset.

➤ Einführungsbesteck nach Seldinger-Technik
- Seldinger-Kanüle (18 G),
- Seldinger-Draht,
- Dilatator:
  - V. jugularis rechts 9 – 11 cm,
  - V. jugularis links 6 cm;
- Schleuse,
- hämostatisches Ventil,
- Katheterschutzhülle.

➤ Stichskalpell.

➤ Steriles Pflaster für die Punktionsstelle (z. B. Hansapor steril).

➤ Blaue Dreiwegehähne, roter Dreiwegehahn.

➤ Infusion, Infusionssysteme, venöses Druckmeßsystem.

➤ Adapter (männlich-männlich) und kurzer Druckschlauch.

Vorbereitung des Patienten

➤ Information des Patienten durch den Arzt.

➤ EKG-Monitoring mit Systolenton.

➤ Kopftieflage bei Punktion der V. jugularis interna, V. subclavia,
- Füllung der Halsvenen,
- Vermeidung einer Luftembolie,
- Überstrecken und Dehnen des Halses.

➤ Einmalunterlage unter Punktionsort.

➤ Rasur.

Durchführung

➤ Pflegerische Assistenz:
- Händedesinfektion,
- Desinfektion des Punktionsortes (2 mal),
- Anziehen der sterilen Handschuhe,
- Abdecken des Punktionsortes mit sterilem Lochtuch,
- Lokalanästhesie,
- Punktion der Vene (Lagekontrolle nach Blutaspiration),
- Legen des Einführungsbestecks nach Seldinger,
- steriles Anreichen der vorbereiteten und am Monitor angeschlossenen Druckmeßeinheit (s. Intravasale Katheter).
- Einschwemmen des Pulmonaliskatheters mit Druckkurvenüberwachung (zentralvenöse Druckkurve, Vorhofdruckkurve, Ventrikeldruckkurve, pulmonalarterielle Druckkurve, Wedge-Druckkurve).

➤ Pflegerische Tätigkeit:
- Fixierung mit braunem Steg-Pflaster; ggf. flexibler Hautschutzverband (z. B. Varihesive),
- steriles Abdecken der Punktionsstelle,
- Anschluß des Thermistors mit Anschlußkabel an den proximalen Schenkel, nachgeschaltet ein blauer Dreiwegehahn zur Injektion des Kältebolus bei HZV-Messung,
- Anschluß an den HZV-Monitor,

- Röntgenkontrolle, ggf. Lagekorrektur durch den Arzt,
- bei korrekter Lage Anschluß der Infusionssysteme,
- kontinuierlich laufende Infusion oder kontinuierliche ZVD-Messung über den proximalen Schenkel,
- kontinuierlich Druckregistrierung über den distalen Schenkel.

Pflegemaßnahmen

- Erneuern von Infusionssystemen und -zuleitungen alle 48 Std.
- Freies Ableiten der Infusionssysteme.
- Wechselintervall der venösen Druckmeßeinheit alle 48 Std.
- Dreiwegehähne geschlossen halten.
- So wenig Manipulationen wie möglich.
- Verbandwechsel:
  - alle 24 Std., bei Bedarf häufiger,
  - Inspektion der Punktionsstelle,
  - Blutkrusten entfernen.
- Bei Katheterwechsel: Erneuerung aller Infusionssysteme.
- Bei Entfernung: Katheterspitze zur mikrobiologischen Untersuchung.

Überwachung

- Engeingestellte Alarmgranzen für PAP.
- Kontinuierliche Darstellung der PAP-Druckkurve.

Komplikationen

- Wie bei MLK.
- Arrhythmien.
- Lungeninfarkt (Katheter in Wedge-Position).
- Lungenarterienruptur.
- Ballonruptur mit Luftembolie.
- Herzklappenschädigung.
- Endokarditis.

Dokumentation

- Tageskurve.
- Pflegeplan und -bericht:
  - Liegedauer
  - Katheterpflege/-wechsel,
  - Beurteilung der Einstichstelle.

Definition

- Kanüle (z. B. Quickcath) oder Katheter (z. B. Leadercath), die in ein arterielles Gefäß plaziert werden.

Indikation

- kontinuierliche Blutdruckkontrolle
- häufiges Bestimmen der arteriellen BGA

Punktionsorte

- Mit Kanüle
  - A. radialis,
  - A. dorsalis pedis,
  - ggf. A. ulnaris.
- Mit Katheter nach Seldinger-Technik:
  - A. femoralis,
  - A. axillaris,
  - A. brachialis,

Material

- Unsteril:
  - Einmalunterlage, Einmalrasierer,
  - Einmalhandschuhe,
  - Hautdesinfektionsmittel,
  - entsprechender Monitor, Monitor-Set
- Steril:
  - Lokalanästhetikum mit Spritze und Kanüle,
  - sterile Kompressen,
  - Kanüle 20 G oder Katheter 18 – 20 G,
  - steriler Verband (z. B. Porofix),
  - zusätzlich zum Katheter:
    - Lochtuch,
    - Abdecktuch,
    - sterile Handschuhe.
- Druckmeßeinheit für die elektronische Messung:
  - kompressible Infusionsflasche mit 500 ml NaCl 0,9%,
  - 5000 IE Liquemin,
  - Überdruckmanschette,
  - steriles arterielles Druckaufnehmersystem,
  - Aufkleber „Arterie“.

Arterielle Kanülen

Vorbereitung des Patienten

- Ärztliche Tätigkeit:
  - Information und Allen-Test bei Punktion der A. radialis,
  - Lagerung der Punktionsstelle:
    - Arm: Auslagern, Handgelenk überstrecken, Fixierung,
    - bei Punktion der A. femoralis: Becken erhöht lagern.
- Pflegerische Tätigkeit:
  - Einmalunterlage unterlegen,
  - Rasur.

Durchführung:

- Pflegerische Assistenz:
  - Händedesinfektion und Anlegen von Einmalhandschuhen bzw. sterilen Handschuhen bei Seldinger-Technik,
  - Hautdesinfektion der Punktionsstelle,
  - Punktion,
  - Fixierung der Kanüle,
  - Anschluß der arteriellen Druckmeßeinheit,
  - Aspiration von Blut, Luftblasen aus Leitung entfernen.
- Pflegerische Tätigkeit:
  - Druckmeßeinheit:
    - Infusionsflasche mit Liqueminzusatz in Überdruckmanschette (mit 300 mmHg aufpumpen),
    - arterielles Druckaufnehmersystem anschließen und luftblasenfrei füllen,
    - Monitoring-Set anschließen;
  - Druckwandler in Herzhöhe,
  - Nullabgleich, Blutdruckkontrolle nach Riva Rocci,
  - steriles Abdecken der Punktionsstelle,
  - Kennzeichnung der Leitung.

Pflegemaßnahmen

- Steriler Verbandwechsel:
  - alle 48 Std.
  - Inspektion der Punktionsstelle.
- Wechsel der Druckmeßeinheit alle 48 Std.
- Kanüle und Dreiwegehahn freihalten von Blut.
- Dreiwegehahn verschlossen halten, neue sterile Verschlußstöpsel verwenden.
- Bei Entfernen der Kanüle:
  - Druckverband,
  - keine unmittelbare Verlegung des Patienten.

Komplikationen

- Hämatom, Verletzung von Nerven.
- Thrombose, Gefäßverschluß, Gangrän.
- Embolie.
- Blutung durch versehentliche Diskonnexion.
- Versehentliche intraarterielle Injektionen.
- Infektion.

Dokumentation

- Tageskurve.
- Pflegeplan und -bericht:
  - Liegedauer,
  - Katheterpflege / -wechsel,
  - Beurteilung der Einstichstelle.

Herzschrittmacher – Allgemeines

Indikation

- Adams-Stokes-Syndrom.
- AV- oder SA-Überleitungsstörungen jeweils 2. und 3. Grades.
  - AV-Block (atrioventrikulärer Block): intermittierender Ausfall der Überleitung elektrischer Impulse von den Vorhöfen auf die Kammern,
  - SA-Block (sinuatrialer Block): Überleitung von Sinusknotenimpulsen auf das Vorhofmyokard ist gestört.
- Iatrogen induzierte Überleitungsstörungen (z. B. Herzkatheteruntersuchung, Herzchirurgie, Elektrolytstörungen).
- Bradykardie < 60/min.
- Hypersensitiver Karotis-Sinus.
- Bradykardie-Tachykardie-Syndrom (Sinusknotensyndrom).

Funktionsprinzip

- Geschlossener Stromkreis:
  - Typ A: Simulation des Herzens mittels definierter Stromspannung und -dauer über ein PM-Aggregat,
  - Typ B: Wahrnehmung herzeigener Signale.
- Koordination beider Arbeitstypen:
  - bei Ausfall der Herzaktion Stimulation,
  - bei vorhandener Herzaktion Wahrnehmung ohne Stimulation.

Stimulationsarten

- Klassifizierung durch Buchstabencode:
  1. Buchstabe: Ort der Stimulation,
  2. Buchstabe: Ort der Impulswahrnehmung und des Sensing.
  3. Buchstabe: Stimulationsart (Reaktion auf Signal).

  A = Atrium
  V = Ventrikel
  I = Inhibition (Hemmung)
  D = Dual (A + V)
  Hauptsächlich benutzte Stimulationsarten:
- AAI = Vorhof-Demand-Schrittmacher: Stimulation im rechten Vorhof bei niedrigerer Eigenfrequenz als der Interventionsfrequenz des Schrittmachers, bei Vorhofeigenaktion wird der Schrittmacher inhibiert.
- VVI = Ventrikel-Demand-Schrittmacher: bei Bedarf wird der rechte Ventrikel stimuliert, bei atrioventrikulär geleiteten Eigenaktionen wird der Schrittmacher inhibiert.
- DDD = AV-sequentiellenr Schrittmacher: Stimulation der Ventrikel in Abhängigkeit von der natürlichen P-Welle oder der PM-induzierten Vorhoferregung.

Kathetertypen für die temporäre (zeitweise) PM-Stimulation

- Weiche Katheter:
  - Bedingung zur Plazierung ist ein ausreichender Blutfluß,
  - für CPR-Situation schlecht geeignet,
  - lassen sich bei Erwärmung auf Körpertemperatur schlecht positionieren.
- Halbweiche Sonden.
- Steife Sonden.
- Möglichkeiten:
  - mit und ohne distalen Winkel,
  - mit und ohne Ballon,
  - mit Mandrin:
    - genauere Manipulierbarkeit,
    - bessere Positionierung,
    - nach Plazierung Mandrin entfernen.

Schrittmacherimplantation

Methode der Positionierung:

- Transthorakal:
  - Thorakotomie erforderlich,
  - epikardiale (eingenähte oder eingedrehte) Elektroden,
  - atrial, rechts- oder linksventrikulär fixiert.
- Transvenös:
  - über Seldinger-Technik,
  - transvenöse Elektroden,
  - endokardial im Trabekelsystem des rechten Ventrikels.

Transvenöse Elektroden

Sind stromführende Drähte, zu einer Spirale gedreht, mit Polyäthylen oder Silikongummi isoliert.
Elektrodenkopf aus Platin (verhindert Korrosion).

- Funktionsweise:
  - unipolar:
    eine Elektrode leitet den Impuls zum Myokard; Stromrückfluß über das Körpergewebe,
  - bipolar:
    zwei Elektroden, eine für den Hin- und eine für den Rückfluß des Stromes.

Herzschrittmacher – Transvenöse Implantation

Punktionsort

- Periphere oder zentrale Vene.

Material

- Unsteril:
  - Einmalunterlage, Einmalrasierer,
  - Operationshaube, Mundschutz,
  - Hautdesinfektionsmittel,
  - Lokalanästhetika,
  - NaCl 0,9%,
  - Pflaster zur Fixierung,
  - Schrittmacheraggregat und Ersatzbatterie,
  - Notfallmedikamente,
  - EKG-Monitoring mit akustischer Überwachung.
- Steril:
  - Kompressen,
  - Handschuhe,
  - Kittel,
  - Lochtuch, Abdecktuch,
  - Spritzen und Kanülen.
- Kurzer Einführungskatheter (Braunüle G 14)
  oder
  Einführungsbesteck nach Seldinger-Technik:
  - Seldinger-Kanüle,
  - Seldinger-Draht,
  - Dilatator:
    - V. jugularis rechts 9 – 11 cm,
    - V. jugularis links 6 cm;
  - Schleuse,
  - hämostatisches Ventil (spezielles Kinderventil, sonst keine Abdichtung gegen Rückfluß von Blut),
  - Katheterschutzhülle.
- Stichskalpell.
- Steriles Pflaster für die Punktionsstelle (z. B. Hansapor steril).
- Blauer Dreiwegehahn.
- Schrittmachersonde.

Durchführung

- Steriles Vorgehen und Anreichen des gewünschten PM
- Sonde wird vorgeschoben, bis regelmäßige schrittmacherinduzierte QRS-Komplexe im EKG erscheinen.
- Eingestellte PM-Werte während des Einführens:
  - Frequenz: 70 / min,
  - Stimulationsimpuls:20 mA,
  - Empfindlichkeit: 3 – 5 mV.

Besonderheiten bei Schrittmacherpatienten

- Plazierung des temporären Schrittmachers nicht in unmittelbarer Nähe von anderen elektrischen Geräten (Kammerflimmern durch falsch geerdete Geräte).
- Vermeidung der Anwendung von transkutanen Nervenreizgeräten (Schrittmacherfunktionsstörungen).
- Bei der Defibrillation oder Kardioversion von Schrittmacherpatienten:
  - Verwendung geringstmöglicher Energie,
  - Sicherheitsabstand von ca. 15 cm zu den Elektroden oder implantierten Schrittmachern bzw. Abkoppeln eines externen Schrittmachers,
  - Defibrillatorplatten schräg zum Verlauf der Schrittmacherelektroden plazieren,
  - Funktionskontrolle des Schrittmachers durch die Kardiologie nach Defibrillation.

Komplikationen

- Arrhythmien.
- Pneumothorax, Hämatothorax.
- Thrombosen.
- Sondensepsis.
- Perikarderguß.
- Gefäßverletzungen.

Dokumentation

- Tageskurve.
- Pflegeplan und -bericht:
  - Liegedauer,
  - Beurteilung der Einstichstelle.

Reanimation

Indikation

- Ausfall der Vitalfunktionen (Atmung und/oder Kreislaufsystem).
- Wiederherstellung der Sauerstoffversorgung des Organismus.

Diagnose des Herz-Kreislauf-Stillstandes

- Fehlender Karotispuls.
- Bewußtlosigkeit.
- Blässe, Zyanose.
- Atemstillstand.
- Weite, lichtstarre Pupillen.

Basismaßnahmen – Basistherapie nach ABC-Schema

- A = Atemwege freimachen:
  - Reinigen/Ausräumen der oberen Atemwege:
    - Mund und Rachenraum absaugen,
    - Entfernen von Erbrochenem mit Magill-Zange oder manuell,
    - bei geplanter Mund-zu-Mund- oder Mund-zu-Nase-Beatmung Prothese belassen, falls nicht zerbrochen oder im Rachen verrutscht;
  - bei tiefersitzender Atemwegverlegung durch Fremdkörper:
    - bei ansprechbaren Patienten Handgriff nach Heimlich (3–4 Thorax- oder Oberbauchkompressionen bei aufrechten Patienten),
    - bei bewußlosen Patienten Handgriff nach Safar (3–5 Oberbauchkompressionen in Rückenlage, anschließende Reinigung der Mundhöhle/Pharynx).
- B = Beatmung:
  - Freihalten der Atemwege (Esmarchscher Handgriff), Vorsicht bei HWS-Verletzungen,
  - ggf. Guedel/Wendl-Tuben einführen,
  - stabile Seitenlagerung bei suffizienter Atmung,
  - bei fehlender oder insuffizienter Spontanatmung Beatmung einleiten:
    - Mund zu Nase,
    - Mund zu Mund,
    - Beatmung über Maske + Handbeatmungsbeutel + O_2,
    - Intubation + Beatmung + O_2.
- C = Circulation – Kreislauf:
  - Karotispuls tastbar: Beatmung + RR-Kontrolle,
  - kein Karotispuls tastbar oder insuffiziente Kreislaufsituation: Beatmung + sofortige Herzdruckmassage.

Externe Herzdruckmassage

- **Druckpunkt bei Erwachsenen:**
  - Lokalisation: unteres Sternumdrittel,
  - Technik:
    - harte Unterlage (Brett, Fußboden),

  - Handballen auf Sternum, andere Hand darüber, mit durchgestrecktem Ellenbogen und gestrecktem Schultergürtel des Helfers oberhalb des Sternums,
  - Kompressions- und Entlastungsphase gleich lang,
  - Drucktiefe 7 – 10 cm,
- Beginn: grundsätzlich mit 2 – 3 maliger tiefer Beatmung.
- Bedingungen:
  - 1-Helfer-Methode:

Rhythmus	2x Beatmung 15x Herzmassage (im Wechsel)
Geschwindigkeit	Beatmung 12 / min Herzmassage 60 / min

  - 2-Helfer-Methode:

Rhythmus	2x Beatmung 5x Herzmassage (keine Unterbrechung)
Geschwindigkeit	Beatmung 30 / min Herzmassage 80 / min

  - Bei Intubation:

Rhythmus	Herzmassage und Beatmung unabhängig voneinander durchführen
Geschwindigkeit	Beatmung 12 – 16 / min Herzmassage 60 - 80 / min

  - „New CPR" (maximale Erhöhung des intrathorakalen Druckes):

Rhythmus	Herzmassage und Beatmung gleichzeitig
Geschwindigkeit	40 / min

➤ **Druckpunkt beim Kleinkind:**
- Lokalisation: zwischen unterem und mittlerem Sternumdrittel.
- Technik:
  - mit Mittelfinger und Zeigefinger,
  - andere Hand zur Erzeugung des Gegendruckes unter den Thorax legen.

➤ **Druckpunkt beim Säugling:**
- Lokalisation: unterhalb der Verbindungslinie beider Brustwarzen auf dem Sternum.
- Technik:
  - einen Querfinger oder Daumen auf das Sternum,
  - Resthand zur Erzeugung eines Gegendruckes unter den Thorax legen.

➤ **Effektivitätskontrolle:**
- tastbare Pulse (A. carotis),
- enger werdende Pupillen,
- Zyanose verschwindet,
- Herzaktionen auf Monitor.

➤ **Komplikationen:** Rippen- und Sternumfrakturen (vor allem bei älteren Patienten).

Präkordialer Faustschlag beim Erwachsenen

➤ Indikation: Herzstillstand bei noch gut oxygeniertem und nicht zyanotischem erwachsenen Patienten.

➤ Technik: einmaliger Schlag mit dem Faustballen aus 20 – 30 cm Höhe auf die Sternummitte.

Thorakotomie

- Material:
  - Thorakotomiebesteck,
  - Operationssauger,
  - Operationslampe,
  - Elektrokauter – Radiotom,
  - Narkosemedikamente, Blutkonzentrate,
  - Notfallmedikamente.
- Durchführung: durch Operationsteam.

Erweiterte therapeutische Maßnahmen

- Medikamente:
  - Adranalin-Suprarenin 0,01 mg/kg KG:
    - Sympathikomimetikum,
    - Erhöhung von Herzfrequenz, Kontraktionskraft und Herzminutenvolumen,
    - i.v. Injektion, kann auch bei der Erstgabe bis zum Legen eines venösen Zuganges endotracheal (2- bis 3fache Dosis) gegeben werden.
  - Lidocain 2% 1 – 1,5 mg/kg KG i.v. initial:
    - Antiarrhythmikum,
    - Behebung von ventrikulären Herzrhythmusstörungen,
    - i.v. Injektion, kann auch endotracheal appliziert werden,
    - erneute Dosis nach 10 Min.,
    - 30% Therapieversager.
  - Calcium 10%: Indikation nur nach Massentransfusion und bei Hyperkaliämie.
  - Natiumbicarbonat 8,4% 1 mmol/kg KG (in Notfallsituation):
    - sehr eingeschränkte Indikation,
    - Puffersubstanz: Korrektur der metabolischen Azidose,
    - in der Klinik nur nach Blutgasanalyse,
    - Infusion, stark gewebereizend, inkompatibel mit Katecholaminen.
- Volumentherapie: Flüssigkeitszufuhr im Rahmen der Ursache: kolloidale und kristalloide Lösungen.
- Externe Defibrillation:
  - Indikation:
    - schnelle ventrikuläre Tachykardie,
    - Kreislaufstillstand durch Kammerflimmern (-flattern).
  - Vorbereitung und Material:
    - Defibrillator (Akku- oder Netzanschluß),
    - Lokalisation – Herzachse:
      a) 1. Punkt: unterhalb der rechten Klavikula,
      b) 2. Punkt: unterhalb der linken Brustwarze,
    - Kontaktpunkte mit Elektrodengel oder vorzugsweise feuchten NaCl-Tupfern belegen,
    - Energiemenge (3 – 5 Joule/kg KG) vorwählen:
      a) Erwachsene, 200 – 360 J,
      b) Kinder, 100 – 200 J,
      c) Säuglinge, 50 - 100 J.

    - Sicherstellen, daß Patient nicht auf feuchter, leitender Unterlage liegt (hohe Leitfähigkeit, Eigengefährdung).
  - Durchführung:
    - bei Kreislaufstillstand durch Kammerflimmern (-flattern) so schnell wie möglich,
    - Gerät laden,
    - Defibrillation ankündigen und durchführen,
    - Erfolgskontrolle,
    - wiederholen und Reanimaton fortsetzen, wenn nicht eine spontane Herzaktion mit suffizientem Kreislauf eintritt: nach 10 Zyklen externer Herzdruckmassage erneuter Defibrillationsversuch.
  - Komplikationen: Verletzung der Haut durch mangelnden Hautschutz oder wiederholte Defibrillation (Verbrennung).

Organisation der Reanimation

- Alarmierungsablauf muß bekannt sein: Rufanlage, Rufen, Telefon etc.
- Reanimationsmittel müssen griff- und einsatzbereit sein:
  - Material zur Beatmung:
    - Guedel-/Wendl-Tuben, Maske,
    - Sauerstoffquelle, Ambu-Beutel,
    - Intubationsmaterial,
    - Absauganlage,
  - Reanimationsbrett,
  - Reanimationswagen/-koffer,
  - Defibrillator,
  - Notfallmedikamente.
- Standardisierter Ablauf muß bekannt sein:
  - Wissen über Reanimationsmaßnahmen,
  - Anzahl des Personals,
    z. B. 1 Arzt, 1 Pflegeperson für die unmittelbare Assistenz,
    1–2 Pflegepersonen für die Vorbereitung und als Zubringer von Materialien, Überwachung.
- Dokumentation: unmittelbar nach der akuten Reanimation.

Reanimationsablauf

- Diagnose.
- Alarmierung.
- Erstmaßnahmen nach Basistherapieschema:
  - Oxygenierung des Zentralnervensystems,
  - Beatmung,
  - Zirkulation,
  - ggf. venösen Zugang legen.
- Wiederherstellung der spontanen Blutzirkulation:
  - Drogen (Notfallmedikamente)
  - EKG (Defibrillation, Schrittmacher),
  - Flüssigkeitstherapie.
- Klare Absprachen und Anweisungen im Reanimationsablauf.
- Gespräch über Aussichten und Erfolg.

Dokumentation

- Tageskurve:
  - Zeitpunkt des Herz-Kreislauf- und / oder Atemstillstandes,
  - zeitlicher Vorgang der Reanimation: Reanimationsbeginn, -verlauf und -ende,
  - Maßnahmen der Basistherapie und erweiterten Therapie,
  - gegebene Medikamente, Volumentherapie mit Zeitpunkt und Dosis,
  - bei Defibrillation die verabreichte Energiemenge,
  - Blutdruck und Frequenzverlauf,
  - nach Möglichkeit Mitschreiben des EKG,
  - bei Thorakotomie Anlegen eines Narkoseprotokolls.

Ziel

- Regulierung der Körpertemperatur im Normbereich.
- Wiederherstellung des Stoffwechselgleichgewichtes.
- Gewährleistung der Sicherheit des Patienten in seinen eingeschränkten Körperfunktionen.
- Förderung des Wohlbefindens des Patienten.

  Physiologische Regulierung der Körpertemperatur:
  - Regulationszentrum im Gehirn (Hypothalamus),
  - Thermorezeptoren in Haut und Muskeln,
  - die Haut gleicht den Temperaturunterschied zwischen Kerntemperatur (36–37,5° C) und Körpertemperatur (ca. 28° C) aus,
  - Wärmeproduktion wird erhöht durch z.B. Muskelzittern, willkürliche Muskelbewegungen, Vasokonstriktion,
  - Wärmeabgabe durch z.B. vermehrtes Schwitzen, Vasodilatation.

  Die Therapie des Fiebers ist angezeigt bei Patienten mit Werten ab 38° C mit:
  - schweren kardialen Erkrankungen,
  - Einschränkung der Spontanatmung,
  - Störungen der Sauerstoffaufnahme,
  - Einschränkung der Mikrozirkulation.

Unterdrückung der endogenen Gegenregulation

Alle Verfahren der Oberflächenkühlung bewirken eine Gegenregulation des Körpers, mit dem Ziel, den Wärmeverlust der Körperschale auszugleichen (Gänsehaut, Muskelzittern, → hoher O_2-Verbrauch).

Methoden zur Vermeidung der Gegenregulation:

- Tiefe Narkose mit Muskelrelaxantien.
- Vegetative Blockade mit lytischem Cocktail:

  Zusammensetzung:
  100 mg Dolantin = 2 ml,
  50 mg Atosil = 2 ml,
  0,6 mg Hydergin = 2 ml (Dosierung beim Arzt erfragen).

  Wirkungsweise:
  - Dolantin: zentrales Analgetikum (Opiat), spasmologischer Effekt auf glatte Muskulatur,
  - Atosil: dämpfend auf vegetatives Nervensystem (Neuroleptikum), Ausschaltung des Temperaturregulationszentrums,
  - Hydergin: vasodilatierend.

  Effektivität:
  - Beginn 1 Std. vor Kühlung,
  - kontinuierliche Blockung erforderlich.

Methoden der Oberflächenkühlung

- Wärmeentzug durch Verdunstung:
  - fiebersenkende Ganzkörperwäsche:
    - Wasser 10° C unter Körpertemperatur,
    - Waschwasserzusatz:
      1 l Pfefferminztee auf 4 l Wasser oder
      3 Tr. Pfefferminzöl auf 1 l Wasser,

  - gegen die Haarwuchsrichtung waschen,
  - nicht abtrocknen,
  - wiederholen bis zur gewünschten Temperatursenkung (ca. um 1° C);
- Wadenwickel:
  - Wasser 10° C unter Körpertemperatur,
  - locker um die Extremitäten zwischen Knie und Knöchel,
  - Wickel immer feucht halten, sonst Umkehreffekt,
  - alle 10 – 15 Min. erneuern bis zur gewünschten Temperatursenkung (um 1° C).

➤ Trockene Kälte:
- Eisbeutel, Eiskrawatte, Eisblase:
  - an Körperstellen, an denen große Arterien direkt unter der Haut verlaufen (Leisten, Knie, Herz, Achselhöhle, Hals),
  - Eisbeutel nie direkt auf die Haut, da Kälteschäden,
  - die effektive Kühlzeit von Eis ist kurz, deshalb häufiges Wechseln,
  - ggf. vegetative Blockade mit lytischem Cocktail;
- Eisakkus (kältebeständige Plastikfolie mit Gel):
  - an Körperstellen, an denen große Arterien direkt unter der Haut verlaufen (Leisten, Knie, Herz, Achselhöhle, Hals),
  - Akkus passen sich der Körperform an,
  - sind im Eisfach zu kühlen,
  - einwickeln in dünne Leinentücher, um Haut vor Kälteschäden zu schützen und Kondenswasser aufzufangen,
  - Kältewirkung hält ca. 3 – 4 Std.
  - nach Gebrauch Wischdesinfektion,
  - ggf. vegetative Blockade mit lytischem Cocktail;
- Raumtemperaturabsenkung:
  - bis ca. 15° C möglich,
  - durchführbar nur mit separater Klimaanlage;
- Kühlmatte:
  - Steuerung über Wasserthermostat (Kühlaggregat),
  - Patient auf die Kühlmatte legen, Laken zwischen Matte und Haut,
  - Mattentemperatur bis zu 5° C (Achtung: Kälteschäden),
  - Dekubitusgefahr durch verminderte Hautdurchblutung und erhöhten Auflagedruck,
  - vegetative Blockade mit lytischem Cocktail.

Medikamentöse Maßnahmen

Die zusätzliche Gabe von Antipyretika fördert die Unterkühlungsmaßnahme:
- Metamizol (z. B. Novalgin),
- Paracetamol (z. B. Ben-u-ron).

Überwachung des Patienten

➤ Kontinuierliche Temperaturmessung, Blutdruck- und Pulskontrollen.
➤ Kontrolle der Respiration.
➤ Kontrolle der peripheren Durchblutung.
➤ Kontrolle der Hautreaktion.

Dokumentation

- Tageskurve.
- Pflegeplan und -bericht:
  - Art der Kühlungsmaßnahme nach Temperaturanstieg,
  - Häufigkeit,
  - Reaktion des Patienten.

Temperaturregulation – Trockene Wärme

Methoden

- Wärmekörper:
  - Thermoelemente,
  - Wärmeflaschen:
    - Wärmeflaschen luftentleert bis zur Hälfte füllen, Auflegen auf den Körper bzw. auf den warmen Wickel,
    - nie in direkten Kontakt mit der Haut bringen, da Verbrennungsgefahr.
- Wärmestrahler:
  - genau dosiert:
    - Lampenabstand,
    - Dauer,
    - Intensität;
  - unter Kontrolle anwenden,
  - bei zu langer oder intensiver Einwirkung Verbrennungsgefahr.
- Wärmetherapiegeräte:
  - Wärmetherapiegerät Bair Hugger:
    - das Wärmegerät führt Warmluft über einen großlumigen Schlauch zur Wärmedecke,
    - die Temperatur ist in 3 Stufen (von Umgebungstemperatur bis maximal 42° C) einstellbar,
    - Wärmedecken aus Polyäthylenfolie und Papiervlies.

Überwachung des Patienten

- Kontinuierliche Temperaturmessung, Blutdruck- und Pulskontrollen.
- Kontrolle der Respiration.
- Kontrolle der peripheren Durchblutung.
- Kontrolle der Hautreaktion.

Dokumentation

- Tageskurve.
- Pflegeplan und -bericht:
  - Art der Wärmebehandlung,
  - Häufigkeit,
  - Reaktion des Patienten.

Indikation

- Ableitung von Magensaft.
- enterale Ernährung/Medikamentengabe.

Material

- Naso- bzw. orogastrale Verweilsonde;
  - doppelläufige Magensonde aus PVC (Polyvinylchlorid):
    - nur bei Verweildauer < 5 Tagen,
    - enthält einen Weichmacher, der aus dem Material diffundiert, Gefahr der Ausbildung von Drucknekrosen,
  - doppelläufige Magensonde aus Silikon: bei Verweildauer > 5 Tagen.
- Handschuhe.
- Nierenschale, Unterlage.
- Gleitmittel.
- Fixierpflaster,
- Auffangbeutel/-halterung.
- Spritze.

Vorbereitung des Patienten

- Information.
- 45° – Oberkörperhochlage.

Durchführung

- Auswahl der angemessenen Sonde.
- Nasen-Rachen-Raum inspizieren, ggf. absaugen.
- Sonde vorsichtig bis zur Funduslage vorschieben,
  bei Silikonmagensonde 2. Markierung = 55 cm
  Ohr an die Sonde halten, um eine tracheale Fehllage zu vermeiden.
- Lagekontrolle:
  - Luft insufflieren (blubberndes Geräusch im epigastrischen Winkel),
  - Routine-Röntgenuntersuchung.
- Nasale Sonden mit Stegpflaster freiliegend im Lumen des Nasenloches fixieren (aufliegend auf der nasalen Pflasterfixation eines liegenden nasalen Endotrachealtubus).
- Auffangbeutel anschließen.

Pflegemaßnahmen

- Überprüfung der Lumina auf Durchgängigkeit, ggf. durchspülen.
- Auffangbeutel unter Magenniveau bei Tätigkeiten, die einen Hustenreiz und/oder Brechreiz auslösen können,
  z. B. Mundpflege, Tracheostomapflege, endotracheales Absaugen.
- Bei Nasenpflege:
  - Sonde von Inkrustierungen befreien,
  - Lagekontrolle – Druckentlastung.

Sonden – Magensonde

Komplikationen

- Schleimhautverletzung beim Legen.
- Nasenbluten.
- Druckulzera (Nasenschleimhaut/-septum) durch liegende Sonde.
- Lageveränderung.
- Refluxösophagitis.

Dokumentation

- Tageskurve.
- Pflegeplan und -bericht:
  - Liegedauer, Lokalisation,
  - Sondenpflege und -wechsel.

Indikation

- Enterale Ernährung.

Material

- Einlumige Verweilsonde (reine Ernährungssonde):
  - Silikonkautschuk,
  - Polyurethan.
- Unterschiedliche Sondenspitzen:
  - mit Ballon,
  - ohne Ballon.
- Größe in der Regel zwischen 8 – 12 Charr.
- Werden beim Legen mit einem Mandrin versteift oder vorher auf Eis gelegt.

Durchführung

- Einführung entsprechen den Maßnahmen der Doppellumensonden.
- Röntgenologische Lagekontrolle.

Pflegemaßnahmen

- Überprüfung der Lumina auf Durchgängigkeit, ggf. durchspülen.
- Spülen der Lumina nach Sondenkostgabe.
- Keinen Auffangbeutel anschließen.
- Bei Nasenpflege:
  - Sonde von Inkrustierungen befreien,
  - Lagekontrolle – Druckentlastung.

Dokumentation

- Tageskurve.
- Pflegeplan und -bericht:
  - Liegedauer, Lokalisation,
  - Sondenpflege und -wechsel.

Sonden – Kompressionssonden

Arten

- Sengstaken-Blakemore-Sonde.
- Linton-Nachlass-Sonde.

Indikation

- Sengstaken-Blakemore-Sonde: Tamponade und Kompression der blutenden Varizen im Ösophagusbereich.
- Linton-Nachlass-Sonde: Tamponade und Kompression der blutenden Varizen im Fundusbereich.

Material

- Sengstaken-Blakemore-Sonde: dreilumige Sonde aus Weichgummi mit einem oberen länglichen und unteren runden Ballon:
  1. Lumen:
     - oberer Ballon (70 ml),
     - Lage: Ösophagus.
  2. Lumen:
     - unterer Ballon (50 ml),
     - Lage: unterhalb Kardia.
  3. Lumen zum Ablaufen von Mageninhalt.
- Linton-Nachlass-Sonde: zweiläufige Sonde aus Weichgummi mit einem birnenförmigen Ballon.
  1. Lumen:
     - Ballon (600 ml),
     - Lage: Fundusbereich.
  2. Lumen: Ablaufen von Mageninhalt.
- 2 Nierenschalen, Unterlage.
- Gleitmittel.
- Lokalanästhetikum (Spray).
- 2 Pean-Klemmen.
- Cuffdruckmesser, 100-ml-Spritze.
- Laryngoskop mit Spatel, Magill-Zange.
- 250 ml Infusionslösung, Wäscheband (Zugvorrichtung).

Vorbereitung des Patienten

- Information.
- Ggf. medikamentös abschirmen.

Durchführung:

- Einführen der Sonde ist ärztliche Tätigkeit.
- Pflegerische Tätigkeiten:
  - Dichtigkeitsprüfung der Ballons,
  - nach Einführung der Sonde (bis auf 50 cm s. Markierung), füllen des Magenballons nach ärztlicher Anordnung,
  - Sonde wird unter Zug gesetzt, z. B. mit Band und 250 ml Infusionslösung,
  - Füllen des Ösophagusballons nach ärztlicher Anordnung,

- sichere Fixation,
- Auffangbeutel anschließen.

Pflegemaßnahmen

- Häufige Kontrolle der Sondenlage:
  - Fixation und Zug,
  - Aspirieren von Mageninhalt.
- Kurzfristige Druckentlastung zur Vermeidung von Drucknekrosen im Bereich:
  - Nase/Septum,
  - Ösophagus,
  - Kardia.
- Mund-Nasen-Rachen-Raum häufig absaugen.
- Sonde sollte spätestens am dritten Tag entfernt werden.

Komplikationen

- Aspirationsgefahr.
- Dekubitus.
- Ösophagitis.
- Asphyxie bei Lageveränderung (Sengstaken-Blakemore-Sonde).

Alternative

In zunehmendem Maße werden die Sengstaken-Blakemore-Sonde und die Linton-Nachlass-Sonde kritisiert und kommen immer seltender zum Einsatz. Die Therapie der Wahl liegt im medikamentösen Bereich, wie z.B.:
- Vasopressin,
- Pitressin,
- Octapressin.

Dokumentation

- Tageskurve.
- Pflegeplan und -bericht:
  - Liegedauer, Lokalisation,
  - Ballonlumen,
  - Sondenpflege.

Enterale Ernährung über Sonde

Indikation

- Stenosen im oberen Gastrointestinal (GI) – Trakt.
- Postopertaiv nach Eingriffen im oberen GI-Trakt.
- Leckagen an Anastomosen.
- Chronisch entzündliche Darmerkrankungen (Morbus Crohn, Colitis ulcerosa).
- Ösophagotracheale, gastrointestinale und enterokutane Fisteln.
- Neurologische Erkrankungen (z. B. Apoplexie, SHT).
- Nahrungsverweigerung (z. B. Anorexia nervosa).
- Inappetenz (Tumortherapie).
- Strahlen- und Zytostatikaschäden des Darms.

Vor- und Nachteile in bezug auf parenterale Ernährung

- Vorteile:
  - weitgehend physiologische Form der Nahrungszufuhr,
  - einfache technische Handhabung,
  - hochkalorische Ernährung bis 6000 kcal möglich,
  - kostengünstig.
- Nachteile:
  - bedingt anwendbar bei ausgefallener Darmmotilität,
  - Sondierung risikoreich nach frischer Operation an Ösophagus oder Magen,
  - nicht anwendbar bei akuter Pankreatitis, Coma diabeticum, Coma hepaticum,
  - starke Diarrhoen,
  - Aspirations- und Regurgitationgefahr bei eingeschränktem Bewußtsein und fehlenden Schutzreflexen.

Sondenkostformen

- Home-made-Sondenkost: Küchentechnisch verarbeitete Nahrungsmittel, die sondengängig gemacht werden. Voraussetzung: normale Verdauungsleistung des Gastrointestinaltraktes.
- Nährstoffdefinierte Diät (NDD): standardisierte, exakt definierte Nährstoffgemische (z. B. Biosorb, Salvimulsin MCT), zusammengesetzt aus natürlichen Rohstoffen.
  - Nährstoffgehalt: 1 ml = 1 kcal
  - Modifizierte Formen:
    - ballaststoffrei,
    - ballaststoffreich,
    - eiweißangereichert,
    - mittelkettige Triglyceride (MCT);
  - Voraussetzung:
    - ungestörte enzymatische Verdauungsleistung,
    - ausschließlich gastrale Verabreichung.
- Chemisch definierte Diät (CDD): standardisierte, exakt definierte Sondenkostform als Oligopeptid- oder Elementardiät (z. B. Peptisorb, Salvipeptid liquid),
  - zusammengesetzt aus abgebauten Nährstoffen, ballaststoffrei.
  - Nährstoffgehalt: 1 ml = 1 kcal

- Modifizierte Formen:
  - eiweißreduziert,
  - elektrolytarm;
- Voraussetzung: minimale Digestions-Resorptions-Leistung, gastrale und duodenale Verabreichung.

Vorbereitung

➤ Flüssige Sondennahrung:
- Sondennahrung (Flasche),
- Überleitungssystem für die Schwerkraftapplikation oder die Applikation per Sondennahrungspumpe,
- keine Überleitungssysteme verwenden, die ein versehentliches Anschließen an ein Infusionssystem zulassen.

➤ Pulverisierte Sondennahrung:
- Einmalernährungsbeutel,
- Sondennahrungspumpe,
- Aqua sterilisata oder Mineralwasser bzw. stilles Wasser (Elektrolytgehalt beachten),
- frisch aufgebrühter Tee,
- 50-ml-Spritze zum Durchspülen der Magensonde,
- Durchspülen der Magensonde mit Tee bzw. NaCl 0,9% erforderlich.

Durchführung

➤ Saubere Arbeitsfläche zur Vorbereitung der Sondennahrung.

➤ Handhabung unter strengsten hygienischen Kautelen.

➤ Sondennahrung bei Verwendung von doppelläufigen Magensonden immer über das größere Lumen verabreichen, Gefahr der Verstopfung.

➤ Verwendung einer Ernährungspumpe:
Bolusapplikation, Verstopfung der Sonde wird vermieden.

➤ Während der Nahrungszufuhr für eine Abflußmöglichkeit des Mageninhaltes sorgen,
50-ml-Spritze oder Abflußbeutel bzw. Absaugvorrichtung bereithalten.

➤ Bei Gabe auf Oberkörperhochlage des Patienten achten.

➤ Sondennahrung sollte vor der Verabreichung Zimmertemperatur haben.

➤ Flüssige Sondennahrung:
- Händedesinfektion,
- Flasche öffnen,
- Belüftungssystem des Applikationsgerätes schließen, sonst verstopft das Belüftungssystem,
- bei Verwendung von 200-ml-Flaschen das Steigrohr mit einer sterilen Schere kürzen,
- Applikationssystem fest auf die Flasche aufstecken,
- Rollenklemme schließen, Flasche aufhängen,
- flexible Tropfkammer füllen,
- Belüftungssystem öffnen,
- Schlauchsystem füllen.

➤ Pulverisierte Sondennahrung:
- regelmäßig desinfizierter, separater Platz zum Anmischen,
- Händedesinfektion,

Enterale Ernährung über Sonde

  - Pulver in Einmalernährungsbeutel füllen,
  - Aqua sterilisata zufügen bzw. abgekochten Tee oder Mineralwasser,
  - Ernährungsbeutel verschließen und gut durchschütteln,
  - Überleitungssystem füllen.
- Verabreichungsformen und Einlaufzeit:
  - Bolusapplikation mit Überleitungssystem: pro 100 ml ca. 10 Min.,
  - intermittierende Tropfsonde: 100 ml in ca. 1 Std.,
  - kontinuierliche Sondenernährung: 100 ml in ca. 1 Std. (per Schwerkraft / per Pumpe).

Überwachung eines Patienten bei der Sondenernährung

- Genaue Flüssigkeitsbilanz durchführen.
- Zentralen Venendruck regelmäßig kontrollieren.
- Hautturgor überprüfen.
- Urinausscheidung und spezifisches Gewicht messen.
- Darmgeräusche abhören.
- Stuhlmenge und Konsistenz beobachten und dokumentieren.
- Ggf. Bauchumfang messen.
- Blutzucker in der Adaptionsphase engmaschig kontrollieren.
- Kontrolle der Serumelektrolyte (die Fertigpräparate liegen in der Regel mit ihrem Elektrolytgehalt an der unteren Bedarfsgrenze).

Komplikationen

- Diarrhoe- und Dumpingsymptomatik:
  - hyperosmorale Sondenkostform,
  - bakterielle Kontamination,
  - Portionen zu groß, Portionen zu häufig verabreicht,
  - zu niedrige Temperatur der Sondenkost.
- Obstipation:
  - Ballaststoffmangel,
  - Flüssigkeitsmangel.
- Erbrechen, Völlegefühl, Magensaftretention:
  - mengenmäßig zu große Nahrungszufuhr,
  - gestörte Magenentleerung (Oberbauchatonie).
- Aspiration:
  - mengenmäßig zu große Nahrungszufuhr,
  - zu flache Lagerung,
  - gestörte Magenentleerung,
  - ungenügend geblockter Cuff bei intubierten Patienten.
- Hyperglykämie, Glukosurie:
  - zu schnelle Zufuhr,
  - Patient ist Diabetiker,
  - Stoffwechselentgleisung im Sinne eines Postaggressionssyndroms.
- Ödeme, hyperosmolare Störungen:
  - Natriumentgleisung,
  - zu hohes Flüssigkeitsangebot.

Dokumentation

- Tageskurve.
- Pflegeplan und -bericht:
  - Verträglichkeit, Transport,
  - Lagerung des Patienten.

Infusionen

Definition

➤ Intravenöse Verabreichung von Flüssigkeiten.

Indikation

➤ Parenterale Ernährung.
➤ Flüssigkeitsverlust.
➤ Verabreichung von Medikamenten.

Einteilung der Infusionslösungen

➤ **Basislösungen:**
  - Elektrolytfreie und reine Elektrolytlösungen:
    - Infusionen: z.B. Glucose 5%, NaCl 0,9%, Ringer-Lactat.
    - Besonderheiten:
      a) dienen der Flüssigkeitszufuhr, als Ergänzungslösung, als Trägerlösung für Medikamente,
      b) als Volumenersatz mit kurzer intravasaler Verweildauer (Ausnahme: Glucose 5%).

➤ **Korrekturlösungen:** z.B. korrigierende Elektrolytlösungen (meist mit erhöhter Kalium-Konzentration), Elektrolytkonzentrate, Osmodiuretika.

➤ **Ernährungslösungen:**
  - Kohlehydratlösungen:
    - Energielieferant: 1 g = 4,1 kcal,
    - Infusionen: z.B. Glucose 10–40%, 70%
    - Besonderheiten:
      a) wird insulinabhängig metabolisiert,
      b) bei hoher Dosierung und schneller Zufuhr kann es zu Stoffwechselstörungen kommen,
      c) Glukoseverwertungsstörungen sind im Postaggressionssyndrom die Regel,
      d) Diabetes mellitus beachten.
  - Zuckeraustauschstoffe:
    - Energielieferant: 1 g = 4,1 kcal,
    - Infusionen: z.B. Fructose, Sorbit, Xylit,
    - Besonderheiten: in der Leber insulinunabhängig metabolisiert.
  - Aminosäuren:
    - Infusionen: essentielle Aminosäuren z.B. Aminosteril
    - Besonderheiten:
      a) werden nicht als Energieträger infundiert,
      b) notwendig für den Eiweißstoffwechsel, verhindern den Abbau von körpereigenen Proteinen,
      c) müssen dosiert infundiert werden, sonst Verlust über die Nieren.
  - Fettemulsionen:
    - Energielieferant: 1 g = 9 kcal;
    - Infusionen:
      a) langkettige Triglyceride z.B. Lipofundin
      b) mittel und langkettige Triglyceride z.B. Lipofundin MCT 10%, 20%

- Besonderheiten:
  a) langsam dosiert infundieren,
  b) können in Ausnahmefällen über periphere Venen zugeführt werden, da osmotisch unwirksam,
  c) separat infundieren wegen Inkompatibilität.

Volumenersatz mit kolloidalen Plasmaersatzstoffen

- **Gelantinelösung:**
  - Infusionen: z.B. Haemaccel, Gelifundol,
  - Besonderheiten:
    - intravasale Verweildauer von ca. 3–4 Std.,
    - Unverträglichkeitsreaktionen bekannt.
- **Dextranlösung:**
  - Infusionen: z.B. Rheomacrodex, Rheofusin.
  - Besonderheiten:
    - je nach Molekulargewicht zur Volumenersatztherapie, Thromboseprophylaxe und/oder Verbesserung der Mikrozirkulation,
    - große Volumenwirkung,
    - Unververträglichkeitsreaktionen bekannt, zur Vorbeugung von Antigen-Antikörper-Reaktionen vorherige Promit-Gabe notwendig.
- **Stärkelösung:**
  - Infusionen: z.B. Plasmasteril, HAES 6% und 10%,
  - Besonderheiten:
    - intravasale Verweildauer von 2–4 Std.,
    - Unverträglichkeitsreaktionen bekannt.
- Überwachung von Unverträglichkeitsreaktionen:
  - Klinik nach Schweregrad:
    I. Hautveränderungen wie Rötung, Quaddelbildung,
    II. Tachykardie, Atemnot, Übelkeit,
    III. Bronchospasmus, massiver Blutdruckabfall,
    IV. Atemstillstand, Herzstillstand.
  - Therapie:
    - Absetzen der Infusion,
    - Sauerstoffgabe,
    - Adrenalingabe, Volumenersatz mit Elektrolytlösung,
    - ggf. Intubation und Reanimation.

Vorbereitung

- Kontrolle der Infusionslösung auf Defekte, Farbe, Ausfällung und Verfallsdatum.
- Zubereitung der Infusionslösung unter sterilen Kautelen.
- Auswahl des Infusions- bzw. Infusionspumpenbesteckes nach Kontinuität und Geschwindigkeit der Infusionslösung.
- Bei gleichzeitiger Infundierung mehrerer Infusionslösungen Zusatzvorrichtungen wie Y-Stück und Dreiwegehahn anbringen, diese auf ein Minimum reduzieren (Eintrittspforten für pathogene Keime).

Durchführung

- 48 stündlicher Wechsel der Infusionssysteme.
- Angebrochene Lösungen sofort und ohne Unterbrechung infundieren.
- Laufzeit einer Infusion auf maximal 24 Std. begrenzen.
- Bei kontinuierlicher Gabe Infusionspumpen verwenden.
- Infusionssystem mittels Dreiwegehahn an periphere und/oder zentrale Zugänge anschließen.
- Hyperosmolare Lösungen nur über zentrale Zugänge, z.B. Glucose 20%, Aminosteril 10%.
- Zusätze in Infusionslösungen schriftlich auf der Flasche (gesonderten Aufkleber) dokumentieren.
- Die Infusionstherapie ist eine medizinische Maßnahme.
- Die Pflegeperson ist dabei weisungsabhängig, die Verordnung muß schriftlich vorliegen; sie übernimmt die Durchführungsverantwortung.

Umgang mit i.v. Applikation von Medikamenten und Infusionslösungen

- Lagerung: sachgerechte Lagerung innerhalb der Haltbarkeitsfrist:
  - kühl (Kühlschrank) bei 4° bis 10° C,
  - Raumtemperatur entspricht 15°-25° C,
  - falls keine Vorschrift besteht, bei 4–25° C, trocken und lichtgeschützt.
- Kennzeichnung von Infusionslösungen, Zusätzen, Perfusorlösungen, Injektionsspritzen:
  - Substanz,
  - Menge,
  - Lösungsmittel,
  - Gesamtflüssigkeit,
  - Zusätze,
  - Herstellungsdatum, Uhrzeit.
- Kontrolle:
  - auf Verfallsdatum,
  - auf Trübung, Fällung, Farbveränderung, Beimengung von Fremdpartikeln.
- Infusionsgeschwindigkeit:
  - gleichmäßiges, kontinuierliches Infundieren,
  - Nichtbeachtung der Einlaufzeit oder -geschwindigkeit führt zu unwirksam niedrigen oder zu hoch toxischen Plasma- und Gewebskonzentration.
- Mischinfusion und Zumischen:
  - Herstellen unmittelbar vor der Anwendung,
  - keine Vermischung öliger und wäßriger Lösungen,
  - nach Zugabe mehrfaches Schwenken zur gleichmäßigen Durchmischung,
  - auf Inkompatibilitätsreaktion achten, ggf. bei Pharmaka über einen Infusionsschenkel vor- und nachspritzen mit neutraler Trägerlösung (z.B. bei Bronchoparat, Fentanyl, Dormicum, Lasix).
- Nicht geeignete Trägerlösungen:
  - Aminosäurelösungen, kombinierte Aminosäure-Kohlehydrat-Lösungen, Fettlösungen,
  - hochkonzentrierte Lösungen (z.B. Mannit 20%),
    stark basische und saure Lösungen (z.B. Natriumbicarbonat 8,4%, Tris, Tham, Salzsäure),

- kolloidale Blutersatzlösungen,
- Blutpräparate und -bestandteile.

Kritische Substanzen in bezug auf Mischung:

- Aldactone
- Aminosäurelösung
- Antimykotika
- viele Antibiotika
- Atosil
- Barbiturate
- Bronchoparat
- Elektrolyte
- Euphyllin
- Fluimucil
- Gastrozepin
- Heparin
- Insulin
- Katecholamine
- Corticoide
- Lasix
- Luminal
- Novalgin
- Opioide
- Paspertin
- Penicilline
- Perfan
- Perlinganit
- Phenhydan
- Puffersubstanzen
- Relaxantien
- Rivotril
- Tagamet
- Tetracycline
- Trasylol
- Valium

Anordnungsvorschlag für eine Infudierung über den Multilumenkatheter:

1. Schenkel distal	**2. Schenkel medial**	**3. Schenkel proximal**
parenterale Ernährung	saure Pharmaka	alkalische Pharmaka
Elektrolyte	z. B.:	z. B.:
Vitamine	Analgosedierung	Heparin-Natrium
Spurenelemente	Katecholamine	Diuretika
Insulin	Perlinganit, Ebrantil	Gastrozepin
	Xylocain, Rytmonorm	Bronchoparat
	best. Antibiotika	best. Antibiotika
	Antitussiva	
	H_2-Blocker	

- stark herz- und kreislaufwirksame Medikamente (z. B. Katecholamine, Antihypertonika) sind separat zu infundieren,
- nicht venenreizende Medikamente können periphervenös verabreicht werden.

➤ Mikrobielle Kontamination:
  - Einhaltung der Asepsis und Infektionsprophylaxe:
    - hygienische Händedesinfektion,
    - Medikamentenbehältnisse unmittelbar vor Verabreichnung offnen,
    - Reste verwerfen, wenn keine mikrobiellen Zusätze und Konservierungsstoffe enthalten sind,
    - angebrochene und wiederverschließbare Ampullen und Infusionsflaschen nach maximal 24 Std. verwerfen,
    - Infusionssysteme unbedingt geschlossen halten (z. B. keine offenen Dreiwegehähne, keine Belüftungskanülen ohne Bakterienfilter);
  - Infektionsgefahr steigt bei:
    - der Anzahl der miteinander kombinierten Lösungen,
    - zunehmender Liegedauer des Katheters,
    - zunehmendem Alter der Infusionslösungen,
    - bei fibrin- und blutbedeckten Stellen an Einstichstellen und Öffnungen im Infusionssystem,
    - intraluminalen Strömungsbehinderungen,
    - begünstigenden Faktoren (z. B. ph-Wert, hochkalorische Lösungen).

Überwachungen

- Laufgeschwindigkeit.
- Kompatibilität verschiedener Lösungen.
- Einstichstelle.
- Allgemeinzustand des Patienten.

Dokumentation

- Tageskurve:
  - Infusionslösung und genaue Laufgeschwindigkeit,
  - Bilanzierung:
    - kristalloide Lösungen in die blaue Bilanz (Wasser),
    - kolloidale Lösungen in die rote Bilanz (Eiweiß);
  - Abzeichnen auf dem Verordnungsplan und Angabe der Infusionsmenge.

Definition

- Verabreichung von Blut oder einzelnen Blutkomponenten unter Berücksichtigung von Blutgruppe und Rhesusfaktor.
  Unter bestimmten klinischen Situationen auch Berücksichtigung anderer erythrozytärer Antigene, der HLA-Antigene und anderer inkompletter Antikörper.

Formen der Transfusion

- **Vollblut:**
  Nach einer Stellungnahme der Bundesärztekammer gibt es für Warm- und Frischblut keine Indikation mehr. Die Devise heißt: Ersatz der Komponenten.
  - Frischblut (FB):
    - Indikation: Mangel an Erythrozyten, Thrombozyten und Gerinnungsfaktoren,
    - Lagerung:
      a) im erschütterungsfreien Kühlschrank,
      b) Lagerungszeit maximal 72 Std.,
      c) möglichst in den ersten 24 Std. transfundieren,
      d) Konserven, die eine Temperatur > 10° C erreicht haben, müssen innerhalb von 24 Std. transfundiert werden;
    - Filter: 200 µm Filter;
    - Bilanzierung: 500 ml;
  - Warmblut (WB):
    - Indikation: andauernde schwere Blutverluste, die mindestens das Doppelte des Intravasalvolumens betragen;
    - Lagerung:
      a) innerhalb von 4 Std. transfundieren,
      b) Konserven, die eine Temperatur > 10° C erreicht haben, müssen innerhalb von 24 Std. transfundiert werden;
    - Filter: 200 µm Filter
    - Bilanzierung: 500 ml.
- **Erythrozytenpräparate:**
  - Erythrozytenkonzentrat (EK): gewonnen aus der Frischblutkonserve durch Abzentrifugation des Plasmas.
    - Indikation:
      a) Mangel an Erythrozyten, Hämoglobinersatz,
      b) Verbesserung der Sauerstofftransportkapazität,
      c) Hämatokritanstieg;
    - Lagerung:
      a) im erschütterungsfreien Kühlschrank,
      b) Lagerungszeit 35 Tage,
      c) erwärmte Konserven müssen innerhalb von 6–12 Std. transfundiert werden;
    - Filter: 40 µm Filter ohne Belüftung,
    - Bilanzierung: 300 ml;
  - gewaschenes Erythrozytenkonzentrat:
    vollständige Entfernung des Plasmas sowie eines Großteils der Thrombozyten und Leukozyten.

- Indikation:
  a) Antikörper gegen Plasmaproteine (z.B. immunsupprimierte Patienten, Patienten vor und nach Organtransplantation),
  b) akute Hämolyse infolge Komplementzufuhr;
- Lagerung:
  a) im erschütterungsfreien Kühlschrank,
  b) Haltbarkeit maximal 24 Std., möglichst sofort transfundieren;
- Filter: 40 µm Filter ohne Belüftung,
- Bilanzierung: 170 ml;

– bestrahltes Erythrozytenkonzentrat: bei Patienten unter zytostatischer Behandlung.

➤ **Thrombozytenpräparate:**

– Thrombozytenkonzentrat (TK):
- Indikation: bei Blutgerinnungsstörungen infolge von Thrombozytopenien oder Thrombozytopathien;
- Lagerung: 4 – 6 Std. bei Zimmertemperatur, optimal unter ständiger Bewegung (Rotator),
- Filter: 200 µm Filter ohne Belüftung,
- Bilanzierung:
  a) 70 ml bei TK „Random“ (DRK),
  b) 200 ml bei TK (Zellseparator);

– thrombozytenreiches Plasma:
- Indikation: Thrombozytopenien,
- Lagerung: 3 – 5 Std. bei Zimmertemperatur.

➤ **Plasmaderivate:**

– FFP (fresh-frozen plasma): tiefgefrorenes Einzelspenderplasma mit minimalem Zellgehalt und normalen Aktivitäten aller Gerinnungsfaktoren.
- Indikation: Mangel an plasmatischen Gerinnungsfaktoren,
- Lagerung:
  a) bei -40° C tiefgefroren (Haltbarkeit 1 Jahr),
  b) Plasmatherm oder Auftauen im Wasserbad bei + 30° C,
  c) Haltbarkeit maximal 6 Std. nach dem Auftauen,
  d) AB0 identisch transfundieren;
- Filter: 200 µm Filter ohne Belüftung,
- Bilanzierung: 200 ml;

– Humanalbumin: 5 – 20 % Albuminlösung aus menschlichem Plasma.
- Indikation: Proteinmangel,
- Lagerung:
  a) Zimmertemperatur,
  b) Haltbarkeit s. Verfallsdatum;
- Filter: Infusionsbesteck,
- Bilanzierung: 50 oder 100 ml;

– PPL (Pasteurisierte Plasma Proteinlösung): 3,6 – 3,8 % Lösung der Albuminkomponente (Albuminanteil von 90 %, Globulinanteil von 10 %).
- Indikation: Proteinmangel und Volumentherapie,
- Lagerung:
  a) Zimmertemperatur,
  b) Haltbarkeit s. Verfallsdatum;
- Filter: Infusionsbesteck,
- Bilanzierung: 250 ml;

- PPSP (Prothrombinkomplex-Präparat aus gepooltem Spenderplasma):
  - Indikation: Mangel an Vitamin-K-abhängigen Gerinnungsfaktoren II., VII., IX., X., z.B. Lebererkrankungen, Marcumartherapie,
  - Lagerung:
    a) im Kühlschrank,
    b) Haltbarkeit s. Verfallsdatum;
  - Filter: Infusionsbesteck.

Vorbereitung:

- Kontrolle der Blutkonserve:
  - bzgl. Name, Blutgruppe, Rhesusfaktor, Verfallsdatum,
  - auf Hämolysezeichen.
- Aufwärmen auf Raumtemperatur oder mittels Blutwärmer vorbereiten.
- Luftfreies Auffüllen der Transfusionsfilter bzw. Mikrofilter (Luft im System verringert den Durchfluß und schädigt die Erythrozyten) ggf. mit Leukozytenfilter (Leukozytenentfernung).
- Mikrofilter sind nach dem Prinzip des Oberflächenkaskadenfilters konstruiert, deren Porengröße Aggregate möglichst vollständig zurückhält (z.B. 40 µm Filter, 200 µm Filter).
- Anschluß des Transfusionssystems an eine periphere Kanüle; am Einführungsbesteck oder an einen separaten Schenkel des MLK.

Durchführung

- Ausschließlich durch den Arzt.
- Ggf. biologische Verträglichkeitsprüfung: ca. 20 Tr. Blut einlaufen lassen, dann die Transfusion für 5 Min. unterbrechen, weitere Transfusion nur bei Ausbleiben von Transfusionsreaktionen.

Überwachung des Patienten

- Überwachung auf Transfusionsreaktionen (die ersten 10–30 Min.):
  - Schüttelfrost, Fieber,
  - Unruhe, Rückenschmerzen,
  - Urtikaria,
  - Schocksymptomatik,
  - Hämaturie.
- Bei Zeichen der Unverträglichkeiten die Transfusion sofort beenden, Arzt benachrichtigen.
- Nach Transfusion die Konserve grundsätzlich 24 Std. aufbewahren.

Dokumentation

- Tageskurve:
  - Konservennummer notieren,
  - genaue Laufzeit mit Rotstift,
  - Transfusionsreaktionen.

Injektionen

Definition

➤ Verabreichung eines Medikaments mittels Hohlnadel in das Gewebe oder Gefäßsystem.

Injektionsart und -stellen

➤ Subkutan (s.c.):
  - Injekionsstelle: Unterhautzellgewebe:
    - mittleres äußeres Drittel des Oberschenkels,
    - mittleres äußeres Drittel des Oberarmes,
    - Bauchdecke;
  - Resorption: langsam,
  - Kanülenwahl: Innendurchmesser 0,45 – 0,55 mm, Länge 20 – 25 mm.

➤ Intramuskulär (i.m.):
  - Injektionsstelle: Muskelgewebe:
    - mittleres Drittel der Vorderseite des Oberschenkels,
    - mittleres äußeres Drittel des Oberarmes,
    - mittlerer Gesäßmuskel (ventrogluteal und Gluteus medius);
  - Resorption: schnell, bei öligen Lösungen verzögert,
  - Kanülenwahl: Innendurchmesser 0,70 – 0.90 mm, Länge 38 / 55 – 55 / 70 mm.

➤ Intravenös (i.v.):
  - Injektionsstelle: venöses Gefäßsystem durch perkutane Punktion oder über liegenden zentralvenösen Zugang,
  - Resorption: sofort.

Vorbereitung

➤ Eine schriftliche ärztliche Anordnung muß vorliegen.

➤ Wirkstoff unter sterilen Kautelen und erst kurz vor Gebrauch vorbereiten.

Durchführung

➤ S.c. Injektion:
  - Hautfalte abheben, bei mageren Patienten spannen,
  - im Winkel von 45 Grad zur Haut ca. 2 cm tief einstechen.

➤ I.m. Injektion:
  - Kanülenführung im 90-Grad-Winkel,
  - Aspirationsprobe,
  - Oberschenkel und -arm nicht nach außen rotieren,
  - Gesäßmuskel:
    - Methode nach Hochstetter
      unterer Teil des abgegrenzten Dreiecks Spina-Eminentia (Darmbeinkamm)-Trochanter major im ventralen Teil des Gesäßmuskels gluteus medius,
    - Cristamethode nach Sachtleben
      gedachte Linie von der Mitte des Darmbeinkammes bis zum Trochanter major im seitlich lateralen Teil des Gesäßmuskels gluteus medius.
      Erwachsene: 3 Finger breit unterhalb des Beckenkammes,
      Kinder: 2 Finger breit,
      Säuglinge: 1 Finger breit.

- I.v. Injektion:
  - langsame intravenöse Verabreichung von Medikamenten durch laufende Infusionssysteme und unter Kreislaufkontrolle,
  - auf Kompatibilität achten,
  - nur auf schriftlich dokumentierte ärztliche Anordnung.
- Vorgeschriebenen Applikationsweg einhalten.
- Bei der Ausführung von s.c., i.m. und i.v. Injektionen durch die Pflegekraft trägt diese die Durchführungsverantwortung.
- Bei i.v. Injektionen ist die Pflegekraft berechtigt, die Durchführung abzulehnen, falls die erforderlichen Kenntnisse über die Wirkung der zu verabreichenden Medikamente noch nicht vorhanden sind.

Dokumentation

- Tageskurve: Dosierung und Applikationsart.
- Abzeichnen der Anordnung auf dem Verordnungsbogen.

Blasenverweilkatheter – Allgemeines

- Möglichkeiten der Harndrainage:
  - transurethral,
  - suprapubisch,

Indikation

- Transurethral:
  - Blasenentleerungsstörung,
  - Ruhigstellung der Blase nach operativen Eingriffen,
  - Kontrolle der Urinausscheidung.
- Suprapubisch:
  - wie bei transurethralem Blasenverweilkatheter,
  - bei voraussehbarer Bewußtseinsstörung über 48 Std.

Kontraindikation der suprapubischen Katheterdrainage

- Ungenügende Füllung der Harnblase.
- Hämorrhagische Diathese.
- Makrohämaturie (Gefahr der Katheterverstopfung).
- Lokale postoperative Narben, Unterbauchoperation in der Anamnese.
- Lokale Infektion im Punktionsgebiet.
- Unterbauch- und Blasentumor.
- Gravidität (relativ).

Vorteile – Nachteile

- Transurethral:
  - Vorteile:
    - von geübter Pflegeperson durchführbar,
    - kein intraabdominelles Verletzungsrisiko;
  - Nachteile:
    - schwierige Positionierung bei Harnröhrenerkrankung,
    - Keimstraße,
    - Harnwegsinfektion,
    - Spätfolgen häufig.
- Suprapubisch:
  - Vorteile:
    - verringertes Harnwegsinfektionsrisiko,
    - Punktionskanal ist leichter keimfrei zu halten,
    - keine Schleimhautirritation,
    - keine Läsion der Harnröhre,
    - keine instrumentelle Urethrastriktur,
    - Spätfolgen selten;
  - Nachteile:
    - Blutungen aus Blasenwandvenen,
    - Gefäßverletzung,
    - Verletzungsgefahr für intraperitoneale Organe,
    - Rektum- bzw. Uteruspunktion möglich.

Kontaminationsrisiko

Abhängig von:

- Liegedauer des Katheters.
- Material des Katheters.
- Zugang zur Harnblase (transurethral oder suprapubisch).
- Harnableitungssystem:
  - Eintrittspforte der Erreger (Abb. 17, S. 204):
    - Verbindungsstelle Blasenverweilkatheter – Ableitungssystem,
    - Reflux von Urin aus dem Auffangbeutel,
    - Harnablaßvorrichtung (mit Einschränkung),
    - bei transurethralem Blasenverweilkatheter der Weg Urethra/Genital-Analbereich-Blase.

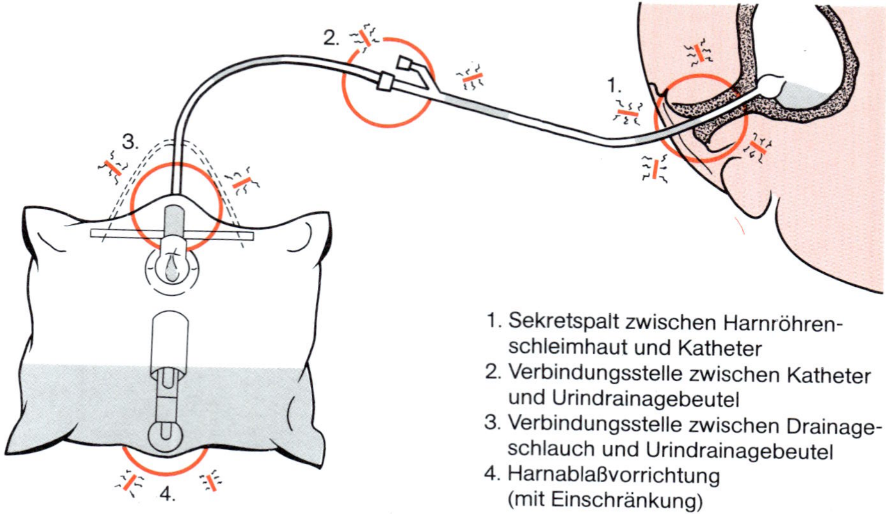

Abb. 17 Mögliche Eintrittspforten der Erreger beim geschlossenen Urindrainagesystem (aus Lawin, P.: Praxis der Intensivbehandlung, 6. Aufl. Thieme, Stuttgart 1994).

Material

- Steril verpacktes Katheterset:
  - wasserdichte Unterlage,
  - Arbeitsunterlage,
  - Schlitztuch,
  - 1 Handschuhpaar,
  - Tupfer,
  - Pinzette,
  - 10-ml-Spritze mit Aqua sterilisata,
  - Desinfektionsmittel,
  - sterile Unterlage (ggf. Innenseite des Verpackungsmaterials des Sets).
- Blasenverweilkatheter aus schleimhautfreundlichem Material:
  - silikonisiertem Latex: Verweildauer bis zu 7 Tage (verstärkte Schleimhautirritation durch die sich ablösende Silikonschicht),
  - Silikon: Verweildauer 7 Tage,
  - Größe: bei Frauen und Männern 12 – 16 Charr.
- Geschlossenes Harnableitungssystem.

Vorbereitung des Patienten

- Information durch den Arzt (Eingriff und Risiken)
- Abschirmung von anderen Personen (Intimsphäre wahren)
- Lagerung
  - möglichst flache Rückenlage
  - bei weiblichen Patienten Gesäß erhöhen, Bein abwinkeln.

Durchführung

- Möglichst mit zwei Personen.
- Händedesinfektion der ausführenden Person.
- Katheterset öffnen.
- Wasserdichte Unterlage unter dem Gesäß.
- Sterile Handschuhe anziehen, über die desinfizierende Hand einen zweiten sterilen Handschuh.
- Urogenitalbereich mit Schlitztuch abdecken.
- Desinfektion:
  - Frau:
    - große Schamlippen, kleine Schamlippen, Urethraeingang,
    - letzten Tupfer auf den Vaginaeingang legen;
  - Mann:
    - Vorhaut zurückziehen,
    - Urethraeingang spreizen,
    - Desinfektion vom Urethraeingang weg nach außen.
- Gleitmittel instillieren.
- Zweiten Handschuh ausziehen.
- Blasenverweilkatheter einführen, blocken:
  - kein gewaltsames Vorschieben des Blasenverweilkatheters,
  - kein gewaltsames Blocken des Ballons,
  - Vorhaut zurückstreifen.

Pflegemaßnahmen

- Pflege im Rahmen der Ganzkörperwäsche.
- Reinigung und Desinfektion bei Inkrustierung und nach dem Stuhlgang.
- Durchhängen des Drainageschlauches vermeiden (Stagnation von Urin).
- Urindrainagebeutel vor Transport entleeren.
- Nach Entleeren des Urins Harnablaßvorrichtung desinfizieren und in die Schutztasche vorschieben.
- Bei Diskonnexion:
  - Desinfektion der Katheteranschlußstelle,
  - neues Urinsammelsystem anschließen.
- Liegedauer des Blasenverweilkatheters und Indikation überprüfen
- Umgang mit dem Blasenverweilkatheter:
  - keinen Zug auf den Blasenverweilkatheter ausüben,
  - kein routinemäßiges An- und Ausspülen der Blase mittels Blasenspritze,
  - kein routinemäßiges Instillieren von Lokalantibiotika, Antiseptika.

Komplikationen

- Abflußstörungen – unvollständige Entleerung (Restharnbildung).
- Schleimhautläsion.
- Perforation der Urethra.
- Paraphimose.
- Aufsteigende Harnwegsinfektion, Urethritis.
- Postinfektiöse bzw. instrumentelle Urethrastriktur.
- Infektionsgefahr bei falsch gewählter Kathetergröße.

Dokumentation

- Tageskurve:
  - Datum,
  - Uhrzeit des Legens.
- Pflegeplan und -bericht:
  - Größe des Blasenverweilkatheters,
  - Liegedauer,
  - Katheterpflege, -wechsel, ggf. Spülung,
  - Befund der Kathetereintrittsstelle.

Blasenverweilkatheter – Suprapubische Katheterdrainage

Material

- Einmalpunktionsset (z. B. Cystofix):
  - Punktionstrokar,
  - Plastikkatheter (PVC),
  - Fixierplatte,
  - Urinsammelbeutel,

  alternativ:
  - Punktionsset nach Seldinger-Technik mit einem Silikonballonkatheter mit Blockung (z. B. Kendall-Curity-Punktionsbesteck).
- Steriles Material:
  - Kittel,
  - Abdecktuch,
  - Handschuhe,
  - Kompressen,
  - Einmalstichskalpell.
- Nahtmaterial (nur für Cystofix):
  - Prolene 3 – 0,
  - steriler Nadelhalter,
  - sterile Schere,
  - sterile Pinzette.
- Geschlossenes Urindrainagesystem.
- Lokalanästhesie, Einmalspritze (5 ml), Einmalkanüle (Nr. 12).
- Zur Probepunktion: Einmalspritze (10 ml), Einmalkanüle (Nr. 1).
- Mundschutz, Haube.
- Desinfektionsmittel.
- Tupferokklusivverband.

Vorbereitung des Patienten

- Information über Eingriff, Risiken.
- Rückenlagerung.
- Rasur des Unterbauches.
- Füllung der Blase.
- Möglichkeiten: natürliche oder retrograde Füllung.
- Hautdesinfektion.

Durchführung

- Das Legen des suprapubischen Katheters ist ärztliche Tätigkeit.
- Pflegerische Assistenz:
  - Desinfektion der Einstichstelle,
  - knick- und zugfreie Fixierung des Katheters (im Bogen) mit braunem Pflaster,
  - Einstichstelle mit sterilem Verband abdecken.

Pflegemaßnahmen

1 mal täglich:

- Steriler Verbandswechsel mit Reinigung und Desinfektion der Einstichstelle, ggf. häufiger.
- Bei Verstopfung des Katheters: Spülung mit physiologischer NaCl-Lösung unter sterilen Kautelen.

Komplikationen

- Verletzung von Gefäßen und Bauchorganen.
- Blasentamponade.
- Herausgleiten bei ungenügender Fixierung.
- Abflußstörung – unvollständige Entleerung (Restharnbildung).
- Infektion.

Dokumentation

- Tageskurve: Datum, Uhrzeit des Legens.
- Pflegeplan und -bericht:
  - Größe des suprapubischen Blasenverweilkatheters,
  - Liegedauer,
  - Katheterpflege, -wechsel, ggf. Spülung,
  - Befund der Kathetereintrittsstelle.

Definition

- Ultrafiltration des Blutes über einen Hämofilter, d. h. Wasser- und Stofftransport über eine Filtrationsmembran durch hydrostatische Druckdifferenz (Abb. 18).
- Entzogene Flüssigkeit (Ultrafiltrat) wird durch eine physiologische Lösung ersetzt (unter Maßgabe eines vorgegebenen Bilanzzieles).

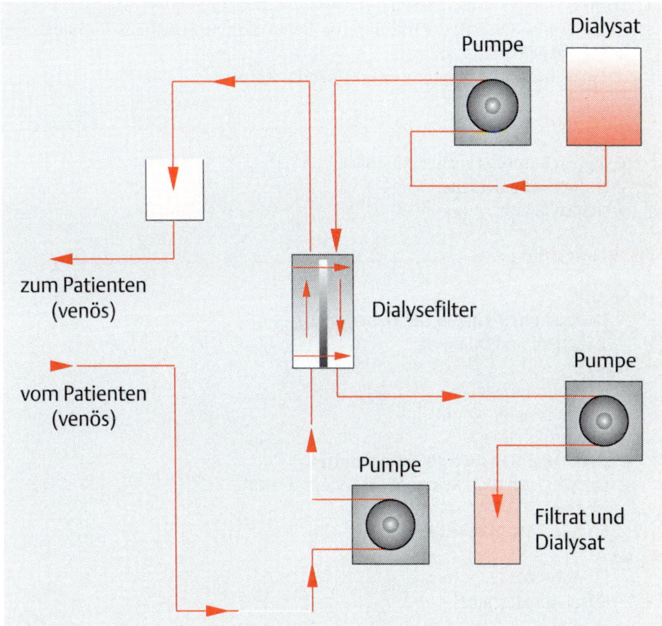

Abb. 18 Schema der kontinuierlichen, pumpenunterstützten venovenösen Hämofiltration. Das Blut fließt aus einer Vene des Patienten pumpenunterstützt zum Hämofilter und von dort zurück in eine Patientenvene (aus Larsen, R.: Anästhesie und Intensivmedizin für Schwestern und Pfleger. Springer, Berlin 1992).

Hämofiltration – CVVH

Indikation

- Akutes Nierenversagen.
- Lungenversagen.
- Linksherzdekompensation mit Lungenödem.
- Schwere Entgleisungen des Elektrolyt- und Säure-Basen-Haushaltes.
- Temperaturregulierung im septischen Schock.
- Perioperativ bei dialysepflichtiger Niereninsuffizienz.

Kontraindikation

- Unüberschaubare Gerinnungsprobleme.

Verfahren

- Pumpenbetriebenes Verfahren, bei dem mit Hilfe einer Rollerpumpe venöses Blut über einen Kapillarfilter (Ultrafilter) geleitet und dann dem Patienten über die Entnahmevene wieder zugeleitet wird.
- Blutflußraten bis 300 ml/min über den Ultrafilter.
- Filtratmengen von bis zu 40 l/24 Std.
- Vorteil:
  - kreislaufschonendes Verfahren, da keine akuten Volumenverschiebungen stattfinden,
  - langsame und schonende Entgiftung des Körpers.

Punktionsort

- V. jugularis interna rechts und links.
- V. femoralis beiderseits.
- V. subclavia links.

Punktionsmaterial

- Set mit:
  - Doppellumen-Shaldon-Katheter,
  - 1 Skalpell und Dilatator,
- Unsteril:
  - Einmalunterlage,
  - Einmalrasierer,
  - Abwurfbehälter,
  - Haut- und Händedesinfektionsmittel,
  - Lokalanästhetika (Xylonest 1%, Scandicain 2%),
  - 20 ml NaCl 0,9%,
  - Mundschutz, Haube.
- Steril:
  - Kompressen,
  - Kittel, Handschuhe,
  - Lochtuch,
  - Abdecktuch mit Kleberand,
  - Spritzen (2 ml, 5 ml, 10 ml),
  - Kanülen (12er, 10er),
  - ggf. Nahtmaterial (Nadelhalter, Schere, Pinzette).

- Zum Aufbau des Systems:
  - Hämofiltrationsset:
    - arterieller Hämofiltrationsschlauch (rot),
    - venöser Hämofiltrationsschlauch (blau),
    - Hämofilter (z. B. Fresenius AV 600, Gambro FH 66);
  - Urinmeßsystem ohne Urimeter,
  - 1-Liter-Maß mit 100 ml Graduierung,
  - Perfusorspritze mit Heparin-Natrium + NaCl 0,9% nach ärztlicher Anordnung zur Dauerapplikation,
  - 2 Kochsalzbeutel je 1000 ml, davon einen mit Heparinzusatz,
  - Substitutionslösung nach ärztlicher Anordnung,
  - HF 01 (ohne Kaliumzusatz)/HF 21 (mit Kaliumzusatz),
  - Infusomatsysteme,
  - HF-Adapter,
  - ggf. Perfusor, Infusomat,
  - mehrere Klemmen,
  - Hämofiltrationsgerät:
    Gerätetypen: z. B. NFG 05 SN, BSM 22.

Durchführung

- Pflegerische Assistenz:
  - Mundschutz und Operationshaube anziehen,
  - Händedesinfektion,
  - Anziehen der sterilen Handschuhe und des sterilen Kittels,
  - Hautdesinfektion (2 mal),
  - Abdecken des Punktionsortes,
  - Lokalanästhesie,
  - Punktion der Vene und Einführen des Katheters in Seldinger-Technik,
  - Nahtmaterial steril anreichen,
  - Aspiration von Blut zur Lagekontrolle,
  - Durchspülen der Lumina mit NaCl 0,9%.
- Pflegerische Tätigkeit:
  - Fixierung des Katheters und Fixierung der Katheterschenkel mit braunem Steg-Pflaster; ggf. flexibler Hautschutzverband (z. B. Varihesive)
  - steriles Abdecken der Punktionsstelle.
- Aufbau des Hämofiltrationssystems
  (siehe Hämofiltrationsgeräte)
- Anschluß an das Hämofiltrationssystem durch den Arzt
  (siehe Hämofiltrationsgeräte)

Kriterien zum Wechsel des Hämofiltrationssystems

- alle 4 Tage (Gefahr der Ablagerung von Kunststoffpartikeln aus dem Schlauchsystem in der Lunge)
- Filtratmenge geht stark zurück (Filterclotting)
- Rotfärbung des Ultrafilters (Kapillarschaden des Filters)
- Thrombosierung des Blutfilters in der Tropfkammer

Thrombenbildung

- Filterclotting:
  - erkennbar:
    - Abnahme der Filtrationsmenge pro Std.
    - ungleichmäßige Färbung am Kapillaraustritt,
    - Erhöhung des arteriellen Druckes mit schubartiger Schwankung des Schlauches zwischen Filter und Pumpe.
  - Maßnahme:
    - nach Gerinnungsstatus Heparinzufuhr erhöhen
    - Retransfusion
    - Filterpatrone auswechseln.
- Thrombosierung in der Tropfkammer:
  - erkennbar:
    - Anstieg des venösen Druckes,
    - häufige Störungen des Infusomaten (Rückstau);
  - Maßnahme:
    - Wechsel des gesamten Systems,
    - kein Freispülen des Filters mit Überdruck (Thrombusverschleppung),
    - keine ausschließliche Erneuerung des venösen Systems aus hygienischer Sicht.

Überwachung

- Hämodynamik:
  - Monitoring:
    - EKG, arterieller Druck, ZVD,
    - Volumenverlust bei hohen Filtrationsraten,
    - Blutverlust beim Anschließen an die Hämofiltration.
  - Bilanzierung:
    - stündlich auf einem Sonderprotokoll (s. CVVH-Protokoll),
    - 6 stündliche Gesamtbilanz,
    - 24-Stunden-Bilanz.
- Körpertemperatur:
  - Wärmeverlust durch Abkühlung des Blutes im extrakorporalen System. Maßnahme:
    - Alufolie um Schläuche und Filter,
    - Wärmedecken, Wärmematten, Wärmelampe,
    - Blutwärmer zwischen Substitutionslösung und Gerät;
  - Fieberschübe schwer erkennbar. Maßnahme:
    - Blutkulturabnahme bei Temperaturanstieg > 37,0° C oder auf Anordnung.
- Laborchemische Überwachung:
  - Gerinnung,
  - Elektrolyte, Blutbild,
  - Harnstoff, Kreatinin,
  - Gesamteiweiß,
  - kolloidosmotischer Druck.

Pflegemaßnahmen

- Auf Abknicken des Schlauchsystems bei Lagerung und Mobilisation achten.
- Steriler Verbandwechsel:
  - alle 24 Std., bei Bedarf häufiger,
  - Inspektion der Punktionsstelle,
  - Blutkrusten entfernen.
- Sichere Fixierung der Systemschenkel.
- Bei Katheterwechsel: Erneuerung des Hämofiltrationssystems.
- Bei Entfernung: Katheterspitze zur mikrobiologischen Untersuchung.

Dokumentation

- CVVH-Protokoll (s. Dokumentation).
- Tageskurve:
  - Laufzeit der CVVH,
  - Substitutionslösung,
  - Bilanzierung.
- Pflegeplan und -bericht:
  - Lokalisation und Liegedauer des Katheters,
  - Beurteilung der Einstichstelle.

Hämofiltrationsgerät NFG 05 SN

Aufbau

- Nach Entnahme des CVVH-Systems aus der Verpackung auf die Konnexionsstelle venöser Teil – Auffangbeutel achten (steril), da sie häufig nur ungenügend gesichert ist.
- Hämofilter senkrecht am Teleskopständer anbringen:
  - seitlicher unterer Ansatzstutzen mit beiliegendem weißem Konnektor verschließen,
  - seitlicher oberer Ansatzstutzen mit dem gelben Adapter und HF-Adapter an das Filtrationsgerät anschließen, an den HF-Adapter das geschlossene Harnableitungssystem.
- Arterielles Schlauchsystem:
  - das kurze Ende des arteriellen Schlauchsystems an den unteren Filterstutzen anbringen,
  - Silikonstück mittels Handkurbel in die Blutpumpe einlegen (Perfusorleitung befindet sich vor dem Filter, Druckmeßleitung vor der Handkurbel),
  - Druckmeßleitung an die arterielle Druckmeßvorrichtung anschließen.
- Perfusorleitung mit Heparin-Perfusorspritze verbinden und durchspülen.
- Venöses Schlauchsystem:
  - venöses Schlauchsystem am oberen Filterstutzen anbringen und die Luftfalle in die Halterung klemmen,
  - venösen Druckschlauch an die Druckmeßvorrichtung anschließen,
  - den dritten Schenkel der Luftfalle (Zufuhr der Substitutionslösung) mit einem blauen Dreiwegehahn versehen und zunächst verschließen.
- Arterielles Schlauchende mit dem NaCl 0,9% Füllbeutel verbinden und den Filtratschenkel abklemmen.
- Gerät anschalten – automatische Füllphase von 2 Min., d.h. optische sowie akustische Alarmunterdrückung und Blutfluß auf ca. 80 ml/min einstellen.
- Gesamtes Schlauchsystem und den Filter entlüften (ggf. Filter mit dem Handballen leicht beklopfen).
- Die ersten 500 ml NaCl 0,9% im Abflußbeutel sammeln und verwerfen.
- Den zweiten NaCl-0,9%-Beutel im geschlossenen System kreisen lassen.
- Keine Dreiwegehähne zwischen Shaldon-Katheter und Schlauchsystem verwenden
  Erhöhung des Flußwiderstandes → fragliche Thrombenbildung → schnelles Filterclotting.
- Bis zur Blutfüllung das venöse Schlauchsystem am NaCl 0,9%-Beutel belassen.

Anschluß

- Ärztliche Tätigkeit:
  - Alarmgrenzen und Blutflußrate am Gerät herausdrehen, Gerät einschalten und Luftdetektor durch START aktivieren,
  - arteriellen Schenkel an den arteriellen Schenkel des Shaldon-Katheters anschließen und öffnen.
  - Blutfluß auf 50 ml stellen, System bei geschlossenem Filtrationsschenkel (Harnableitungssystem) mit Blut füllen,
  - NaCl 0,9% aus dem System in den Überlaufbeutel ablaufen lassen, bis sich Blut beimengt, dann Blutfluß auf 0 stellen,

- venöses System an den venösen Schenkel des Shaldon-Katheters anschließen,
- Heparin-Perfusor, Blutfluß und Infusomaten auf die gewünschte Geschwindigkeit stellen,
- Klemme am Filtrationsschenkel lösen.

Retransfusion

- Heparin-Perfusor ca. 30 Min. vor Behandlungsende abstellen.
- Filtrationsschlauch abklemmen, Substitutionslösung abstellen.
- Blutfluß ganz herunterdrehen, arteriellen Schenkel des Systems mit NaCl-0,9%-Beutel verbinden und bei einem Blutfluß von 50 ml/min einlaufen lassen.
- Bevor NaCl 0,9% den Filter erreicht, diesen um 180 Grad drehen (da Blut schwerer ist als das 0,9%ige NaCl).
- Sobald NaCl 0,9% den intravenösen plazierten Shaldon-Katheter erreicht, Retransfusion durch Ausstellen des Gerätes und Abklemmen des venösen Schlauches beenden.
- Beide Katheterschenkel gut mit NaCl 0,9% durchspülen.
- Entsorgung in eine Halibox.
- Bilanz der Systemanteile:
  - arterielles Schlauchsystem 50 ml,
  - venöses Schlauchsystem 70 ml,
  - Filter AV 600 100 ml.

Hämofiltrationsgerät BSM 22

Aufbau

- Geräteeinstellung kontrollieren: Förderraten auf 0, arterielle Drucküberwachung in Mittelstellung.
- Arterielles Schlauchsystem:
  - an Spülbeutel anschließen,
  - in arterielles Druckkissen einlegen (Kante des Pumpensegmentes in der Rille des Druckkissens), vor Pumpe legen und Klappe schließen,
  - Heparinspritze mit Leitung anschließen, entlüften und Spritze einlegen,
  - arterielle Luftfalle einhängen, Entlüftungsanschluß abklemmen,
  - Anschluß an den unteren Filterstutzen.
- Filter:
  - in Filterhalter einspannen (arterieller Anschluß nach unten),
  - Ultrafiltratbeutel auf venöser Seite anschließen und abklemmen, ca. 50 cm unter Filter hängen.
- Venöses Schlauchsystem:
  - am oberen Filterstutzen anschließen,
  - Luftfalle einspannen und schließen, Entlüftungsanschluß abklemmen,
  - Druckschlauch an VPM (venösen Druckmonitor) anschließen,
  - Auffangbeutel abklemmen und hoch hängen.
- Substitution:
  - Infusionsschlauchsystem an Beutel anschließen,
  - Luftfalle einlegen,
  - Druckschlauch anschließen,
  - vor Pumpe legen und Klappe schließen,
  - Spiegel setzen.
- Entlüften/Füllen des Patientensystems:
  - immer statisch füllen, vor Beendigung des Füllvorganges das Gerät nicht in Betrieb nehmen (ständige Alarmierung und Unterbrechnung des Füllvorganges),
  - Spülbeutel und arterielle Luftfalle öffnen, Spiegel setzen und wieder schließen,
  - Filtratbeutel öffnen,
  - venöse Luftfalle öffnen, füllen bis Flüssigkeit auf venöser Filterseite austritt und Luftfalle wieder schließen,
  - Spüllösung (mindestens 500 ml) durch Filter in Filtratbeutel laufen lassen, danach Filtratbeutel abklemmen,
  - venöse Luftfalle öffnen, Spiegel bis über den Luftdetektor setzen und wieder schließen,
  - Auffangbeutel öffnen; wenn Flüssigkeit einläuft, venösen Schlauch in Absperrklemme einspannen,
  - Zugang vor arteriellem Druckkissen entlüften.
- Inbetriebnahme zum Spülen:
  - VPM und BSM einschalten,
  - „Ton aus" drücken,
  - „Double needle" drücken.
  - Förderrate zum Spülen einstellen (ca. 50 ml/min),
  - Filter luftleer klopfen,
  - venösen Druck/VPM setzen (= Mittelwert/Erwartungswert, Alarmierung tritt ein bei 70 mmHg über und 40 mmHg unter dem Wert),
  - Alarmgrenze für arteriellen Druck setzen (Empfindlichkeitsregler),

- Substitutionspumpe zum Einfädeln kurz einschalten („Double needle" deaktivieren, „Bio" aktivieren und Förderrate einstellen).
- Standby: beide Förderraten auf „0" stellen, „Double needle" aktivieren (sonst Erinnerungsalarm „Blutfluß").

Anschluß

- Ärztliche Tätigkeit:
  - arteriellen Schenkel an den arteriellen Schenkel des Shaldon-Katheters anschließen,
  - Blutfluß-Förderrate auf ca. 60 ml stellen, System bei geschlossenem Ultrafiltratanschluß mit Blut füllen,
  - NaCl 0,9% aus dem System in den Überlaufbeutel ablaufen lassen, bis sich Blut beimengt,
  - venöses System an den venösen Schenkel des Shaldon-Katheters anschließen,
  - Heparinpumpe in Betrieb nehmen,
  - Klemme am Ultrafiltratanschluß öffnen,
  - Substitution zuleiten.

Betrieb

- Spiegel kontrollieren.
- Nach ca. 10 Min. Laufzeit arteriellen und venösen Alarm dem aktuellen Wert angleichen.
- Nach ca. 15 Min. Laufzeit Substitution nachregeln.
- Wenn die Pumpen nicht laufen, immer den Ultrafiltratbeutel abklemmen, da das System sonst Luft zieht.

Alarme

- BSM-Alarme:
  - Luftdetektor:
    - Spiegel an venöser Luftfalle zu niedrig,
    - Klemme an venöser Luftfalle offen.
  - Arterieller Druck:
    - Unterdruck am arteriellen Schenkel, weil:
      a) Katheter verstopft,
      b) arterieller Schlauch abgeknickt,
    - Klappe am Druckkissen offen;
  - Blutpumpe / Klemme:
    - Klappe an einer der Pumpen offen,
    - Absperrklemme unterhalb venöser Luftfalle offen;
  - Blutfluß:
    - Erinnerungsalarm: es ist keine Pumpe aktiviert („Double needle" oder „Bio" einstellen, soll nicht gefördert werden, die Förderraten auf „0" stellen);
  - Infusionsende:
    - Substitutionsbeutel leer,
    - Schlauch unterhalb der Substitutionsluftfalle nicht richtig eingelegt,
    - Druckgrenzen für Substitutionslösung vertauscht oder unter-/überschritten,

    - Flüssigkeit im Druckschlauch/-aufnehmer (Zulauf abklemmen und mit Spritze Luft nachdrücken);
  - Heparinpumpe:
    - Spritze leer,
    - Stempel nicht eingerastet,
    - Hämofiltration hat sich zugesetzt.
- VPM-Alarme:
  - Druck „MIN“:
    - Dekonnexion auf venöser Seite,
    - Hämofiltrationsfilter setzt sich zu.
  - Druck „MAX“:
    - Filter in venöser Luftfalle setzt sich zu,
    - Katheter verstopft,
    - venöser Schlauch abgeknickt.
  - Out of Range: Venöser Druck < als 10 mmHg oder > als 450 mmHg.

Retransfusion

- Heparin-Perfusor ca. 30 Min. vor Behandlungsende abstellen.
- Beenden der Hämofiltration:
  - beide Pumpen auf „0“ stellen und „Double needle“ aktivieren.
  - die Taste „BYPASS“ (oder „Ausgeschaltete Sicherheiten“) drücken.
- Arteriellen Schenkel dekonnektieren, mit NaCl-0,9%-Beutel verbinden.
- Die Taste „BYPASS“ darf nicht mehr betätigt sein.
- Arterielle Pumpe auf 150 ml/min einstellen.
- Sobald das NaCl 0,9% den intravenös plazierten Shaldon-Katheter erreicht, Retransfusion durch Ausstellen des Gerätes und Abklemmen des venösen Schlauches beenden.
- Beide Katheterschenkel gut mit NaCl 0,9% durchspülen.
- Entsorgung in eine Halibox.
- Gesamtbilanz der Systemanteile: 220 ml.

Orale Maßnahmen

- Medikamente zur Regulierung der Darmmotilität:
  - krampflösend, beruhigend, z. B. Paspertin, Motilium,
  - peristaltikanregend, z. B. Bifiteral, Liquidepur.
- Gleitmittel:
  - Darminhalt wird durch Paraffin oder eine andere Substanz gleitfähig, z. B. Agarol, Glycerin,
  - Gefahr der Verklebung des Magensondenlumens (durchspülen).
- Reizmittel der Darmschleimhaut: Anregung der Peristaltik des Darms durch örtliche Reizwirkung.
  - Rizinusöl:
    - wirksam auf den Dünndarm,
    - 1 – 4 Std. nach Einnahme;
  - Dulcolax:
    - verhindert die Resorption von Flüssigkeiten im Dickdarm, wirksam durch Aufweichung des Darminhalts und Füllung des Darmlumens → Dehnung der Darmwand und reflektorische Einleitung der Defäkation.
    - ca. 5 Std. nach Einnahme.
- Volumenvergrößernde Mittel
  durch Wanddehnung wird der Entleerungsreflex ausgelöst (gleicht den physiologischen Vorgängen):
  - salinische Abführmittel:
    - erhöhen durch Wasserbindung das Volumen und verhindern eine Eindikkung des Darminhalts,
    - z. B. Laxoberal, Glaubersalz, Bittersalz;
  - Quellstoffe:
    - leicht quellende Substanzen verschiedener Herkunft, meist pflanzlich,
    - müssen mit viel Flüssigkeit eingenommen werden,
    - vergrößern das Volumen des Darminhalts → Dehnung der Darmwand und reflektorische Einleitung der Defäkation,
    - z. B. Normacol, Agiolax, Bekunis.

Rektale Maßnahmen

- Wirkung erstreckt sich auf die Darmschleimhaut und/oder die Darmtätigkeit:
  - mechanische Wirkung,
  - chemische/osmotische Wirkung,
  - Reizung der Darmschleimhaut,
  - thermische Wirkung.
- Kontraindiziert bei:
  - Erbrechen,
  - Leibschmerzen unklarer Genese,
  - Blutung im Verdauungstrakt,
  - Schwangerschaftsbeginn,
  - drohender Abort,
  - mechanischer Ileus.

Maßnahmen bei der Darmentleerung

- Rektaler Einlauf:
  - Wirkung: mechanisch und osmotisch durch das Darmrohr, Menge und Druck der Flüssigkeit,
  - Mittel: Aqua destillata mit
    - leichten Reizmitteln (Kamillosan 20 ml/l, Glycerin 200 ml/l),
    - salinischen Reizmitteln (Practoclyss),
    - stärkeren Reizmitteln (hypertone NaCl-Lösung),
    - Kontaktmittel (Rizinusöl 2–4 Eßl./l);
    - Apfelkraut-Magermilch-Einlauf mit 250 g Apfelkraut und 250 g Magermilch im Wasserbad auf 40° erwärmen, gut mischen und abgekühlt instillieren,
  - Möglichkeiten:
    - hoher Einlauf zur vollständigen Entleerung des Dickdarms,
    - Hebe-Senk-Einlauf/rektale Spülung.
    - Anus-praeter-Spülung:
      a) vollständige Darmentleerung,
      b) spezielles Vorgehen erforderlich,
      c) ähnlich wie beim hohen Einlauf,
      d) postoperativ: Anspülen des Anus praeter 48 Std. nach Operation mittel Darmrohr und 100 ml warmer Kamillelösung oder 50 ml Paraffinöl möglich.
- Darmrohr:
  - Entlastung des Darms z.B. bei Blähungen,
  - zur vorübergehenden Ableitung von sehr dünnflüssigem Stuhl,
  - Gefahr der Darmperforation, Darmblutungen.
- Klistiere:
  - auf salinischer Basis oder Glycerinbasis z.B. Microklist,
  - zur Reinigung des unteren Darmabschnitts.
- Suppositorien: Anregung der Dickdarmperistaltik, z.B. Dulcolax.
- Sphinkterdehnung:
  - Anwendung bei Obstipation zur Entleerung der Ampulle,
  - evtl. manuelle Ausräumung.
- Feuchte Wärme:
  - wirkt entspannend, entkrampfend und schmerzlindernd,
  - Temperatur:
    - wärmer als Körpertemperatur ca. 37° – 40° C,
    - Temperatur unter 37° C bewirkt eine Hyperperistaltik und Krämpfe,
    - Wirkungsdauer von 1–2 Std. beachten;
  - Gefahr der Verbrennung,
  - keine Wärmeanwendung bei diagnostisch noch ungeklärten Bauchbeschwerden und Bauchkrämpfen (z.B. bei Appendizitis).
- Kolonmassage:
  - Anregung der Dickdarmmotorik durch analwärts gerichtete Tast- und Druckbehandlung (atemsynchrone Durchführung),
  - bei Ausatmung schiebt die flach aufliegende Hand in Richtung Peristaltik vor,
  - massiert werden 5 verschiedene Dickdarmpunkte für jeweils 5 Min.

Intravenöse/intramuskuläre Maßnahmen (Parasympathikomimetika)

- Prostigmin: (Cholinesterasehemmer, synthetischer Stoff):
  - Wirkung:
    - hemmt den Abbau des Acetylcholins an den vagalen Rezeptoren der Darmmuskulatur,
    - besonders am Darm und den abdominellen Hohlorganen;
  - Anwendung: Darmatonie, Meteorismus,
  - Nebenwirkung:
    - Schweißausbrüche, Speichelfluß,
    - Erbrechen, Durchfälle, Bauchkrämpfe,
    - verstärkter Harndrang, Muskelzittern,
    - bei hoher Dosierung Auftreten von Bradykardien.
- Mestinon: Cholinesterasehemmer (länger wirksam als Postigmin)
  - Wirkung: hemmt den Abbau des Acetylcholins,
  - Anwendung: Darmatonie, Meteorismus,
  - Nebenwirkung: s. Prostigmin,
  - Kontraindikation:
    - Erkrankungen der Leber,
    - gleichzeitige Gabe von depolarisierenden Muskelrelaxantien (antagonisierender Effekt),
    - Schwangerschaft,
    - Ulcus cruris, Schilddrüsenüberfunktion, dekompensierte Herzinsuffizienz, Herzinfarkt, Asthma bronchiale,
    - Vorliegen von mechanischen Verschlüssen der Verdauungs- oder Harnwege.
- Bepanthen (Dexpanthenol):
  - Wirkung: initiiert eine vermehrte Flüssigkeitssekretion durch die Darmmukosa,
  - Anwendung: postoperative Darmatonie, paralytischer Ileus,
  - Nebenwirkung: allergische Erscheinungen möglich,
  - Kontraindikation: Überempfindlichkeit gegen Parabene (Inhaltsstoff des Dexpanthenols).
- Takus:
  - Wirkung: direkter konstringierender Effekt auf die glatte Muskulatur der Darmwand,
  - Anwendung: postoperative Darmatonie, paralytischer Ileus,
  - Nebenwirkung:
    - Brechreiz, Schmerzen im Epigastrium und im Abdomen,
    - Schweißausbrüche und allgemeine leichte Übelkeit,
    - hypotone Reaktionen möglich,
    - in seltenen Fällen orthostatische Dysregulation,
  - Kontraindikation:
    - schwere kardiovaskuläre Erkrankungen, Schock,
    - Verdacht auf obstruktive Choledocholithiasis, akute Pankreatitis,
    - Obstruktionsileus,
    - schwere Niereninsuffizienz,
    - Applikation während der sensiblen Phase der Schwangerschaft.

Dokumentation

- Tageskurve:
  - Art der medikamentösen Unterstützung,
  - Herzfrequenz,
  - Blutdruck.
- Pflegeplan und -bericht:
  - Tag des Nichtabführens,
  - Art der unterstützenden Darmentleerung,
  - Reaktion des Patienten.

Indikation

- Pneumothorax.
- Hämatothorax.
- Spannungspneumothorax.
- Hämatopneumothorax.
- Mediastinalverlagerung.

Ziel

- Ableitung von Luft aus dem Pleuraspalt.
- Aufbau eines negativen Druckes im Pleuraspalt.
- Ableitung von Flüssigkeiten aus der Pleurahöhle.
- Ausdehnung einer kollabierten Lunge.

Drainageart

- Prinzip: Unterdruck.
- System:
  - geschlossen (Abb. 19):

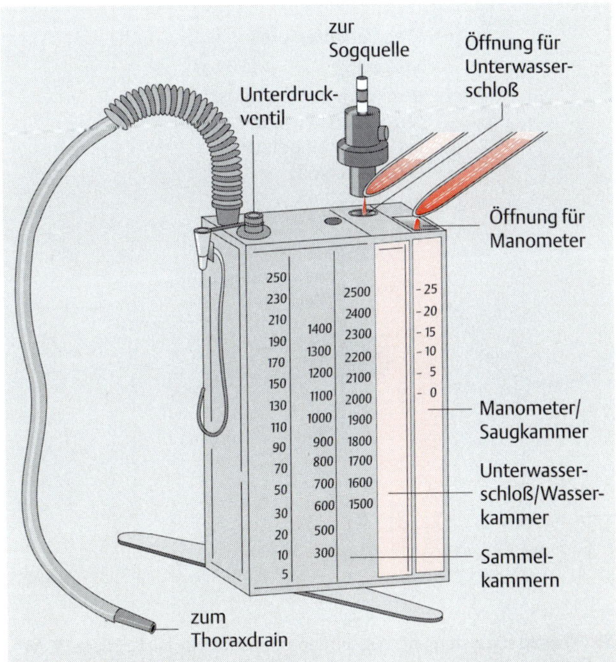

Abb. 19 Dreikammersaugsystem (Einwegesystem) (aus Juchli, L.: Pflege, 7. Aufl. Thieme, Stuttgart 1994).

- Sicherheitsventil (Schutz vor Spannungspneumothorax),
- Unterdruck bleibt ca. 2 Std. nach Diskonnexion vom Vakuumanschluß bestehen,
- Saugleistung max. 25 cm H_2O;

– offen (Abb. 20):

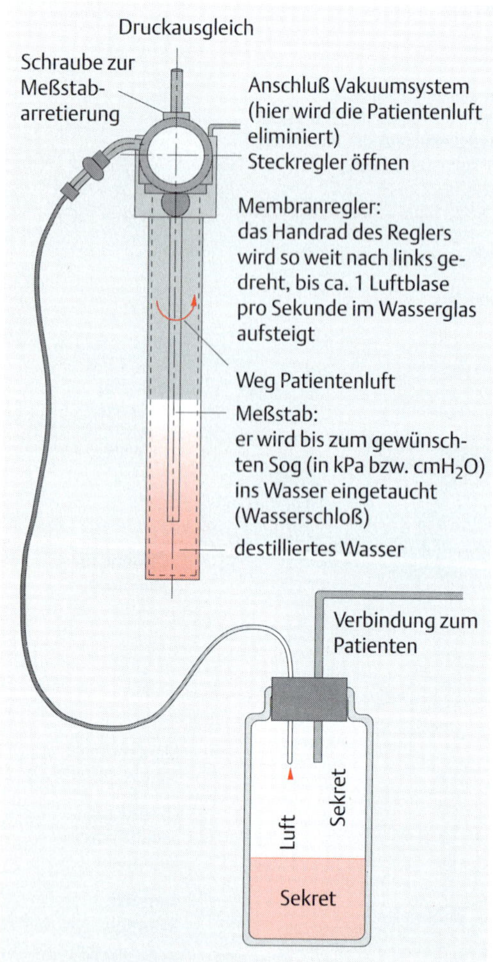

Abb. 20 Thoraxsaugsystem mit Wassermanometer (aus Juchli, L.: Pflege, 7. Aufl. Thieme, Stuttgart 1994).

  - kein Sicherheitsventil,
  - bei Diskonnexion zum Transport (Vermeidung eines Pneumo- und Spannungspneumothorax):
  - bei Spontanatmung Drainage abklemmen,
  - bei Beatmung Drainage nicht abklemmen (Alternative: Heimlich-Ventil),
  - Saugleistung bis max. 50 cm H_2O.
- Unterscheidung:
  - Monaldi-Drain:
    - bei Pneumothorax,
    - 2 – 3 ICR mittlere Klavikularlinie;
  - Bülau-Drain:
    - bei Hämatopneumothorax,
    - bei Pleuraerguß,
    - bei Pleuraempyem,
    - bei Chylothorax,
    - bei Hämatothorax,
    - 4 – 6 ICR mittlere Axillarlinie.

Material

- Thoraxdrainagesystem
  - geschlossen: Einmalsystem z. B. Pleur-evac, Double Seal, Pneumo-Drain (Drei- oder Vierkammersystem),
  - offen: Wasserschloß-Saug-Drain (Dräger), Steigrohr.
- Thoraxkatheter:
  - Charr 32 Männer,
  - Charr 28 Frauen,
  - Charr 24 Kinder.
- Unsteril:
  - Verbindungsschlauch,
  - Vakuumanschluß,
  - Aqua sterilisata,
  - Fixierpistole und Band,
  - Lokalanästhetika,
  - Desinfektionsmittel (Kodanspray, Polyvidon-Jod),
  - Benzin zum Entfetten der Haut,
  - Mundschutz und Haube,
  - Unterlage, Nierenschale, Abwurf.
- Steril:
  - Spritze (5 / 10 ml), Kanüle (Nr. 1, 2 und 12),
  - Handschuhe, Kittel,
  - Lochtuch, Abdecktuch,
  - Kompressen 10 x 10 cm,
  - 1 Präparierschere, 1 Nadelhalter,
  - Nahtmaterial (0-Prolene oder CP 1),
  - 1 anatomische Pinzette, 1 chirurgische Pinzette,
  - Skalpell Nr. 11,
  - Verband (V-Tracheo-Kompresse),
  - 2 große Thoraxklemmen.

Drainagen – Thoraxdrainage

Vorbereitung des Patienten

- Information.
- Lagerung:
  - Rückenlage,
  - Oberkörperhochlage,
  - Arm hinter dem Kopf verschränken.

Durchführung

- Punktion wird vom Arzt durchgeführt, Fixierung mittels Tabaksbeutelnaht.
- Pflegerische Tätigkeiten:
  - Bereitstellen von Intubationsmaterial, Notfallmedikamente,
  - Vorbereitung der Saugdrainage:
    - System mit Aqua sterilisata füllen,
    - Verbindung zum Vakuumanschluß,
    - Funktion überprüfen;
  - Sicherung der Verbindungsstelle (Thoraxdrain mit Schlauchsystem der Saugdrainage) mittels Fixierpistole und Band,
  - Einstichstelle reinigen, desinfizieren, verbinden (V-Tracheo-Kompresse),
  - Drainageschlauch im Bogen mit Pflaster fixieren.

Pflegemaßnahmen

- Pflege der Einstichstelle:
  - 1 mal pro Schicht
  - Reinigung mit NaCl 0,9%, ggf. H_2O_2,
  - Desinfektion mit Polyvidon-Jod,
  - Inspektion der Einstichstelle,
  - Wechseln der V-Tracheo-Kompresse.
- Drainageschlauch:
  - Fixierung der Verbindungsstelle Drain-Drainageschlauch,
  - Drain im Bogen fixieren,
  - Ausstreifen von Sekret mit Rollerklemme.
- 2 große Thoraxklemmen in Bereitschaft.
- Auswechseln/Entleerung des Saugsystems unter sterilen Kautelen.
- Bakteriologisches Monitoring.

Überwachung

- Kontrolle des Saugsystems:
  - Wasserschloß (Spiegel hebt und senkt sich bei In- und Exspiration),
  - Überprüfung auf Koagelbildung (keine Schwankungen im Wasserschloß),
  - Fistelbildung (Undichtigkeit, erkennbar an Blasenbildung im Wasserschloß),
  - auf Saugleistung achten.
- Beurteilung der abgesaugten Flüssigkeit, Bilanzierung.

Komplikationen

- Abknicken der Drainage.
- Dislokalisation (Hautemphysem).
- Tamponade.
- Spannungspneumothorax.
- Blutungen aus Interkostalgefäßen oder Lunge.
- Verletzung der Lunge.
- Verletzung intraabdomineller Organe bei Bülau-Drainage (Leber, Milz).
- Verletzung mediastinaler Organe bei Monaldi-Drainage.

Dokumentation

- Tageskurve:
  - Uhrzeit des Legens, Abklemmen und Entfernen der Drainage,
  - Saugleistung,
  - Bilanzierung.
- Pflegeplan und -bericht:
  - Lokalisation des Drains,
  - Art der Wundpflege,
  - Zustand der Einstichstelle,
  - Beurteilung des Sekrets.

Drainagen – Abdominelle Drainagen

Ziel

- Ableitung von Blut, Sekret und Luft.
- Prophylaxe von Hämatom und Serom.
- Adaption der Wundränder.
- Prophylaxe der Wundinfektion.

Lokalisation

- Subphrenisch (linker Oberbauch).
- Subhepatisch (rechter Oberbauch).
- Douglas-Raum (linker/rechter Unterbauch).

Drainageart

- Einzeln verpacktes steriles Material aus
  - Silikon:
    - Easy-flow,
    - Robinson;
  - Latex:
    - Latexrohr,
    - T-Drain;
  - Gummi: Wellblechdrainage.
- Easy-flow-Drainage:
  - Prinzip: Docht,
  - System: offen,
  - Indikation:
    - Magen- und Darmchirurgie,
    - Gallenblase, Gallengang,
    - Pankreaschirurgie,
    - Operationen im Bereich Leberpforte, Milzloge, subphrenisch.
- Robinson-Drainage:
  - Prinzip: Schwerkraft,
  - System: geschlossen,
  - Indikation:
    - intraperitoneal,
    - retroperitoneal,
    - abdominoperineale Rektumamputation.
- Latex-Drainage:
  - Prinzip: Schwerkraft,
  - System: offen,
  - Indikation: Nierentransplantation.
- T-Drainage:
  - Prinzip: Schwerkraft,
  - System: offen,
  - Indikation: Ableitung von Gallensaft.

Pflegemaßnahmen

- Easy-flow-Drainage/Latexrohr:
  - Verwendung von Stomahesiveplatten mit möglichst kleinem Durchmesser zur Pflege der Haut, Vermeidung von Hautmazerationen (aggressive Sekrete),
  - Verwendung von hautfreundlichen Ausstreifbeuteln/Auffangbeuteln,
  - Auswechseln des Ausstreifbeutels unter sterilen Kautelen, mindestens 2 mal wöchentlich zur Hygieneabnahme, ggf. häufiger,
  - Reinigung der Durchtrittstelle mit steriler Kompresse und NaCl 0,9%, ggf. H_2O_2.
  - Reinigung des ausführenden Drainageschlauches mit steriler Kompresse und NaCl 0,9%, ggf. Ausstreifen des Koagels mit steriler Kompresse und H_2O_2.
- Robinson-Drain/T-Drain:
  1 mal pro Schicht:
  - Reinigung der Einstichstelle mit NaCl 0,9%, ggf. H_2O_2,
  - Desinfektion mit Polyvidon-Jod,
  - Anlegen einer V-Kompresse,
  - Pflege der Haut, Vermeidung von Hautmazeration.
- Allgemeine Pflegemaßnahmen:
  - Kontrolle der Position und Durchgängigkeit,
  - Beurteilung des abgeleiteten Sekrets,
  - Reflux des abgeleiteten Sekrets vermeiden, z. B. Ausstreifbeutel vor dem Umlagern des Patienten entleeren,
  - Entfernung unter sterilen Kautelen, Einstichstelle steril abdecken,
  - bakteriologisches Monitoring.

Komplikationen

- Unzureichende Sekretableitung.
- Infektionsgefahr durch exogene Kontamination (z. B. Wundpflege, Beutelwechsel).
- Refluxgefahr bei offenem System.
- Fehllage durch mangelnde Fixierung.
- Abtrennen des Drains, Folge: Zurückgleiten nach intraperitoneal (Operation erforderlich).

Dokumentation

- Tageskurve:
  - einzeln dokumentieren,
  - Uhrzeit der Entfernung,
  - Bilanzierung.
- Pflegeplan und -bericht:
  - Lokalisation des Drains,
  - Art der Wundpflege,
  - Beurteilung von Farbe, Geruch, Konsistenz des Sekrets,
  - Beurteilung der Einstichstelle.

Drainagen – Redon-Drain

Indikation

- Weichteil- und Knochenchirurgie

Ziel

- Ableitung von Sekret.
- Adaption der Wundränder.

Drainageart

- Prinzip: Unterdruck.
- System: geschlossen, wahlweise mit und ohne Vakuumeinstellung.
- Sterilisiertes unzerbrechliches Einmalprodukt.
- Vakuumanzeige, Mengenanzeige.
- Luftdichte Absperrvorrichtung.

Pflegemaßnahmen

- Desinfekion der Einstichstelle mit Polyvidon-Jod 1 mal pro Schicht.
- Fixierung des Ableitungsschlauches (Stegpflaster),
- Fixierung der Flasche unter Patientenniveau.
- Flaschenwechsel:
  - Wechsel erforderlich bei einer Füllmenge von 300 ml (Sogverlust),
  - Wechsel und Anbringen der neuen Flasche unter sterilen Kautelen,
  - bei Diskonnexion auf Sicherung durch Luftabsperrung der Flasche achten.
- Kontrolle der Vakuumanzeige.
- Beurteilung des abgeleiteten Sekrets.
- Entfernung der Drainage unter sterilen Kautelen (bei täglicher Sekretmenge < 30 ml), steriles Abdecken der Einstichstelle.
- Ggf. bakteriologisches Monitoring.

Komplikationen

- Koagelbildung.
- Wundsekretrückfluß.
- Diskonnexion.
- Hoher postoperativer Blutverlust.

Dokumentation

- Tageskurve:
  - einzeln dokumentieren,
  - Uhrzeit des Wechsels/Entfernens,
  - Bilanzierung.
- Pflegeplan und -bericht:
  - Lokalisation des Drains,
  - Art der Wundpflege,
  - Beurteilung des Sekrets und der Einstichstelle.

Indikation

- Ödem, Tumor.
- Subarachnoidalblutung, Infektion.

Ziel

- Entlastung bei akuten oder vorübergehenden Abflußstörungen.

Drainageart

- Prinzip: Schwerkraft.
- System: geschlossen.

Material:

- Drainageset:
  - Auffangbeutel,
  - Tropfkammer,
  - Klemme.
- Liquordrainageset mit integrierter Druckmessung (z.B. Hanni-Set).

Pflegemaßnahmen

- Steriler bzw. streng hygienischer Umgang mit der Drainage.
- Beurteilung des Sekrets.
- Bakteriologisches Monitoring.

Überwachung

- Nullabgleich / Nullniveau auf Augenhöhe des Patienten.
- Exakte Position der Tropfkammer (ca. 10 – 15 cm über Kopfniveau).
- Ablaufbeutel immer tiefer als die Tropfkammer.

Komplikationen

- Abknicken der Drainage.
- Zug vermeiden.
- Liquorrückfluß vermeiden.

Dokumentation

- Tageskurve
  - Bilanzierung
  - Hirndruckmessung (s. Kap. Monitoring – Intrakranieller Druck)
- Pflegeplan und -bericht:
  - Art der Wundpflege
  - Beurteilung des Sekrets und der Einstichstelle.

Lumbalpunktion

Ziel

- Gewinnung von Liquor cerebrospinalis zu diagnostischen Zwecken:
  - Erregernachweis bei Meningitis,
  - Blut bei Subarachnoidalblutung,
  - Eiweißerhöhung bei bestimmten neurologischen Erkrankungen.
- Messung des Liquordruckes.
- Intrathekale Applikation von Medikamenten (z. B. Antibiotika, Zytostatika).

Punktionsort

- Punktion des Duralraumes zwischen:
  - 3. und 4. Lendenwirbeldornfortsatz,
  - 4. und 5. Lendenwirbeldornfortsatz,
  - mit spezieller Spinalkanüle
    8 cm lang, 25 – 27 G Durchmesser (spezielle Konstruktion der Nadelspitze).

Kontraindikationen

- Erhöhung des intrakraniellen Druckes,
- Gefahr der Einklemmung der Medulla oblongata im Foramen magnum und/oder des Mittelhirns im Tentoriumschlitz.
- Gerinnungsstörungen.
- Sepsis oder lokale Infektion im Bereich der Punktionsstelle.

Material

- Unsteril:
  - Einmalrasierer,
  - Haut- und Händedesinfektionsmittel,
  - Lokalanästhetikum,
  - 2 Amp. NaCl 0,9%,
  - Mundschutz, Haube.
- Steriles Material:
  - Kittel, Handschuhe,
  - Tupfer,
  - Loch- und Abdecktuch,
  - 5-ml-Spritze, 10-ml-Spritze,
  - 12er und 1er Kanüle,
  - Introducer-Kanüle,
  - Spinalkanüle (25 G),
  - 3 sterile Auffangröhrchen (Monovetten mit Beschriftung),
  - sterile Wundauflage.
- Begleitschein für mikrobiologische Untersuchung,
  Laborzettel für Zellzahl-, Blut-, Eiweiß- und Zuckerbestimmung.
- Notfallmedikamente.

Komplikationen

- Pneumothorax, Hämatothorax.
- Blutungen, Hämatombildung.
- Schock.
- Infektionen.
- Leber- oder Milzverletzung.

Dokumentation

- Tageskurve:
  - Vermerk von Menge, Konsistenz und Aussehen,
  - ggf. spezifisches Gewicht des Punktates.

WESTFÄLISCHE WILHELMS-UNIVERSITÄT MÜNSTER
Klinik und Poliklinik für Anästhesiologie und operative Intensivmedizin

Pflegeanamnese

Name: *Muster, Else* — Geb.-Datum: *1.1.1932*
Wohnort: *Münster, Schweitzerstr. 11*
Zivilstand: *verheiratet* — Konfession: *röm.-kath.*
erlernter Beruf: *Sekretärin* — Muttersprache: *deutsch*

Angehörige

Verwandtschaftsgrad	Name	Adresse	Telefon
Ehemann	*Muster, Heinz*	*siehe oben*	*0251/2845*
Sohn	*Muster, Franz*	*Ladbergen, Lahnstr.9*	*02578/222*
Tochter	*Muster, Anne*	*Münster, Berg 5*	*0251/1234*

Bezugsperson: *Ehemann, Sohn*

Probleme/Ressourcen: Anmerkungen:

1.	Haut	(X)	*trocken-schuppig an den Armen, benutzt tägl. W/Ö-Pflegemittel*
2.	Sensibilität	(X)	*rubbelt sich tägl. beim Duschen mit einem festen Schwamm ab*
3.	Allergien	(X)	*Erdbeeren*
4.	Sehen	(X)	
5.	Hören	(X)	*schwerhörig re. Ohr, versteht klare Ansprache*
6.	Sprache	( )	
7.	Ernährung	(X)	*kohlhaltige Kost nicht gut verträglich*
8.	Schlucken	( )	
9.	Verdauung	(X)	*Blähungen, trinkt täglich Fencheltee*
10.	Lähmungen	( )	
11.	Behinderungen	( )	
12.	Schlaf	(X)	*schläft nur bei geringem Lichteinfall ein (Flurlicht)*
13.	Alkoholabusus	( )	
14.	Nikotionabusus	(X)	*10 Zigaretten täglich*
15.	Medikamente	(X)	*Kopfschmerzmittel, weitere siehe Arztanamnese*

beliebte Geschmacksrichtung: *eher sauer (Zitronensaft, sauren Apfel)*
beliebte Geruchsrichtung: *Gewürze (Basilikum, Nelke)*

Hilfsmittel:

Zahnprothese:	OK	(X)	Voll ( )	Teil (X)		Brille	(X)
	UK	(X)	Voll (X)	Teil ( )		Kontaktlinsen	( )
Hörgerät:	li.	( )	re. ( )			Sonstiges	( )

Patienteneigentum: *Zahnprothese, Lesebrille, Hausschuhe*
Wertgegenstände: *Kassettenrecorder, Kassetten*

WESTFÄLISCHE WILHELMS-UNIVERSITÄT MÜNSTER
Klinik und Poliklinik für Anästhesiologie und operative Intensivmedizin

Pflegeanamnese

1. Welchen Beruf übt der Patient zur Zeit aus?
   Hausfrau

2. Wie ist die Beziehung des Patienten zu seinen Mitmenschen zu beschreiben?
   Wie ist seine Familienanbindung? Hat er Freunde? Lebt er zurückgezogen?

   Frau Muster hat eine enge Beziehung zum Ehemann
   eine enge Familienanbindung an ihren Sohn, Schwiegertochter und Enkelin, es finden gegenseitige regelmäßige Besuche statt
   seit 4 Jahren kaum Kontakt zur Tochter auf Grund ihrer Ehescheidung

   aktiv in der kirchlichen Gemeinde, hat einen guten Kontakt zu den Frauen in ihrer Gemeinde und nimmt regelmäßig an Treffen teil

3. Welche Freizeitaktivitäten übt er aus?
   Hat er bestimmte Vorlieben?
   eine bestimmte Geschichte:
   ein gerngehörtes Musikstück: *Kirchenchor 'Ave Maria'*
   eine bevorzugte Radiosendung/TV-Sendung: *Ü-Wagen WDR 2 (donnerstags).*

   geht regelmäßig Schwimmen (1mal/Woche)
   organisiert in der Kirchengemeinde Frauentreffen, Wochenendfahrten
   nimmt selbst mit ihrem Ehemann an den Wochenendfahrten teil, ca. 3mal im Jahr

4. Wenn Sie den Patienten aus Ihrer Sicht beschreiben, welche wichtigen Verhaltensweisen fallen Ihnen ein?
   - *redefreudig, kontaktfreudig besonders innerhalb der Gemeinde*
   - *innerlich unruhig, was sich in ihren Aktivitäten und im Haushalt äußert (muß immer in Bewegung sein laut Aussage des Ehemannes)*
   - *hilft und unterstützt gerne, hat Schwierigkeiten Hilfe anzunehmen*

5. Welche Ängste und Sorgen des Patienten sind Ihnen bekannt?
   - *macht sich Sorgen wegen der Ehescheidung ihrer Tochter aus ihrem religiösen Verständnis heraus*
   - *hat Angst, daß ihr Ehemann während ihrer Abwesenheit nicht versorgt wird*

6. Welche religiösen Bedürfnisse hat der Patient?
   Wünscht er Unterstützung und Begleitung?
   sehr religiös, hat einen guten Kontakt zu dem Pastor ihrer Gemeinde
   wünscht von ihm die Krankensalbung

Erstgespräch geführt mit:............*H. Muster..(Ehemann)*..
Datum:.*25.10.1993* Pflegeperson:........*H. Müller*. ....

Pflegeplan *Herr E.* **Pflegebericht** Datum: *35. postop. Tag* WWU-Münster

Änderungen im Tagesablauf rot kennzeichnen

1) Körperpflege

	07	08	09	10	11	12	13	14	15	16	17	18	19	20	21	22	23	24	01	02	03	04	05	06
		2							2						1	9								
1) Körperpflege		4-	7						5							2-	6							

Pflegeplan	07–13	14–20	21–06
1. Ganzwaschung: *1x tägl. beruhigend* 2. Teilwaschung: *bei Bed.* 3. Waschzusätze: *Kamille-Öl-Bad (Sa.,Mi)* 4. Hautpflegemittel: *W/Ö-Emuls. 1x tägl.* 5. Wäschewechsel: *1x tägl., b. Bed.* 6. Haarpflege: *kämmen, waschen* 7. Rasur: *1x tägl. trocken* 8. Nagelpflege: 9. *Ganzkörpereinreibung nach Waschung, beruhigend*	- *Haut am Körperstamm normal und geschmeidig an den Armen und Beinen trocken-schuppig* - *belebende Teilwaschung, anschließend Einreibung der Arme/Beine*	- *Hautzustand unverändert* - *Gesicht feucht und schweißig - kalt abgewaschen*	- *Pat. hat sich das Gesicht mit Unterstützung gewaschen* - *nach beruhigender Waschung und Einreibung wirkt er entspannt* - *Hinterkopf reizlos* - *Haut unverändert, gut durchblutet*

2) Augenpflege

	07	08	09	10	11	12	13	14	15	16	17	18	19	20	21	22	23	24	01	02	03	04	05	06
2) Augenpflege		1 2							1	2						1	2					1	2	

Pflegeplan	07–13	14–20	21–06
1. Reinigung: *NaCl 0,9% spülen, 4x tägl.* 2. Pflegemittel: *Bepanthenslb. re. Auge, 4x tägl.* 3. 4.	- *rechtes Auge gerötet* - *Lidschlag komplett vorhanden*	- *rechtes Auge gerötet* - *Skleren feucht*	- *rechtes Auge gerötet* - *Skleren feucht, Lidschlag vorhanden*

3) Nasen-, Ohrenpflege

	07	08	09	10	11	12	13	14	15	16	17	18	19	20	21	22	23	24	01	02	03	04	05	06
3) Nasen-, Ohrenpflege		1 -	4						1 -	3						1 -	4					1 2		

Pflegeplan	07–13	14–20	21–06
1. Reinigung: *Bepanthenlsg. 4x tägl.* 2. Pflegemittel: *li. NL Coldastop-Öl* 3. NRR-absaugen: *4x tägl.* 4. *Magensonde frei im Lumen fixieren*	- *li. Nasenloch (NL) verkrustet Krusten entfernt* - *NL re. reizlos* - *wenig glasiges Sekret*	- *wie morgens* - *viel gelbliches Sekret abgesaugt*	- *li. Nasenscheidewand gerötet* - *re. NL o.B.* - *wenig gelbliches Sekret abgesaugt*

4) Mundpflege

	07	08	09	10	11	12	13	14	15	16	17	18	19	20	21	22	23	24	01	02	03	04	05	06
		1 2	3						1 2	3 4						1	2 3					1	2 3	
4) Mundpflege		4 5														4	5 6					4	5 6	

Pflegeplan	07–13	14–20	21–06
1. Zahnreinigung: *4x tägl., eigene Zahnbürste verwenden* 2. Spülung: *Gurgellösung 4x tägl.* 3. Pflegemittel: *Bepanthenlösung linke Wangentasche 4x tägl.* 4. Lippenpflege: *Vaseline 4x tägl.* 5. *Teilprothese überTag einsetzen* 6. *Zoviraxslb. auf Herpesblase 4x tägl.*	- *trotz vorsichtigem Auswischen kommt es zu multiplen Blutungen* - *linke Wangentasche Hautdefekt* - *Ulcera an der Unterlippe V. a. Herpes*	- *weiterhin leichte Blutungen* - *Defekt in der linken Wangentasche und Ulcera gleichbleibend*	- *Blutung steht.* - *Patient schluckt beim Spülen des Mundraumes* - *Zunge leicht weißlich belegt* - *Herpesverdacht bestätigt, Zoviraxsalbe aufgetragen*

5) Körpertemperatur

	07	08	09	10	11	12	13	14	15	16	17	18	19	20	21	22	23	24	01	02	03	04	05	06
5) Körpertemperatur				3																				

Pflegeplan	07–13	14–20	21–06
1. Kühlelemente: *ab 39 °C* 2. Kühl-/Wärmematte: 3. *TKW mit Pfefferminzöl bei Temp. bis 39 °C*	- *mehrmals wiederholt, Temperatur sinkt*		- *Patient shivert, Bettdecke*
6) Essen und Trinken 1. *Sondenkost, bei Gabe Oberkörper* 2. *hochlagern*	- *Sondenkost abgesaugt, transportiert nicht genügend*	- *kaum Sondenkost abgesaugt*	- *transportiert Sondenkost*
7) Ausscheidung *3.Tag nicht abgeführt* 1. *Feuchte Wärme auf Unterleib*	1. *für 1 Stunde*	1. *für 1 Stunde*	1. *abgeführt, bräunlich-flüssig*

1) Dekubitusprophylaxe

	07	08	09	10	11	12	13	14	15	16	17	18	19	20	21	22	23	24	01	02	03	04	05	06
	1	7	1	2	1		1	1	7	2	1		1		1	7	2	1		1		1		1
1) Dekubitusprophylaxe			4	6						6	4						6	4						

Pflegeplan	07–13	14–20	21–06
1. Lagewechsel: *30° Seitenlage (SL) re./li., 2-stdl. Wechsel* 2. Mobilisation: *3x tägl. Bettkante für 10 - 15 Min.* 3. Lagerungsmaterial: *Lotus-Du-M.* 4. Pflegemittel: *PC 30 V, 3x tägl.* 5. Dekubituspflegeplan: 6. *Mitarbeit des Pat. anstreben* 7. *in Rückenlage-Oberkörper hoch*	- *aufliegende Körperstellen o.B.* - *toleriert die SL gut* - *hat mit großer Unterstützung auf der Bettkante gesessen* - *Rücken- und Nackenmuskulatur kaum Tonus, Kopf mußte gehalten werden*	- *Gesäß, Beckenknochen o.B.* - *beim Umlagern leichte Muskelanspannung in den Beinen* - *hat auf der Bettkante zeitweise den Kopf halten können*	- *aufliegende Körperpartien reizlos* - *SL gut toleriert, hat beim Umlagern durch passives Aufstellen der Beine geholfen* - *nur 5 Minuten Bettkante, da Patient erschöpft, Kopf im Sitzen zeitweise unterstützt*
9) Krankengymnastik *Fr. Strecker*	vormittags: *passives Durchbewegen* *Atemtherapie*	nachmittags: *passives Durchbewegen*	

Pflegeplan — Änderungen im Tagesablauf rot kennzeichnen

Pflegebericht — WWU-Münster, Klinik und Poliklinik für Anästhesiologie und operative Intensivmedizin

07	08	09	10	11	12	13	14	15	16	17	18	19	20	21	22	23	24	01	02	03	04	05	06
		2 -	6						2 -	6						2	- 6						
4					4		4					4		4					4			4	

Pflegeplan	Pflegebericht (07–13)	Pflegebericht (14–20)	Pflegebericht (21–06)
10) Pneumonieprophylaxe 1. Abklopfen: 2. Vibrax: *3x tägl.* 3. Pflegemittel: *Pinimenthol* 4. Absaugen: *mind. 1x pro Schicht* 5. Cuffdruckkontrolle: *1x pro Schicht.* 6. *Interkostalmuskeln ausstreichen 3x tägl.*	*- Endotrachealsekret (ET) zäh gelblich* *- Patient entspannt sich bei Ausstreichung der Interkostalmuskeln (ICR)* *- Cuff: 24 cm H_2O*	*- ET-Sekret zähflüssig, gelbl.* *- Pat. hyperventiliert, nach ICR-Ausstreichung sinkt Atemfrequenz* *- Cuff: 24 cm H_2O*	*- zähflüssiges ET-Sekret, rötlich tingiert* *- nach ICR-Ausstreichung sinkt Atemfrequenz um ca. 5 AZ für 30 Minuten* *- Cuff: 25 cm H_2O*
11) Thromboseprophylaxe 1. AT-Strümpfe: **L:***gelb* **W:***weiß* **Tag:***2* 2. Elastische Wickel: 3. gepolst. Fußbrett: 4. Turnschuhe: *intermittierend* 5. *passives Bewegen der Hände, Füße*	*1. kontinuierlich* *4. zur Mobilisation* *5. neigt zur Fauststellung, in Streckung gebracht*	*1. kontinuierlich* *4. zur Mobilisation und 2 Stunden belassen* *5. wie vormittags, Hände und Füße durchbewegt*	*1. Wechsel der ATS* *4. zur Mobilisation* *5. innerhalb der GKW, neigt weiterhin zur Fauststellung*
12) Zugänge — **Tag**			
1. Arterie: *radialis rechts* — *5. / 1.*	*bitte wechseln, da gerötet*	*Art. rad. links neu*	
2. ZVK:			
3. MLK: *jugularis interna links* — *2.*			*VW, Einstichstelle (ESS): o.B.*
4. Pulm.:			
5. Venös: *Kanüle 14 G. re. HR* — *2.*	*entfernt*		
6. Shaldon:			
7. MS: *PVC 16 CH. re. NL* — *5.*			*ex, Silikon 16 CH li. NL gelegt*
8. Beatmungsgerät/Schlauchwechsel	*EVITA 5. Tag*	*Schläuche gewechselt*	
10. Tubus **O: N: T:** *9.0* — *4.*			
11. BVK: *suprapubisch 12 CH* — *3.*			*ESS: leicht gerötet*
12. Mikrobiologisches Monitoring	*Blutkultur abgenommen*		*kompl. Routineabnahme*
13) Drainagen 1. *Bülau re.: Reinigung mit NaCl 0,9%* 2. *VW 1x pro Schicht* 3. *Easyflow re. Oberbauch: VW, heute* 4. *Stomahesivplatte/-beutel wechseln* 5. *Redon li. Leiste: Kontrolle* 6.	*1. ESS o.B., klares serös-blutiges Sekret* *3. seröses Sekret* *5. blutiges Sekret, wenig*	*1. ESS o.B. serös-blutiges Sekret* *3. wenig seröses Sekret* *5. kaum Sekret*	*1. ESS leicht gerötet, wenig serös-blutiges Sekret* *3. ESS gerötet, Haut reizlos Platte und Beutel gewechselt wenig seröses Sekret* *5. ESS reizlos, kein Sekret*

07	08	09	10	11	12	13	14	15	16	17	18	19	20	21	22	23	24	01	02	03	04	05	06
			1					4		2						2							

Pflegeplan	Pflegebericht (07–13)	Pflegebericht (14–20)	Pflegebericht (21–06)
14) Wundversorgung 1. *Tracheostoma: Reinigung mit NaCl 0,9%* 2. *Sekret absaugen, 1x pro Shicht* 3. 4. *offene Bauchnaht: mit NaCl 0,9%* 5. *feucht kontinuierlich halten,* 6. *VW durch Chirurgen* 7. 8. 9.	*1. reizlos, gelbl. Sekret abgesaugt* *4. durchgeführt*	*1. leicht gerötet, gelbl. Sekret abgesaugt* *4. VW durch Chirurgen, Wundränder gerötet und Haut leicht mazeriert*	*1. leicht gerötet, zusätzlich mit Betaisodonna desinf., gelbl. Sekret abgesaugt* *4. durchgeführt*
15) Psycho-soziale Situation **1. Psyche:** *- Geschmacksstimulation mit Honig 1x pro Schicht* *- Intimbereich bedeckt halten, da ausgeprägtes Schamgefühl* **2. Kommunikation:** *- re. Seite ansprechen, da li. schwerhörig* *- mit Hautberührung verbale Info verstärken* **3. Schmerzen:** *- vor Mobilisation b. Bed. Analgesie* **4. Schlafen:** *zw. 1-5 h Nachtruhe, einleiten mit klassischer Musik* **5. Besuch:** *Einreibung der Arme/Hände durch Ehefrau, diese anleiten*	*- saugt am Honigtupfer* *- reagiert bei Mobilisation deutlich klarer auf Ansprache und ist wacher* *- im Liegen verzögerte Reaktion auf Ansprache, reagiert mit Gesichtsmimik auf Körperkontakt* *- keine Anzeichen von Schmerz* *- nach Mobilisation erschöpft und schläft*	*- saugt am Honigtupfer* *- ist etwas wacher und zeigt Unruhe durch Gesichtsmimik bei lauten Geräuschen und Ansprache* *- auf der Bettkante wie morgens* *- Schmerzen im Bauchbereich beim Lagern* *- wirkt bei Besuch der Ehefrau ruhiger, Ehefrau die Form der Einreibung gezeigt, Pat. wirkt während der Einreibung entspannt*	*- Pat. leckt nach Entfernen des Honigtupfers an seinen Lippen* *- ist zeitweise wacher und versucht mit den Lippen Wörter zu formen* *- Verhalten bei Mobilisation wie morgens, aber deutlich erschöpfter* *- deutlich entspannt bei klassischer Musik, erscheint schlafend für ca. 4 Stunden*
Pflegekategorie	I 0 II 0 III (X) IV 0	I 0 II 0 III (X) IV 0	I 0 II 0 III (X) IV 0
Pflegepersonal *Petra Hammer*	*Hans Meier*	*Gabriele Vogel*	*Petra Hammer*

WESTFÄLISCHE WILHELMS-UNIVERSITÄT MÜNSTER
Klinik und Poliklinik für Anästhesiologie und operative Intensivmedizin

Dekubituspflegeplan

Patient: *Muster, Else*

Statuserhebung (Nachtschicht) Datum: *27.10.1993*

Stadieneinteilung:	
I. weißer Aufliegefleck, Rötung	III. Hautdefekt (Fibrinbelag), Beteiligung von Muskeln und Sehnen
II. Ödem, Blasenbildung, Hautabschürfung	IV. Nekrose (abgestorbenes Gewebe)

Lokalisation (s. Rückseite):	Dekubitus I.	Dekubitus II.	Dekubitus III.
Stadieneinteilung: Durchmesser (mm): Tiefe (mm):	*II.* *7 x 4* *oberflächlich*	*III.* *20 x 15* *ca. 2*	*I.* *40 x 60*
Aussehen: - Wunde	*geschlossene Blase*	*schmierig-gelblich belegt Hautdefekt nässend*	*Rötung, verhärtet*
- Wundränder	*rosa verfärbt*	*scharf begrenzt, rötlich*	*unscharf begrenzt*
Abstrich genommen:		*27.10.1993*	

Behandlungsplan / **Durchführung**

Dekubitus	Datum: 27.10.93 Früh	Spät	Nacht	28.10.93 Früh	Spät	Nacht
I. *1. Ohr freilagern*	X					
2. bei Lagerung auf die rechte Seite weichlagern	X					
II. *1. 2 stdl. Umlagerung, nur re./li. HSL*	X					
2. zur Unterstützung das Bett schwenken	X					
3. Lagerungshilfe: Sof-Care-Matratze	X					
4. Reinigung mit Ringer-Lösung vor Wundpflege	X					
5. Fibrolan 6-stdl. (10 h, 16 h, 22 h, 4 h) - 2. Tag	X					
III. *1. siehe unter Deku II. - 1 bis 3*	X					
2. Einreibung mit PC-30 V	X					

Pflegeperson: *H. Müller* Arzt: *Dr. Henrik*

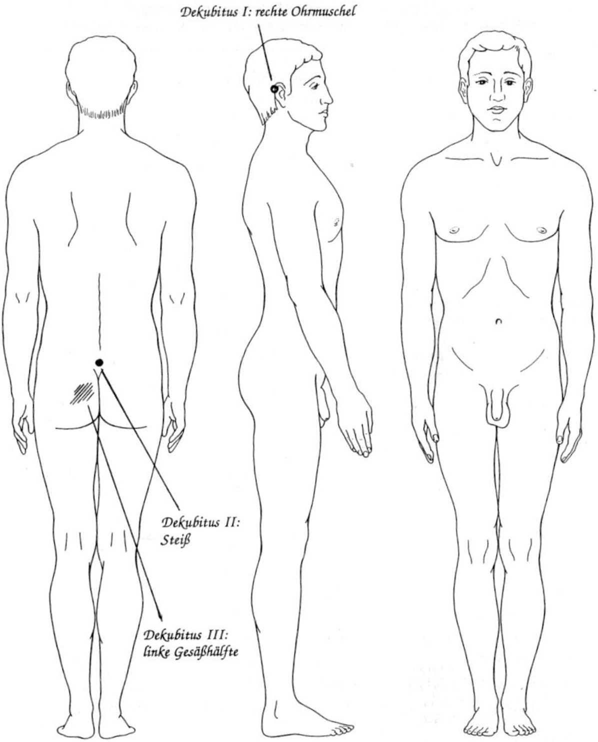
Dekubitus I: rechte Ohrmuschel
Dekubitus II:
Steiß
Dekubitus III:
linke Gesäßhälfte

WESTFÄLISCHE WILHELMS-UNIVERSITÄT MÜNSTER
Klinik und Poliklinik für Anästhesiologie und operative Intensivmedizin

Pflegerischer Verlegungsbericht

Patient:.....*Muster, Else*.................................... Datum:..*10.11.1993*.. postop. Tag:...*16*....

Diagnose/Therapie/Allergie	Bewußtsein	Verhalten
Peritonitis *Zustand nach Sepsis und respiratorischer Insuffizienz* *weiteres siehe ärzlicher Verlegungsbericht*	(X) wach ( ) somnolent ( ) komatös ( ) sediert	(X) aktiv ( ) passiv (X) kooperativ ( ) nicht kooperativ ( ) desorientiert ( ) verwirrt

pflegerischer Zustand	Lage/Mobilisation	Drainagen
Haut: *trocken an Armen und Beinen* Augen: *beidseits gerötet* Nase: *o.B.* Mund: *Zunge weißlich belegt* *Mundschleimhaut trocken* Dekubitus: *abheilend, siehe Deku-plan* ET-Sekret: *weißlich, zäh - hustet schlecht ab* Atemtherapie: *Inspirationsverstärker*	( ) OK flach (X) OK hoch (X) Lagewechsel (X) Bettkante (X) Stuhl ( ) laufen	( ) Thoraxdrain ( ) re. ( ) li. Sog _ Sonstige:_ _ _ _ _ _ *Easyflow subphrenisch* *Easyflow subhepatisch* Wundversorgung: _ _ _ _ _ _ _ _ _ _ _

( ) intubiert ID_ _ _ Tag _ _ _ ( ) Verweilkanüle _ _ _ _ _ _ _ _ _ _ Tag _

( ) tracheotomiert ID_ _ _ Tag _ _ _ (X) ZVK/MLK *v. jugularis. int. re.*_ Tag *4.*

(X) Magensonde ID_ *16*_ Tag _*16*_ ( ) art. Kanüle _ _ _ _ _ _ _ _ _ _ Tag _

Ernährung	Urin	Stuhlgang
(X) parenteral (X) Sondenkost (X) trinken *schluckweise Tee* ( ) leichte Kost	( ) Blasenkatheter Ch. _ _ Tag _ _ (X) suprapub. Kath.Ch. *12*_ Tag *10.* ( ) spontan seit _ _ _ _ _ _ _ _ ( ) dialysepflichtig	(X) abgeführt am *8.11.* ( ) Konsistenz _ _ _ _ _ _ _ _ _ _ _ _ _

bestehende Probleme: ( ) sprechen (X) hören (X) sehen (X) schlucken

Hilfsmittel: (X) Zahnprothese (X) Hörgerät ( ) Brille (X) _ *Lesebrille* _ _

Sensibilitätsstörung/Lähmung/Behinderung: _ _ *keine* _

Patienteneigentum: _ *Kassettenrecorder, 2 Kassetten, Kulturtasche, Hausschuhe*_ _ _ _ _ _ _

_ _

Besonderheiten: _*Druckverband re. Handgelenk (von der Arterie), noch 2 Stunden belassen* _

aktuelle Werte	Atmung	RR	Puls	ZVD	Temperatur
Maske	AF: *16* FiO_2: *0,3*	*160/80*	*105*	*+ 10*	*37,5 ing.*

Übergabe von:...*H. Meier*................................ an:.........*Fr. Lippe*.................................

Anhang

INTENSIVSTATION..*II*....DER KLINIK UND POLIKLINIK FÜR ANÄSTHESIOLOGIE UND OPERATIVE INTENSIVMEDIZIN DER WESTFÄLISCHEN WILHELMS-UNIVERSITÄT MÜNSTER

Adrema			
Muster, Else	Alter: *62 Jahre*	Datum: *27.10.1993*	Beh.-Tag: *2*
	Größe: *165 cm*	Gewicht: *65 kg*	Körperoberfläche: *10,7*

Haupt-Diagnose: *Peritonitis, Sepsis*

	VERORDNUNG	ZUSATZ	DOSIS	UHRZEIT	APPL.	NAME
1	*Glucose 40 %*	*+ 40 mval KCL 7,45 %*	*500 ml ✓ (540)*	*6 - 20 h*	*i.v.*	*He.*
2	*Glucose 20 %*		*500 ml*	*20 - 6 h*	*i.v.*	*He.*
3						
4	*Aminoplasmal 10 %*		*500✓ / 500 ml*	*6 - 18 - 6 h*	*i.v.*	*He.*
5						
6	*Lipofundin MCT 20%*		*250 ml ✓*	*8 - 20 h*	*i.v.*	*He.*
7						
8	*Salvimulsin MCT*		*6 x 100 ml*	*8✓ 12 16 20 22 24*	*MS*	*He.*
9						
10	*Dopamin*	*ad. 50 ml Glucose 5 %*	*200 mg*	*Perf. a*	*i.v.*	*He.*
11	*H-Insulin*	*ad. 40 ml Glucose 5 %*	*40 i.E.*	*Perf. a*	*i.v.*	*He.*
12	*Catapresan*	*ad. 50 ml Glucose 5 %*	*1,5 mg*	*Perf. a*	*i.v.*	*He.*
13	*Dipidolor / Dormicum*	*ad. 45 ml Glucose 5 %*	*45 mg*	*Perf. Rest 20 ml*	*i.v.*	*He.*
14						
15	*Mucolyticum Lappe*		*4 x 2 ml*	*8✓ 14 20 2 h*	*vern.*	*He.*
16	*Amphoterecin B*		*4 x 2 ml*	*9✓ 15 21 3 h*	*vern.*	*He.*
17						
18	*PTA Suspension*		*4 x 15 ml*	*10✓ (25 ml) 16 22 4 h*	*MS*	*He.*
19	*PTA Orabase*		*4 x 0,25 g*	*10✓ 16 22 4 h*	*buccal*	*He.*
20						
21	*Claforan*		*4 x 2 g*	*8✓ (50 ml) 16 24 h*	*i.v.*	*He.*
22						
23	*Ben-u-ron*		*1000 mg supp.*	*12 h ✓*	*rectal*	*Al.*
24	*Dipidolor*		*7,5 mg*	*22 h*	*i.v.*	*Al.*
25						
26	*HA 20 %*		*100 ml*	*9 h ✓*	*i.v.*	*Al.*
27						
28	*EK Nr.*	*1) 456789*	*300 ml*	*12 h ✓*	*i.v.*	*He.*
29						
30						
31						

INITIALE VERORDNUNGEN	AUSKULTATION: Lunge: *o.B.*
Flüssigkeit *3500* ml. ml/kg	Herz: *vereinzelt VES*
Bilanzziel *- 1500 ml* Pos. Ausggl. Neg. *X*	Abdomen: *spärl. Peristaltik* Tastbefund *gebläht*
Na / K: /	Neurolog. Status *sed.* GKS *12* x pro Tag
Cl / P /	Ventilator Typ *EVA* Tag *2* HF-CPAP CF-800
Energie Kcal. kcal/kg	Pulmonalisk: CVVH *X* Kartusche *AV 600* Tag *2*
KH g KH/kg	Sedierung: *Dormicum*
AS g g/kg	Lagerung: *HSL* Krankeng. *X*
Fett g g/kg	Katheterwechsel
Vitamine Spurenelemente	EKG *heute* Ultraschall: *Abdomen*
N-Verl. N-Zufuhr	Konsiliar: *Augen* wg.: *beids. Chemosis* angem:
N-Bilanz g	wg.: angem:
SCORE: Typ: Punkte:	Labor heute morgen
CPR: JA *X* NEIN	Hygiene *2 x Blutkultur*
Neue Diagnosen:	PFLEGE 1 *H. Meier* 2 3
	ARZT TAG *Henk* NACHT *Alias*
	OA: *Fall* HINTERGRUND *Numerus*

Heute zu erledigen: *Thoraxdrainage legen*
Augenkonsil beantragen

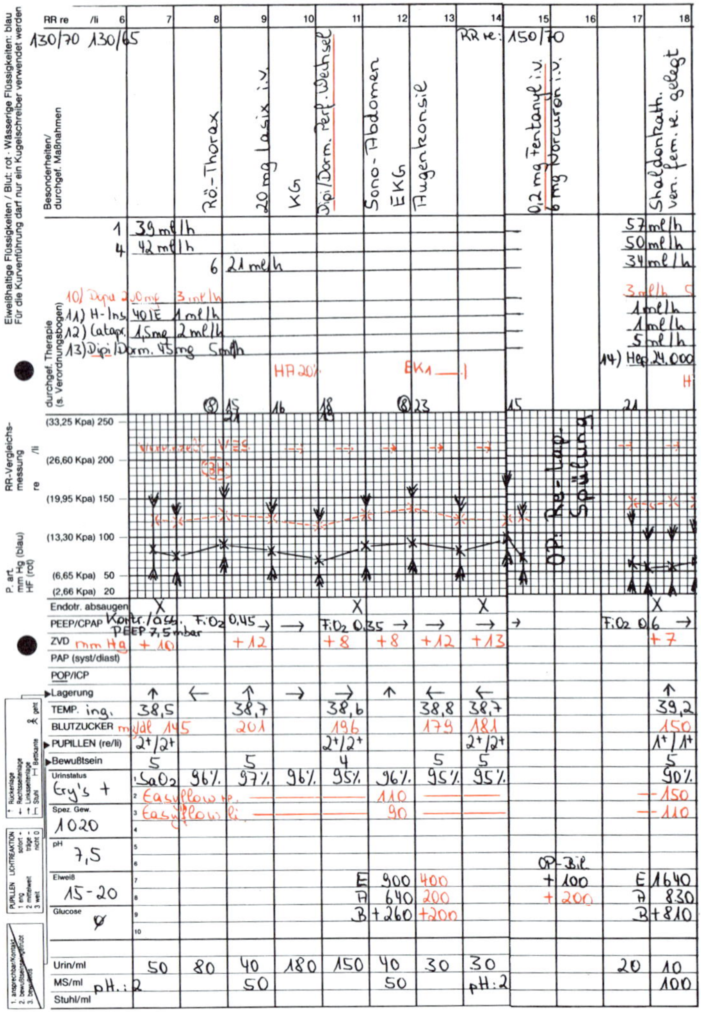

Eiweißhaltige Flüssigkeiten / Blut: rot · Wässerige Flüssigkeiten: blau
Für die Kurvenführung darf nur ein Kugelschreiber verwendet werden

RR re /li	6	7	8	9	10	11	12	13	14	15	16	17	18
	130/70 130/65								RR re: 150/70				
Besonderheiten/ durchgef. Maßnahmen			Rö.-Thorax	20 mg Lasix i.v.	KG / Dipi/Dorm. Perf.-Wechsel	Sono-Abdomen	EKG	Augenkonsil		0,2 mg Fentanyl i.v. / 6 mg Norcuron i.v.			Shaldonkath. ven. fem. re. gelegt

Durchgef. Therapie (s. Verordnungsbogen):
- 1 39 ml/h → 57 ml/h
- 4 42 ml/h → 50 ml/h
- 6 21 ml/h → 34 ml/h
- 10) Dipi 200 mg 3 ml/h → 3 ml/h
- 11) H-Ins 40 IE 1 ml/h → 1 ml/h
- 12) Catapr. 1,5 mg 2 ml/h → 1 ml/h
- 13) Dipi/Dorm. 45 mg 5 ml/h → 5 ml/h
- 14) Hep. 24.000
- HA 20%
- EK1

	6	7	8	9	10	11	12	13	14	15	16	17	18
Endotr. absaugen		X				X			X				X
PEEP/CPAP	Kontr./ass. PEEP 7,5 mbar		FiO2	0,45 →	→	FiO2 0,35 →		→	→	→		FiO2 0,6	→
ZVD mm Hg		+10		+12		+8	+8	+12	+13				+7
PAP (syst/diast)													
POP/ICP													
Lagerung		↑	←	↑	→	→	↑	←	←				↑
TEMP. ing.		38,5		38,7		38,6		38,8	38,7				39,2
BLUTZUCKER mg/dl		145		201		196		179	181				150
PUPILLEN (re/li)		2+/2+				2+/2+			2+/2+				1+/1+
Bewußtsein		5		5		4		5	5				5
1		SaO2	96%	97%	96%	95%	96%	95%	95%				90%
2		Easyflow re.	—	—	—	—	110	—	—				150
3		Easyflow li	—	—	—	—	90	—	—				110
6										OP-Bil.			
7							E 900	400		+100			E 1640
8							A 640	200		+200			A 830
9							B +260	+200					B +810
Urin/ml		50	80	40	180	150	40	30	30			20	10
MS/ml	pH: 2			50			50		pH: 2				100
Stuhl/ml													

Urinstatus: Ery's +
Spez. Gew.: 1020
pH: 7,5
Eiweiß: 15-20
Glucose: ∅

Lagerung: ↑ Rückenlage, → Rechtsseitenlage, ← Linksseitenlage, ⊥ Bettkante, Stuhl, geht
PUPILLEN: 1 eng, 2 mittelweit, 3 weit; LICHTREAKTION: sofort +, träge -, nicht 0
Bewußtsein: 1. ansprechbar/Kontakt, 2. bewußtseinsgetrübt, 3. bewußtlos

Muster, Else
gebr. 1.01.1932

Klinik und Poliklinik
für Anästhesiologie
und op. Intensivmedizin

Tageskurve

Datum 25.10.1993

Behandl.-Tag 2.

Blutgruppe A Rh pos.

kg 65 cm 165

Diagnose/Allergie (rot)

- Peritonitis
- Sepsis
- resp. Insuffizienz

Z. n. Cholezystektomie 9'93

Z. n. Herzinfarkt '91

20	21	22	23	24	1	2	3	4	5	6
	RRre: 120/50									
	Dipi/Dorm. Perf.-Wechsel	7,5 mg Dipidolor i.v.	Bülaudrainage re. gelegt				Pulm.-kath. jug. int. re. gelegt			
2) 50 ml/h										
42 ml/h										
					Dopa 400 mg		4 ml/h			
ml/h										
		FFP 1								

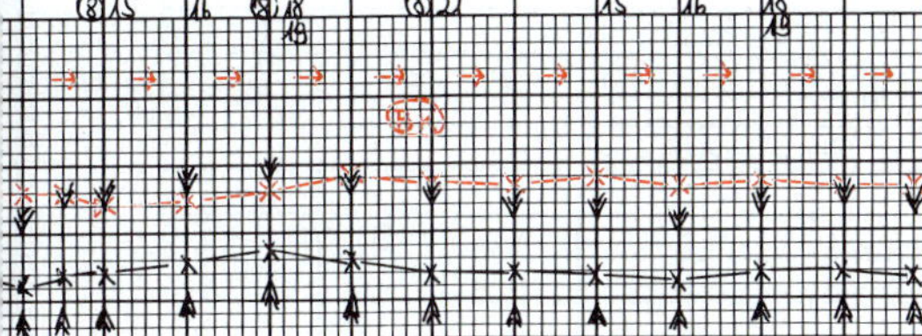

20	21	22	23	24	1	2	3	4	5	6
	X			X			X		X	
EP 10	→	→	→	→	→	→	→	→	→	→
+10	+8		+12		+13		+11		+13	
							45/28		44/25	
								8		
→	→	←	↑	←	→	→	↑	←	←	→
38,9	39,1	38,7	38,8		38,6	zentral	38,5		38,7	
196		188		154	163		170		168	
2+/2+	2+/2+				2+/2+				2+/2+	
	5	5	4	5	5		5		5	
91%	92%	91%	92%	93%	92%	92%	91%	93%	92%	92%
				80						50
				50						30
	Thoraxdrain Sog 20 cm H_2O				−110					80
			E	2510	900					
			A	1030	590					
			LWH-B	−1840						
			ges.-B	−360	+310					
→	→	→	→	→	→	→	→	→	→	→
→	→	→	→	→	→	→	→	→	→	→
20	10	10	30	40	20	10	10	20	10	10
	pH: 1			80						50

Zugänge	Tag
art.	
ven.	
Z. V.	
MLK	
Pulm.	siehe Pflegeplan
Tubus O/N/T	
BVK	
Magensonde	
Summen ml	
2	390
3	280
4	190

Bilanz	
E	900
A	860
B (rot)	+40
E	3340
ges.	1160
LWH	−3680
B (blau)	−1500

−3680

U 830

M 330

WESTFÄLISCHE WILHELMS-UNIVERSITÄT MÜNSTER
Klinik und Poliklinik für Anästhesiologie und operative Intensivmedizin

GLASCOW COMA SCALE

Patient:........*Muster, Else*.............................. Datum:............*26.10.1993*..........................

Patientenstatus:

(X) intubiert/tracheotomiert ....*2*.....Tag (X) sediert ...*Dipidolor/Dormicum-Perf*...

( ) extubiert seit ....h (X) analgesiert ....

Datum:		*26. 10. 93*		→	→	→	→	→	→	→
Uhrzeit:		*8*	*10*	*12*	*14*	*16*	*18*	*20*	*22*	
Augen öffnen										
spontan mit Fixation	4									
auf Ansprache	3								X	
auf Schmerzreize	2			X	X		X	X		
nicht	1	X	X			X				
Beste motorische Antwortreaktion										
auf Aufforderung	6									
gezielte Abwehrbewegungen	5								X	
ungerichtete Abwehrbewegungen	4				X		X	X		
abnorme Beugung	3			X		X				
Strecksynergismen	2									
keine	1	X	X							
Beste verbale Antwort										
orientiert	5									
unzusammenhängende Sätze	4									
inadäquate Worte	3									
unverständliche Laute	2									
keine	1	X	X	X	X	X	X	X	X	
Summe:		*3*	*3*	*6*	*7*	*5*	*7*	*7*	*8*	

WESTFÄLISCHE WILHELMS-UNIVERSITÄT MÜNSTER
Klinik und Poliklinik für Anästhesiologie und operative Intensivmedizin

CVVH - Protokoll

Patient:.....*Muster, Else*.................................. Datum:......*30.10.1993*.................................

Hämofiltrationsgerät:.........*NFG 05 SN*.......... Gefäßzugang:..*Ven. femoralis re.*....Tag...*4*...

Filter: Gr...*AV 600*..........Tag....*2*................ Punktionsbesteck:..*Shaldon doppellumig*......

Heparin:...*1.000*.....E./h .... Länge des Punktionsbesteckes:...*12*..........cm

Substitutionslösung:.......*HF 01*........................

gesamt - Bilanzziel/24 h:....*-1.500*..........ml
(siehe Verordnungsbogen)

							ärztliche Anordnung	
Uhrzeit	Einfuhr ml	Ausfuhr ml	Blutfluß ml/min	Einfuhr gesamt/ml	Ausfuhr gesamt/ml	**Bilanz gesamt**	**Bilanzziel/h**	Unterschrift
7	1500	1550	100	1500	1550	- 50		
8	1500	1700	100	3000	3250	- 250	- 200	He.
9	1400	1650	100	4400	4900	- 500		
10	1400	1700	100	5800	6600	- 800		
11	1400	1500	80	7200	8100	- 900		
12	1350	1500	80	8550	9600	- 1050	- 100	He.
13	1350	1500	80	9900	11.100	- 1200		
14	1350	900	80	11.250	12.000	- 750		
15	1350	800	110	12.600	12.800	- 200		
16			Retransfusion					
17								
18	1500	1700	100	14.100	14.500	- 400	- 150	Al.
19	1550	1700	100	15.650	16.200	- 550		
20	1550	1700	100	17.200	17.900	- 700		
21	1500	1750	100	18.700	19.650	- 950		
22	1600	1750	100	20.300	21.400	- 1100		
23	1600	1750	100	21.900	23.150	- 1250		
24	1600	1750	100	23.500	24.900	- 1400	- 150	Al.
1	1600	1750	100	26.700	28.300	- 1600	- 150	Al.
3	1700	1650	120	28.400	29.950	- 1550		
4	1700	1450	120	30.100	31.400	- 1300		
5	1800	1300	120	31.900	32.700	- 800		
6			Retransfusion nicht möglich: - 220 ml (rot)					

Hygieneplan für Patienten nach Transplantation auf den Intensivtherapiestationen (Entwurf)

Bereich	Objekt	Produkt	Dosierung	Methode
Vorbereitung des Patientenzimmers	– Fußboden	Flächendesinfektionsmittel	DGHM-1 Std.-Wert-Konzentration	– Scheuer-Wischdesinfektion (2-Mopp-Methode)
	– Wandschiene	Flächendesinfektionsmittel	DGHM-1 Std.-Wert-Konzentration	– Scheuer-Wischdesinfektion
Betten	– Bettgestell	Flächendesinfektionsmittel	DGHM-1 Std.-Wert-Konzentration	– Scheuer-Wischdesinfektion → Bettenzentrale → auf der Station
	– Matratze			– desinfiziert (105 °C – 5 Min.)
	– Bettwäsche			– desinfizierend gewaschen
	– Pflegekasten	Flächendesinfektionsmittel	DGHM-1 Std.-Wert-Konzentration	– Scheuer-Wischdesinfektion
Überwachungsgeräte	– Monitor (außen) – EKG-Kabel – Druck-Kabel – Statham-Halterung – Überdruckmanschette – Blutdruckmanschette	Flächendesinfektionsmittel	DGHM-1 Std.-Wert-Konzentration	– Scheuer-Wischdesinfektion
Infusionszubehör	– Infusionsständer – Spritzenpumpen – Infusionspumpen	Flächendesinfektionsmittel	DGHM-1 Std.-Wert-Konzentration	– Scheuer-Wischdesinfektion
Beatmungszubehör	– Beatmungsgerät (außen)	Flächendesinfektionsmittel	DGHM-1 Std.-Wert-Konzentration	– Scheuer-Wischdesinfektion

Besondere Hinweise	Häufigkeit	Entsorgung	Zuständig
– geeignete Schutzhandschuhe verwenden	– vor Belegung des Patientenzimmers		– Stationshilfe – Reinigungsfirma
– geeignete Schutzhandschuhe verwenden			– Stationshilfe – Reinigungsfirma
– geeignete Schutzhandschuhe verwenden			– Stationshilfe – ZDL (Zivildienstleistender)
– in geschlossenem Schrank aufbewahren			– Pflegende
– geeignete Schutzhandschuhe verwenden			– Pflegende
– geeignete Schutzhandschuhe verwenden			– Pflegende
– geeignete Schutzhandschuhe verwenden			– Stationshilfe – Pflegende
– geeignete Schutzhandschuhe verwenden			– Pflegende

Hygieneplan für Patienten nach Transplantation auf den Intensivtherapiestationen (Entwurf) (Fortsetzung)

Bereich	Objekt	Produkt	Dosierung	Methode
Beatmungszubehör	– Aquapor (Atemgasanfeuchter) – Beatmungsschläuche – Medikamentenvernebler – Wasserfallen – Ayre'sches T-Stück			– thermisch desinfiziert Einfachverpackung*1
Absaugung	– Vorlageflasche – Sekrettopf – Sekretflaschenkopf – Tip-Trol			– thermisch desinfiziert Einfachverpackung – thermisch desinfiziert – steril
Pflegeartikel	– Reinigungsartikel – Pflegeartikel	Flächendesinfektionsmittel	DGHM-1 Std.-Wert-Konzentration	– von außen: wischdesinfizieren
	– Verbandsmaterial			
Thoraxdrainage	– Wandsystem	Flächendesinfektionsmittel	DGHM-1 Std.-Wert-Konzentration	– von außen wischdesinfizieren
Sterilgut	– Handschuhe			
Entsorgung	– Abfallabwurf	Flächendesinfektionsmittel	DGHM-1 Std.-Wert-Konzentration	– Scheuer-Wischdesinfektion
	– Schmutzwäscheabwurf			
Vorraum	– OP-Haube			
	– Mundschutz – Schutzkittel			– OP-Mundschutz – grün – keimarm – mit langem Arm

Besondere Hinweise	Häufigkeit	Entsorgung	Zuständig
– **Für lungentransplantierte Patienten zusätzliche Sterilisation und Zweifachverpackung!** – Aquapor mittels Infusionssystem mit sterilem Wasser füllen – Schläuche und Aquapor unter hygienischen Kautelen zusammensetzen (Händedesinfektion)	– vor Belegung des Patientenzimmers		– Pflegende
			– Pflegende
– Spülflüssigkeit: Secusept forte: 2%ige Lösung			
– Pflegeartikel nur aus Tuben oder Flaschen verwenden – **keine offenen Töpfe oder Dosen und keine angebrochenen Pflegeartikel verwenden!**			– Pflegende
– nur sterilisierte oder sterile Kompressen verwenden – steriles Verbandsmaterial			– Pflegende
– geeignete Schutzhandschuhe verwenden – mit sterilem Aqua füllen			– Pflegende
– in allen gängigen Größen in ausreichender Menge bereitstellen			– Pflegende
– geschlossen mit Fußbedienung (z. B. Clappi)			– Stationshilfe
– geschlossen mit Fußbedienung (z. B. Clappi)			
– Materialien in ausreichender Menge bereitstellen	– vor Belegung des Patientenzimmers		– Pflegende

Hygieneplan für Patienten nach Transplantation auf den Intensivtherapiestationen (Entwurf) (Fortsetzung)

Bereich	Objekt	Produkt	Dosierung	Methode
Vorraum	– Handschuhe			– keimarm
	– Schmutzwäscheabwurf – Abfallabwurf	Flächendesinfektionsmittel	DGHM-1 Std.-Wert-Konzentration	– Scheuer-Wischdesinfektion
	– Desinfektionsmittellösung	Flächendesinfektionsmittel	DGHM-1 Std.-Wert-Konzentration	– zur Wischdesinfektion aller Geräte, die von draußen ins Patientenzimmer gebracht werden
Besonderheiten	– Hinweisschild			– gut sichtbar vor der Tür anbringen
Belegung des Patientenzimmers	– Einzelzimmer oder – Doppelzimmer			– in der Regel Einzelbelegung – 1 Pflegender pro Patient und Schicht
Schutzmaßnahmen vor dem Betreten des Patientenzimmers	– Bereichskleidung – Hose – Kasack			– täglich frisch anziehen – bei Verschmutzung wechseln – bereichsbezogen tragen
Information aller Personen, die das Zimmer betreten!	– Mundschutz			– OP-Mundschutz
	– Schutzkittel			– grün – mit langem Arm – keimarm

Besondere Hinweise	Häufigkeit	Entsorgung	Zuständig
– Handschuhe in allen gängigen Größen bereitstellen – geschlossen mit Fußbedienung (z. B. Clappi) – Schutzhandschuhe verwenden			– Stationshilfe
	– alle 24 Std. im Nachtdienst erneuern		– Pflegende
– vor der Tür des Vorraumes: **Schutzisolierung** – vor der Tür des Patientenzimmers: **Schutzisolierung Bitte nur nach Händedesinfektion und in Schutzkleidung das Zimmer betreten**	– vor Belegung des Patientenzimmers		– Pflegende
– bei Doppelbelegung des Patientenzimmers = 2 Pflegepersonen **– Cave: keine septischen Pat.,** **– keine länger (i. d. R. > 48 Std.) hospitalisierten Pat.** (Kolonisierung mit Hospitalkeimen)			– Oberarzt – hygienebeauftragter Arzt der Klinik
– grüne Bereichskleidung = Hinweis auf besondere Schutzmaßnahmen – Information an die Wäscherei		– Wäschesack in der Umkleide	– die den Pat. direkt betreuende Pflegeperson **– alle Personen, die das Pat.-Zimmer betreten**
Reihenfolge der Schutzmaßnahmen:			
1. Händedesinfektion	– nach 2 Std. wechseln	– Abfallsack im Vorraum	– Pflegende
2. Anlegen der OP-Haube 3. Anlegen des Mundschutzes 4. Händedesinfektion		– Wäschesack im Vorraum	– Ärzte – Stationshilfe – Besucher – etc.

Hygieneplan für Patienten nach Transplantation auf den Intensivtherapiestationen (Entwurf) (Fortsetzung)

Bereich	Objekt	Produkt	Dosierung	Methode
Information aller Personen, die das Zimmer betreten!	– Handschuhe – OP-Haube			– keimarm
Während der Patientenbetreuung	– Hygienebewußte Intensivtherapie/-pflege			**genaue Information über hygienische und organisatorische Verhaltensmaßnahmen**
	Visite			**genaue Information über hygienische und organisatorische Verhaltensmaßnahmen**
	Besucher			– i. d. R. keine Kinder unter 12 J. (Kinderkrankheiten) **genaue Information über hygienische und organisatorische Verhaltensmaßnahmen durch die Pflegende oder den Stationsarzt**
	Röntgengerät EKG-Gerät etc.	Flächendesinfektionsmittel	DGHM-1 Std.-Wert-Konzentration	– Scheuer-Wischdesinfektion
	Fußboden	Flächendesinfektionsmittel	DGHM-1 Std.-Wert-Konzentration	– Scheuer-Wischdesinfektion (2-Mopp-Methode)
	Wandschiene	Flächendesinfektionsmittel	DGHM-1 Std.-Wert-Konzentration	– Scheuer-Wischdesinfektion
	Pflegekasten	Flächendesinfektionsmittel	DGHM-1 Std.-Wert-Konzentration	– Scheuer-Wischdesinfektion

Besondere Hinweise	Häufigkeit	Entsorgung	Zuständig
5. Schutzkittel anziehen 6. Handschuhe überziehen	– bei Verlassen des Zimmers – bei Durchfeuchtung – bei Verschmutzung	– Einmalmaterial > Abfall	
– Pflegende/Arzt muß frei sein von floriden Infektionen (z. B. Grippe, infizierte Läsionen an den Händen)			– Pflegende – Arzt
– nur die den Patienten direkt betreuenden Ärzte (Stationsarzt, Oberarzt, Konsiliarien) betreten das Patientenzimmer – alle Vorbesprechungen finden im Vorraum statt			– Oberarzt
– Besucher müssen frei sein von floriden Infektionen			– Pflegende – Stationsarzt
– Schutzhandschuhe verwenden **– Untersuchungen zuerst an den transplantierten Patienten durchführen**	– vor der Benutzung im Pat.-Zimmer		– MTA – MTR
– Schutzhandschuhe verwenden **– das Transplantationszimmer vor allen anderen Zimmern wischen und versorgen**	– 2× täglich – nach Kontamination mit Sekret oder Blut		– Stationshilfe
– Schutzhandschuhe verwenden	2× täglich		– Stationshilfe
– Schutzhandschuhe verwenden	einmal täglich in der Nachtschicht		– Pflegende

Hygieneplan für Patienten nach Transplantation auf den Intensivtherapiestationen (Entwurf) (Fortsetzung)

Bereich	Objekt	Produkt	Dosierung	Methode
Während der Patientenbetreuung	Händewaschung	– Esemtan		– Hände gründlich waschen – Seife gut abspülen
	hygienische Händedesinfektion	Händedesinfektionsmittel (Alkoholbasis 60–70%ig)	– ca. 3 ml	– in die trockenen Hände und Unterarme einreiben Einwirkzeit: 30 sec.
	Hautpflege	– ph-5 Eucerin		– in die Haut einmassieren
Beatmungszubehör	– Beatmungsgerät (außen) – Aquapor (Atemgasanfeuchter) – Beatmungsschläuche – Medikamentenvernebler	Flächendesinfektionsmittel	DGHM-1 Std.-Wert-Konzentration	– Scheuer-Wischdesinfektion – thermisch desinfiziert – Einfachverpackung
	– Wasserfallen			– thermisch desinfiziert – Einfachverpackung
	– Ayre'sches T-Stück			
Absaugung	– Vorlageflasche			– thermisch desinfiziert – Einfachverpackung

Besondere Hinweise	Häufigkeit	Entsorgung	Zuständig
	– vor Arbeitsbeginn – nach Verschmutzung – nach Toilettengang		alle Personen, die das Patientenzimmer betreten
– Hände und Unterarme sollen gut feucht sein	– vor Arbeitsbeginn – vor und nach Patientenkontakt – vor und nach Kontakt mit kontaminiert. Material – nach Beendigung des Dienstes		alle Personen, die das Patientenzimmer betreten
	– mehrmals täglich		alle Personen
– Schutzhandschuhe verwenden	– einmal pro Schicht		– Pflegende
– **Für lungentransplantierte Patienten zusätzliche Sterilisation und Zweifachverpackung** – Aquapor mittels Infusionssystem mit sterilem Wasser füllen – Schläuche und Aquapor unter hygienischen Kautelen zusammensetzen (sterile Handschuhe verwenden)	– *komplettes Beatmungssystem:* – alle 2 Tage im Nachtdienst wechseln – bei unsachgemäßer Kontamination – bei massiver Belastung mit Sekret oder Blut	– alle Flüssigkeiten vor der Entsorgung ausleeren – trockene Entsorgung im Container → Anästhesie-Geräte-Aufbereitung (AGA)	– Pflegende – ZDL
– beim Ausleeren der Wasserfallen Ins.- und Expirationsschenkel nicht verwechseln			– Pflegende
	– nach Entlassung des Pat. – bei Verunreinigung	– trockene Entsorgung → AGA	– Pflegende – ZDL

Hygieneplan für Patienten nach Transplantation auf den Intensivtherapiestationen (Entwurf) (Fortsetzung)

Bereich	Objekt	Produkt	Dosierung	Methode
Absaugung	– Sekrettopf – Sekretflaschenkopf			– thermisch desinfiziert
	– Tip-Trol			– steril
	– Absaugkatheter			– steril
Infusions- u. Transfusionszubehör	– Infusionsständer – Spritzenpumpen – Infusionspumpen	Flächendesinfektionsmittel	DGHM-1 Std.-Wert-Konzentration	– Scheuer-Wischdesinfektion
Infusions- u. Transfusionszubehör	– Infusionssysteme			
	– Infusionslösung			– im Vorraum zubereiten

Besondere Hinweise	Häufigkeit	Entsorgung	Zuständig
– Spülflüssigkeit: Secusept: 2%ige Lösung	einmal täglich im Nachtdienst	– Entsorgung durch „Springer“ – Töpfe ausleeren und spülen *Vorsicht:* Kontamination von Personal u. Umgebung → Einmalschürze tragen – trockene Entsorgung → AGA	– Pflegende – ZDL
		– Einmalmaterial → Abfall	– Pflegende
– sterile Handschuhe – zusätzlicher steriler Handschuh über katheterführende Hand **– bei lungentransplant. Pat.: geschlossenes Absaugsystem** (Trach-care)	– für jeden Absaugvorgang neuer Katheter **– einmal täglich im Nachtdienst**	– Einmalmaterial → Abfall	– Pflegende
– geeignete Schutzhandschuhe verwenden	– einmal pro Schicht		– Pflegende
	kompletter Wechsel: – an jedem geraden Behandlungstag (alle 48 Std.) im Frühdienst – nach Katheterwechsel	– Einmalmaterial → Abfall	– Pflegende
– Arbeitsfläche vorher desinfizieren	– Medikamente und Lösungen nach spätestens 24 Stunden erneuern!	– Einmalmaterial → Abfall – Glas → Glascontainer	– Pflegende – ZDL

Hygieneplan für Patienten nach Transplantation auf den Intensivtherapiestationen (Entwurf) (Fortsetzung)

Bereich	Objekt	Produkt	Dosierung	Methode
Infusions- u. Transfusionszubehör	– Transfusionssystem			– CMV-freies und bestrahltes Blut
Besonderheiten bei der Pflege	– Pflegebereich			
Ganzkörperwäsche	– Waschschüssel			– aus Metall – thermisch desinfiziert
	– Wasser			– aus Wasserhähnen mit Bakterienfilter oder steriles Wasser verwenden
	– Waschlappen			– Einmalwaschlappen
	– Handtücher			
	– Seife			– Flüssigseife
Mundpflege	– Zahnbürste			– Einmal-Zahnbürste
	– Zahnbecher			– Einmalbecher
	– Watteträger			– steril
	– Wasser			– steril
Betten	– Bettgestell	Flächendesinfektionsmittel	DGHM-1 Std.-Wert-Konzentration	– Scheuer-Wischdesinfektion → Bettenzentrale → auf der Station

Besondere Hinweise	Häufigkeit	Entsorgung	Zuständig
– Leukozytenfilter (Pall) einsetzen – transfundierte Konserven 24 Std. aufheben		– Einmalmaterial → Abfall – Konserven → „Hygiene-Kühlschrank“	– Pflegende
– strikte Unterteilung in reine und unreine Seite: – *reine Seite:* Beatmungsgerät, Monitoring, Ambubeutel, Infusionen – *unreine Seite:* Desinfektionsmittelspender, sterile und unsterile Handschuhe, Pflegeset, Ableitungen für Ausscheidungen (Urin, Magensaft), Absaugvorrichtung, Absaugkatheter, geschlossener Abfallabwurf, geschlossener Wäscheabwurf			– Pflegende – Stationshilfe – Ärzte
– Einmalschürze tragen	– nur einmal verwenden	– trockene Entsorgung → Reinigungs-Desinfektions-Sterilisations-Zentrale (RDS)	– Pflegende
	– nur einmal verwenden	– Einmalmaterial → Abfall – Wäschesack im Zimmer	
– keine Stückseife verwenden			
	– nur einmal verwenden	– Einmalmaterial → Abfall	– Pflegende
	– nach Pat.-verlegung		– Stationshilfe – ZDL

Hygieneplan für Patienten nach Transplantation auf den Intensivtherapiestationen (Entwurf) (Fortsetzung)

Bereich	Objekt	Produkt	Dosierung	Methode
Betten	– Matratze			– desinfizieren (105 °C – 5 Min.)
	– Bettwäsche			– desinfizierend gewaschen
Verbände	– Katheterverband			– Non-Touch-Technik – sterile Handschuhe tragen – sterile Pflaster-Okklusivverbände verwenden (z. B. Porofix, Hansapor)
	– Wundversorgung	– Kodan-Spray – Betaisodonna-Lösung	– konzentriert – bei großflächigen Wunden 2%ige Lösung	– zur Säuberung der Wunde nur sterile Kompressen verwenden – Non-Touch-Methode
Ernährung	– Sondenkost			– nur sterile Flaschennahrung
	– Geschirr – Besteck			– steril
	– „normale" enterale Ernährung			– gekochte Speisen

Besondere Hinweise	Häufigkeit	Entsorgung	Zuständig
	– nach Pat.-verlegung		– Stationshilfe – ZDL
– in geschlossenem Schrank aufbewahren	– einmal pro Schicht komplett wechseln	– Wäschesack	– Pflegende
	– 1× täglich – bei Verunreinigung oder Durchfeuchtung	– Einmalmaterial → Abfall	– Pflegende – Ärzte
– zunächst die aseptischen, dann die septischen Wunden versorgen (z. B. Thoraxnaht → Tracheostoma) – bei reizlosen Wunden nach 48 Stunden offene Wundbehandlung (z. B. Thoraxnaht)	– 1× täglich – bei Verunreinigung oder Durchfeuchtung	– Einmalmaterial → Abfall – Instrumente → Naßentsorgung: Gigasept 3%ig + S&M labor 1%ig → RDS	– Pflegende – Ärzte
– keine Sondenkost zum Anrühren verwenden – lange Standzeiten vermeiden (nach 24 Std. verwerfen) – Anbruchs-Uhrzeit auf der Flasche notieren	– Applikationssystem 1× täglich im Frühdienst wechseln	– Einmalmaterial → Abfall – Glas → Glascontainer	– Pflegende – ZDL
	– nur einmal benutzen	– trockene Entsorgung → Küche Sterilisation → RDS	– Pflegende – Stationshilfe
– kein frisches Obst (Ausnahme: geschältes Obst) – kein frischer Salat – keine rohe Milch → gekocht – keine rohen Eierspeisen – kein Essen, das von Angehörigen mitgebracht wird (Ausnahme nur nach Rücksprache)			– Pflegende – Stationshilfe

Hygieneplan für Patienten nach Transplantation auf den Intensivtherapiestationen (Entwurf) (Fortsetzung)

Bereich	Objekt	Produkt	Dosierung	Methode
Mikrobiologisches Monitoring	– Trachealsekret			– Grampräparat – pathogene Keime – Pilze
	– oraler Abstrich			– pathogene Keime – Pilze
Bei der Aufnahme	– rektaler Abstrich			– pathogene Keime – Pilze
	– vaginaler Abstrich			– pathogene Keime – Pilze
	– Urin			– pathogene Keime – Pilze
	– Magensaft			– pathogene Keime – Pilze
	– Pilz-Serologie			– Candida-Hämagglutinations-Test – Candida-Latex-Antigen-Test – Aspergillus-Hämagglutinations-Test
	– Hepatitis B und C-Serologie			– HBsAG – Anti-HBc – (Anti-HBc-IgM) – HCV
	– CMV-Serologie			– CMV-IgM – CMV-IgG
	– Herpes-Serologie			– HSV-IgM – HSV-IgG
	– Varicella-Zoster-Virus-Serologie			– VZV-IgM – VZV-IgA – VZV-IgG
	– Ebstein-Barr-Virus-Serologie			– EBV-IgM – EBV-IgG
	– Toxoplasmose-Serologie			– IF-Test – TOX-IgM – TOX-IgA
	– Trachealsekret			– Legionella pneumophila (DFA)
	– Legionellen-Serologie			– Legionella pneumophila Antikörpertiter

Besondere Hinweise	Häufigkeit	Entsorgung	Zuständig
		– Institut für Medizinische Mikrobiologie	– Pflegende
		– Institut für Medizinische Mikrobiologie	– Pflegende
		– Institut für Medizinische Mikrobiologie	– Pflegende
		– Institut für Medizinische Mikrobiologie	– Pflegende
		– Institut für Medizinische Mikrobiologie	– Pflegende
		– Institut für Medizinische Mikrobiologie	– Pflegende
		– Institut für Medizinische Mikrobiologie	– Pflegende
		– Institut für Medizinische Mikrobiologie	– Pflegende
		– Institut für Medizinische Mikrobiologie	– Pflegende
		– Institut für Medizinische Mikrobiologie	– Pflegende
		– Institut für Medizinische Mikrobiologie	– Pflegende
		– Institut für Medizinische Mikrobiologie	– Pflegende
		– Institut für Medizinische Mikrobiologie	– Pflegende
		– Institut für Hygiene	– Pflegende
		– Institut für Hygiene	– Pflegende

Hygieneplan für Patienten nach Transplantation auf den Intensivtherapiestationen (Entwurf) (Fortsetzung)

Bereich	Objekt	Produkt	Dosierung	Methode
Während der Behandlung	– Tracheal-sekret			– Grampräparat – pathog. Keime – Pilze
	– oraler Abstrich			– pathogene Keime – Pilze
	– rektaler Abstrich			– pathogene Keime – Pilze
	– vaginaler Abstrich			– pathogene Keime – Pilze
	– Urin			– pathogene Keime – Pilze
	– Magensaft			– pathogene Keime – Pilze
	– Pilz-Serologie			– Candida-Hämagglutinations-Test – Candida-Latex-Antigen-Test – Aspergillus-Hämagglutinations-Test
	– CMV-Serologie			– CMV-IgM – CMV-IgG
	– Herpes-Serologie			– HSV-IgM – HSV-IgG
	– Varicella-Zoster-Virus-Serologie			– VZV-IgM – VZV-IgA – VZV-IgG
	– Ebstein-Barr-Virus-Serologie			– EBV-IgM – EBV-IgG
	– Toxoplasmose-Serologie			– IF-Test – TOX-IgM – TOX-IgA
	– Tracheal-sekret			– Legionella pneumophila (DFA)
	– Legionellen-Serologie			– Legionella pneumophila Antikörpertiter
	– Wundabstriche			– pathog. Keime – Pilze

Besondere Hinweise	Häufigkeit	Entsorgung	Zuständig
– bei Infektionen gezielte weitere mikrobiologische Untersuchungen	– täglich	– Institut für Medizinische Mikrobiologie	– Pflegende
	– 2× wöchentl.	– Institut für Medizinische Mikrobiologie	– Pflegende
	– 2× wöchentl.	– Institut für Medizinische Mikrobiologie	– Pflegende
	– 2× wöchentl.	– Institut für Medizinische Mikrobiologie	– Pflegende
	– 2× wöchentl.	– Institut für Medizinische Mikrobiologie	– Pflegende
	– 2× wöchentl.	– Institut für Medizinische Mikrobiologie	– Pflegende
	– 2× wöchentl.	– Institut für Medizinische Mikrobiologie	– Pflegende
	– 1× wöchentl.	– Institut für Medizinische Mikrobiologie	– Pflegende
	– 1× wöchentl.	– Institut für Med. Mikrobiologie	– Pflegende
	– 1× wöchentl.	– Institut für Medizinische Mikrobiologie	– Pflegende
	– 1× wöchentl.	– Institut für Medizinische Mikrobiologie	– Pflegende
	– 1× wöchentl.	– Institut für Medizinische Mikrobiologie	– Pflegende
	– 1× wöchentl.	– Institut für Hygiene	– Pflegende
	– 1× wöchentl.	– Institut für Hygiene	– Pflegende
	– bei Bedarf	– Institut für Medizinische Mikrobiologie	– Pflegende

Hygieneplan für Patienten nach Transplantation auf den Intensivtherapiestationen (Entwurf) (Fortsetzung)

Bereich	Objekt	Produkt	Dosierung	Methode
Während der Behandlung	– Sekret aus Drainagen			– pathogene Keime – Pilze
Mikrobiologisches Monitoring	– Blutkulturen			– pathogene Keime – Pilze
	– Stuhl			– pathogene Keime – Pilze
Während der Behandlung	– Katheterspitzen			– pathogene Keime – Pilze
	– Bronchoalveoläre Lavage			– Grampräparat – pathogene Keime – Tbc – Pilzpräparat – Pilze – Chlamydien – Elektronenmikroskopie – CMV-early antigen – pneumotrope Viren – Legionella pneumophila (DFA) – Pneumocystis carinii – Cytopathologie
Transport des Patienten				– wenn Pat. nicht beatmet und keine Sauerstoffvorlage benötigt → Mundschutz – Begleitpersonen tragen Mundschutz und Schutzkittel

Besondere Hinweise	Häufigkeit	Entsorgung	Zuständig
– bei Infektionen gezielte weitere mikrobiologische Untersuchungen	– bei Bedarf	– Institut für Medizinische Mikrobiologie	– Pflegende
	– bei Bedarf	– Institut für Medizinische Mikrobiologie	– Pflegende
	– bei Bedarf	– Institut für Medizinische Mikrobiologie	– Pflegende
	– bei jeder Entfernung eines Katheters	– Insitut für Medizinische Mikrobiologie	– Pflegende
	– bei Bedarf – bei lungentransplantierten Pat. alle 14 Tage	– Institut für Medizinische Mikrobiologie	– Pflegende – Arzt
		– Institut für Medizinische Mikrobiologie	
		– Institut für Medizinische Mikrobiologie	
– sofort per Taxi verschicken		– Hygienisch-Bakteriologisches Landesuntersuchungsamt „Westfalen“	
		– Institut für Hygiene	
		– Institut für Medizinische Parasitologie, Uni Bonn	
		– Gemeinschaftspraxis Prof. Dr. med. Z. Atay, Hannover	
entsprechende Abteilung über hygienische Schutzmaßnahmen informieren			– Pflegende – Arzt

Hygieneplan für Patienten nach Transplantation auf den Intensivtherapiestationen (Entwurf) (Fortsetzung)

Bereich	Objekt	Produkt	Dosierung	Methode
Zubereitung der Immunsuppressionsmedikation und weiterer Standardmedikation	– *Sandimmun* Ciclosporin – 1 ml = 50 mg	– Prophylaxe von Transplantat-Abstoßung nach allog. Transplantation		– verordnete Dosis mit 250 ml G5% verdünnen
	– *Pressimmun* Anti-Humanlymphozytenglobuline vom Pferd – 1 ml = 50 mg	– Prophylaxe u. Abstoßungskrisen nach Transplantation		– *Applikation:* – pur über Spritzenpumpe oder – in 250 – 500 ml NaCl 0,9% über 1 – 2 Std. infundieren
	– *Imurek* Azathioprin – 50 mg	– Prophylaxe von Transplantat-Abstoßung nach allogener Transplantation		– mit 10 – 15 ml sterilem Wasser Stammlösung herstellen – kann mit NaCl 0,9% weiter verdünnt werden. **– Cave: bei der Zubereitung der Lösung Handschuhe und Mundschutz tragen!**
weitere Medikamente	– Cymeven Ganciclovir	– Behandl. von CMV-Inf. bei Pat. mit herabges. immunol. Abwehr		– mit 10 ml sterilem Wasser Stammlösung herstellen (Konz. = 50 mg/ml) – geforderte Dosis in 100 ml G 5% oder NaCl 0,9% – über 1 Stunde infundieren

Besondere Hinweise	Häufigkeit	Entsorgung	Zuständig
- *Haltbarkeit der Lösung:* 48 Stunden - **Cave: Nur Glasflaschen und PVC-freie Infusionssysteme verwenden!**			- Pflegende - Arzt

- **Cave: allergische und anaphylaktische Reaktionen häufig!**
- gleichzeitige Gabe von
  - Kortikosteroiden
  - Tavegil
  - Zantic
- *Lagerung:* +2 – +8 °C
- *Haltbarkeit:* geöffnete Ampulle sofort verbrauchen
		- Einmalmaterial → Abfall
		- Kanülen → Kanülenbox
			- Pflegende
			- Arzt

- bei versehentlichem Hautkontakt sollen die kontaminierten Hautpartien sofort mit Seife und kaltem Wasser gewaschen werden! - *Lagerung:* vor Licht geschützt!		- Einmalmaterial → Abfall - Kanülen → Kanülenbox	- Pflegende - Arzt
- Mehrfachentnahme verboten - Reste stets verwerfen!		- Einmalmaterial → Abfall - Kanülen → Kanülenbox - Glas → Glascontainer	- Pflegende - Arzt

Hygieneplan für Patienten nach Transplantation auf den Intensivtherapiestationen (Entwurf) (Fortsetzung)

Bereich	Objekt	Produkt	Dosierung	Methode
weitere Medikamente	– Zovirax Aciclovir – 250 mg	– Prophylaxe von Herpes simplex-Infektion während immunsuppressiver Therapie		– mit 10 ml sterilem Wasser Stammlösung herstellen (Konz. = 25 mg/ml) – geforderte Dosis in 100 ml NaCl 0,9% geben – über 20 – 30 Minuten infundieren

*1 *Aufbereitung der Geräte in der Anästhesiegeräteaufbereitung:*

- Zerlegen der Materialien in Einzelteile
- Desinfektion und Reinigung in der Miele-Desinfektionsmaschine: BGA-Programm (95 °C; 10 Minuten)
- Dampf-Sterilisation der Einzelteile (134 °C) – dient zur Trocknung der Materialien
- Zusammenbau der Materialien und einfach verpacken

Besondere Hinweise	Häufigkeit	Entsorgung	Zuständig
		– Einmalmaterial → Abfall – Kanülen → Kanülenbox – Glas → Glascontainer	– Pflegende – Arzt

Bartolome, G., D. W. Buchholz, Ch. Hannig, S. Neumann, M. Prosigel, H. Schröter-Morasch, A. Wuttge-Hannig: Diagnostik und Therapie neurologisch bedingter Schluckstörungen, Fischer, Stuttgart 1993

Baum, M., H. Benzer, Ch. Putensen, W. Koller, G. Putz: Biphasic Positive Airway Pressure – eine neue Form der augmentierenden Beatmung. Anaesthesist, Springer, Berlin 1989

Bienstein, C., A. Fröhlich: Basale Stimulation in der Pflege, 1. Aufl., Verlag Selbstbestimmtes Leben, Düsseldorf 1991

Bienstein Ch., G. Schröder: Dekubitus, 2. Aufl., Hrsg. Deutscher Berufsverband für Krankenpflege e.V., Frankfurt 1991

Briegel, J., W. Kellermann, H. Forst: Neuerungen in der konventionellen Respiratortherapie, Intensivmedizin im Dialog, Geba GmbH, Wehrheim 6/91

Depenbusch, G: Sachgerechte intravenöse Applikation von Pharmaka in der operativen Intensivtherapie und Anästhesie unter besonderer Berücksichtigung chemisch-physikalischer Inkompatibilitäten, Weiterbildungsstätte für Intensivpflege und Anästhesie. Medizinische Einrichtungen der Universität Münster 1994

Hartenauer, U. P., Diestelhorst, G. Gähler, M. Scherf, L. Ullrich: Hygienebewußte Intensivpflege, 3. Aufl. Zuckschwerdt, München 1993

Hatch, F., L. Maietta, S. Schmidt: Kinästhetik, 1. Aufl. Krankenpflege, Eschborn 1992

Hunnius, C. (Begr.), A. Burger (Bearb.): Pharmazeutisches Wörterbuch, 6. Aufl. de Gruyter, Berlin 1986

Juchli, L.: Pflege, 7. Aufl. Thieme, Stuttgart 1994

Larsen, R.: Anästhesie, 3. Aufl. Urban & Schwarzenberg, München 1990

Larsen, R.: Anästhesie und Intensivmedizin für Schwestern und Pfleger, 4. Aufl. Springer, Berlin 1994

Lawin, P.: Praxis der Intensivbehandlung, 6. Aufl. Thieme, Stuttgart 1994

Lotz, P., E. Siegel, D. Spilker: Grundbegriffe der Beatmung. GIT, Darmstadt 1984

Marhold, G., D. Marhold: CAVH – CVVH/Arbeitsblatt. Weiterbildungsstätte für Intensivpflege und Anästhesie. Medizinische Einrichtungen der Universität Münster 1991

Meyer, E.: Ganzkörperwäsche in der Pflege, Die Schwester/Der Pfleger. Bibliomed, Melsungen 8/92

Rentmeister, M., L. Ullrich: Die Pflege der Haut. Die Schwester/Der Pfleger. Bibliomed, Melsungen 7/92

Rentmeister, M., L. Ullrich: Hautbehandlungsmittel als Dekubitusprophylaxe. Die Schwester/Der Pfleger. Bibliomed, Melsungen 11/90

Ströter, M., L. Fichtner: Religiöse Bedürfnisse von Patienten verschiedener Glaubensbekenntnisse und ihre Pflege im Krankenhaus. Deutsche Krankenpflege-Zeitschrift. Kohlhammer, Stuttgart 2/87

Zentrallabor der Medizinischen Einrichtungen der Universitätskliniken Münster. Labor – Verfahrensliste. Münster